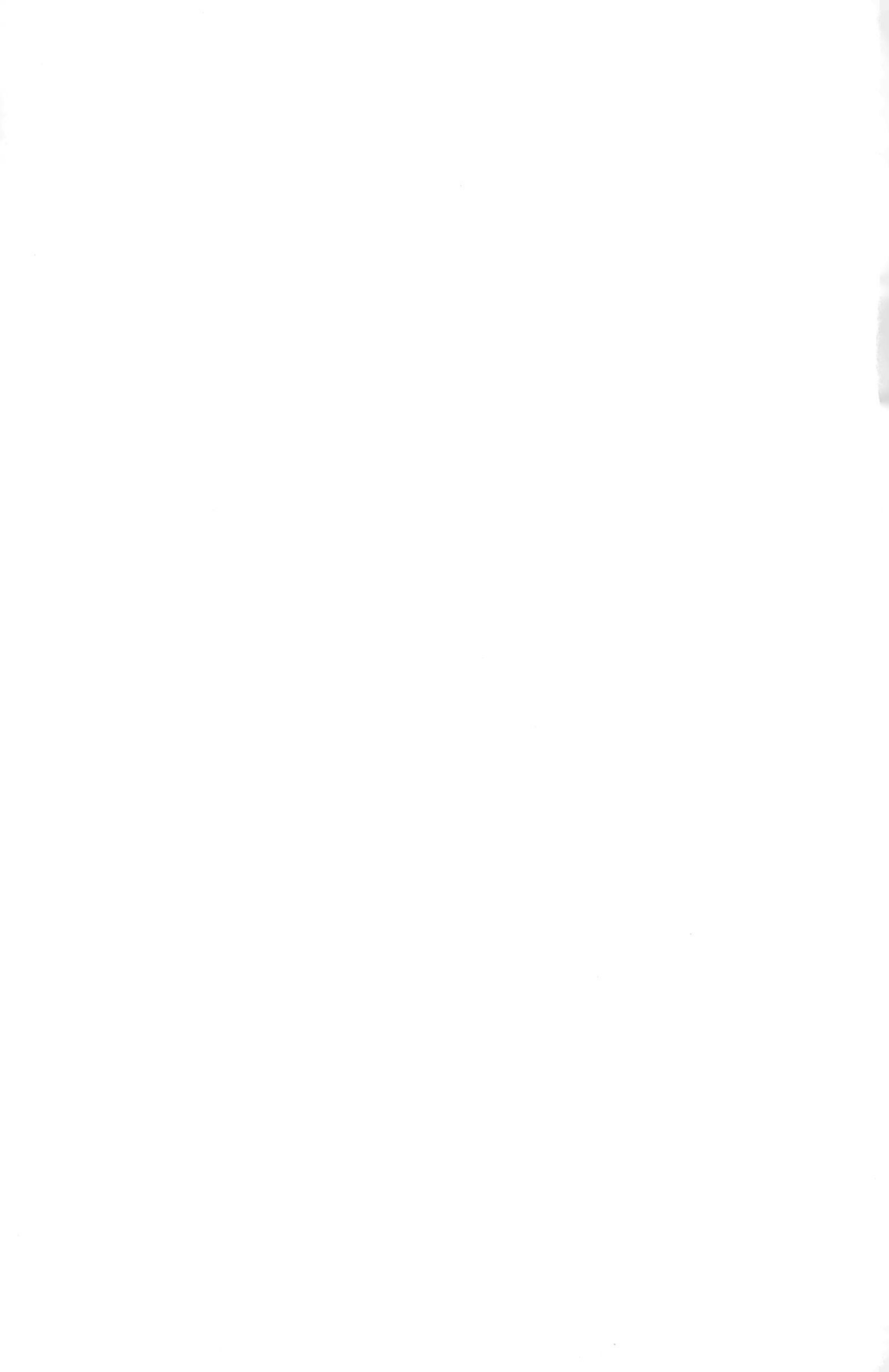

社会と健康

健康格差解消に向けた統合科学的アプローチ

川上憲人／橋本英樹／近藤尚己──［編］

東京大学出版会

Society and Health:
An Integrated Approach to Close Health Gap
Norito KAWAKAMI, Hideki HASHIMOTO and Naoki KONDO, Editors
University of Tokyo Press, 2015
ISBN 978-4-13-060411-6

まえがき

　学問の世界において，分野間の摩擦は歓迎されるべきである．分野同士の議論を擦り合わせ，調整と融合が進んだ先には，新たな分野の誕生が待っているからである．1990年代前後からはじまった，社会と健康の関係に関する研究は，医学や分子生物学から経済学や社会学・政治哲学まで，幅広い分野で隆盛を見ることとなった．同時にそれは，これまで個々の分野が独自に発展させてきた理論や概念をめぐって，分野間ならびに分野内で摩擦を生み出す結果ともなった．たとえば，貧困や社会関係といった社会的な諸概念を，あたかも定義が確立した存在であるかのように"粗雑に"扱い，それらが健康に与える影響を明らかにしようとする疫学者の言動は，社会学の立場からは時として受け入れられにくいものであった．反対に，医学的な病因論の立場から健康を正確に測定することにこだわる疫学者にとって，他の分野の健康関連の情報の扱い方には，時として苦笑いしたくなることもあった．

　このような「すれ違い」を放置しておいては，学問は引きこもってしまう．人や人の集団についての理解を深めたい，という思いは，どの分野でも同じはずである．すれ違いを克服して，新たな高みへと達するには，とことん語り合い，議論するしかない．そのような議論を活発にするためにも，まず，各分野の基礎理論や到達点を学び合える「共通の教材」が必要であると編者らは考えた．本書は，そのような教材となるべく企画され，執筆されたものである．

　本書が想定する読者は，健康の社会的な決定要因など，社会と健康との関係に関心を持つさまざまな分野の学習者・研究者である．特に，それぞれの分野で一定程度の学習を進めてきた人たちがこの分野に新たに足を踏み入れる際の「入門テキスト」のような位置づけとなることを期待している．したがって，執筆に際しては，各分野の高度な専門用語を用いる場合は平易な言葉での解説を付けるなどの工夫を施すことで，社会科学や医療系のバックグラウンドによらず，比較的容易に理解できるレベルのものとなるように心がけた．

本書には，いくつかの重要な特徴がある．まず，ほぼすべての章に関して，各章が2つ以上の分野の専門家による共同作業で仕上げられている．執筆作業を通じて，執筆者たち自身が分野間の理解の違いや言葉の違いを認識し，その擦り合わせ作業を行い，自分とは異なる分野の初学者にもわかる形で記述したのである．この作業が想像以上に困難であった．しかし，編者らの信念と各章を担当した執筆者たちの研究者としての真摯な取り組みにより，それを克服したのであった．

分厚い成書から一般向けのやさしいものまで，社会と健康に関する近年の研究成果をまとめたものは少なくない．しかし，本書の「前作」にあたる『社会格差と健康——社会疫学からのアプローチ』も含めて，既存の書籍の多くは単一の学問的視座に基づいており，他分野の研究者・学習者の理解を必ずしも助けるものになっていなかった．そこで本書では，社会疫学的な視点に留まらず，より学際的で普遍的な視野で俯瞰する立場で「社会と健康」というテーマを扱いたいと考えたのである．それぞれの分野の第一線の研究者らにとっても初めてとなる，分野を越えた，困難な「共同作業」を実践してもらうことで，それを実現することができた．

本書の特徴の二番目は，日本のデータが豊富に紹介されている点である．社会と健康との関係に関する理論や実証データの多くは欧米諸国で作られてきた．一方で，欧米社会と日本を含むアジア社会には，社会の形態や健康との関係について，多くの地域差があることが指摘されている．そのため欧米製の理論やデータを日本社会に単純に当てはめることはできない．そこで本書では，日本のエビデンスを可能な限り紹介するように心がけた．

第三の特徴として，本書では学問的知見の社会実装の視点も重視した．読者の中には，将来，行政機関や一般企業で活躍する人，あるいは現在既に活躍している人もいると想定している．現実社会の中で理論や実証的エビデンスを応用していく際のポイントや課題についても積極的に触れた．

読者の理解の助けとなるよう，各章は基本構成に沿って記述されている．すなわち，①背景理論，②測定，③実証研究の成果，④政策への示唆である．加えて，さらなる学習に役立つ資料も紹介してある．

本書は，平成21年度から5年間実施された文部科学省の助成による研究プ

ロジェクト：新学術領域研究（領域提案型）「現代社会の階層化の機構理解と格差の制御・社会科学と健康科学の融合（略称名「社会階層と健康」）」の成果物である．したがって執筆者のほとんどは，同プロジェクトのメンバーである．執筆者らは，各章のテーマにおける日本の第一人者であり，かつ，異分野との共同研究に積極的な研究者たちである．同プロジェクトには，実にさまざまな分野の研究者が参集した．医学系では精神保健学・医療経済学・老年学・医療政策学・医療情報学・遺伝学・産業保健・社会疫学・脳科学・行動科学・精神医学・小児保健学・栄養学といった分野の研究者が集った．社会科学や人文科学からは，計量社会学・ジェンダー論・社会階層論・公共経済学・老年社会学・医療社会学・社会心理学・貧困研究・厚生経済学・倫理学・労働経済学・行動経済学・心理学などの分野から研究者が集った．月例の研究会をはじめとしたさまざまな場における異分野交流は極めてエキサイティングであった．分野間の言葉遣いや分析手法，そして研究の進め方や教育に関する「お作法」の違いなど，多くのことを互いに学び合うことができた．本書のような「共通テキスト」の必要性も，異分野の研究者同士の議論の中で，今後の発展のために「不可欠なもの」として着想され，企画されたのである．

　さて，その結果生まれた本書が，どれだけ役立つものになっただろうか．編者・執筆者ともに大変関心がある．読者からの多くのフィードバックが得られることを期待している．

　最後になるが，各章を担当された執筆陣各位に対し，困難な作業を限られた時間で高い質をもって仕上げてくださったことに対し，編者として最大の敬意を表したい．また，本書が完成するには，執筆者のみならず，上記「社会階層と健康」プロジェクトのメンバーを中心とした研究者や研究支援者の皆様の力が不可欠であった．各章の中には，研究会での学びの多くが反映されている．したがって，このプロジェクトでの研究活動なしには完成しえなかったものである．

　加えて，各章で使用されている用語の統一や下書きへのコメントの取りまとめにボランティアで尽力してくれた若手研究者，稲田晴彦・江口尚・越智真奈美・長谷田真帆・村上慶子の5氏には大変な労力を割いていただいた．本書を執筆するにあたって東京大学出版会の依田浩司氏には多大なご尽力をいただい

まえがき

た．遅々として進まない執筆・編集作業に最後まで笑顔でお付き合いいただいた．この場を借りて，皆様へ心からの感謝の意を表したい．

2015年1月

編者一同

目　　次

まえがき　i

序章　社会階層と健康への学際的アプローチ──川上憲人・橋本英樹　1

1　社会階層と健康に関する今日的問題意識の高まり　1
2　社会階層と健康に関する学際的研究の必要性　4
3　社会階層と健康に関する学際的研究　6
4　社会階層と健康に関する研究領域　8
5　社会階層と健康に関する学際的学術領域の確立に向けて　15

第Ⅰ部　階層と健康

第1章　社会階層と健康──橋本英樹・盛山和夫　21

1　はじめに　21
2　社会階層概念の理論的背景　23
3　「社会階層」の測定を巡る問題　27
4　社会階層と健康の関連をつなぐメカニズムについて　35
5　研究そして政策への示唆　36

第2章　職業と健康──堤　明純・神林博史　39

1　はじめに── 職業はなぜ重要か　39
2　職業はどのように健康に影響するのか　40
3　職業とは何か── 健康格差研究における職業の測定　43
4　実証研究の紹介　51
5　政策への示唆　55

6 まとめ　56

第3章　ワーク・ライフ・バランスと労働——大石亜希子・島津明人　57

1 ワーク・ライフ・バランスの社会経済的背景　58
2 ワーク・ライフ・バランスの概念と夫婦の生活時間配分の理論　62
3 ワーク・ライフ・バランスはどのように健康に影響するか　66
4 政策的インプリケーション　72
5 まとめと今後の研究の方向性　73

第4章　幼少期の環境と健康——藤原武男・小塩隆士　77

1 はじめに　78
2 理論的背景や議論の説明 —— 幼少期の環境はどのように健康に影響するか　78
3 関連する測定手法　85
4 実証研究の紹介 —— 幼少期の環境の健康影響　86
5 政策への示唆　89
6 まとめ　91

第5章　ジェンダーと健康——本庄かおり・神林博史　95

1 はじめに　96
2 ジェンダーと健康　97
3 社会階層と健康の関連におけるジェンダーの影響　99
4 女性の社会階層 —— 階層指標における測定の問題　107
5 なぜ男女間格差は解消しないのか —— 制度という壁　109
6 ジェンダーと健康における社会政策への示唆　112
7 まとめ　113

第 II 部　健康格差のメカニズム

第 6 章　貧困・社会的排除・所得格差 ──────近藤尚己・阿部 彩　117

1　はじめに　117
2　概念と定義　118
3　測　定　121
4　貧困・格差と健康とをつなぐメカニズム　126
5　実証研究の到達点　134
6　さいごに　136

第 7 章　社会的ストレスと脳神経機能 ──大平英樹・笠井清登・西村幸香　139

1　はじめに　139
2　脳神経の構造と機能へのストレスの影響　140
3　脳神経機能の測定方法　145
4　社会的ストレスと脳神経機能に関する実証研究　148
5　研究知見の社会的示唆　152
6　まとめ　154

第 8 章　生活習慣の社会格差と健康 ──────福田吉治・宮木幸一　157

1　はじめに ── 健康格差の背景としての生活習慣　157
2　SES から生活習慣への説明経路　158
3　関連する測定方法　161
4　実証研究の紹介　163
5　格差を考慮した健康づくりに向けて ── 政策への示唆　168
6　まとめ　172

第9章　都市環境と健康　————————————井上　茂・中谷友樹　175

1　はじめに　175
2　都市環境と健康・身体活動　176
3　身体活動に関連する都市環境の測定　179
4　都市環境と身体活動の関連　186
5　政策への示唆　188
6　まとめ　191

第III部　社会連帯の形成

第10章　社会保障制度　————————————小林廉毅　195

1　はじめに　196
2　自助・互助・共助・公助　196
3　社会保障の歴史　197
4　日本の社会保障制度の歴史　202
5　社会保障制度の将来　203
6　社会保障制度と制度研究　206

第11章　社会関係と健康　————————————杉澤秀博・近藤尚己　209

1　はじめに　209
2　社会関係を捉える概念の整理　210
3　社会関係の構造的側面　211
4　社会関係の機能的側面　——　社会的支援　217
5　社会関係の資源的側面　——　ソーシャル・キャピタル　221
6　介入・政策への示唆　229
7　まとめ　230

第12章　健康の公平性と倫理　——————浦川邦夫・児玉　聡　233

1　はじめに　234
2　理論的背景　235
3　関連する測定方法　242
4　実証研究　244
5　政策への示唆　247
6　まとめ　250

第13章　国際的な政策対応や取り組み　——————狩野恵美・藤野善久　253

1　健康格差と健康の社会的決定要因が
　　グローバルアジェンダに浮上した背景　253
2　WHO 健康の社会的決定要因に関する委員会（CSDH）　255
3　すべての政策において健康を考慮するアプローチ　256
4　エビデンスにもとづいた SDH 対策を促すツール　258
5　SDH アプローチにもとづいた対策の国際的な実例
　　——高齢者にやさしい都市（Age-friendly City）　263
6　まとめ　266

参考文献　269
索　　引　319

序章
社会階層と健康への学際的アプローチ

川上憲人・橋本英樹

　社会階層による健康格差は人間社会の古くからの課題であったが，近年特に学際的な視点からその理解が進んでいる．こうした学際的な研究の基盤となる分析枠組みとして，社会階層から健康への経路における媒介要因の位置づけ，ライフコースを考慮した分析モデル，多重レベルの社会的要因の複雑な影響を想定すること，健康から社会階層への影響も考慮することが重要であることを述べる．そのうえで，本書でとりあげる社会階層と健康に関連する重要な研究テーマについて，その動向を概観する．学際的なアプローチによる社会階層による健康格差の研究および対策はまだ端緒についたばかりであり，今後さまざまな学問領域の協力のうえにいっそうの進展がなされる必要がある．

1　社会階層と健康に関する今日的問題意識の高まり

　収入，教育歴，職業などの社会経済要因による人々の健康の格差，いわゆる「健康の社会的格差」は，歴史を通じて人間社会の大きな課題であった（川上，2006）．産業革命による工業化と都市化の波が急速に広がった19世紀初頭には，フランスではヴィレルメが貧困階層と富裕層との間での死亡率の格差を改善するために教育と労働条件の改善を提唱した．ドイツではウィルヒョウが，シュレジエン（現在のポーランドの一部）にて社会階層がチフスの発生に影響していることを分析し，現地の行政制度の改革を求めるレポートをドイツ政府に提出している．英国ではチャドウィックが1842年に「イギリスにおける労働者

階級の衛生状態」(Sanitary Report) を公表し，都市部において社会階層により死亡状況に大きな格差が生じていることを指摘した．これらの歴史的事例以外にも，貧困との戦いは常に政治，経済，福祉政策上，重要な課題でありつづけてきた．

社会階層と健康に関する課題は，1990年代以降に新たに国際社会の共通課題として光が当てられることになる．2000年9月にニューヨークで開催された国連ミレニアム・サミットで採択された国連ミレニアム開発目標 (Millennium Development Goals: MDGs) は1990年代から開催された主要な国際会議やサミットで採択された国際開発目標を統合して，1つの共通枠組みとしたものである．このミレニアム開発目標では，極度の貧困と飢餓の撲滅 (MDG1)，普遍的初等教育の達成 (MDG2)，ジェンダーの平等の推進と女性の地位向上 (MDG3) がとりあげられ，社会的格差そのものを国際社会の目標として解決することが謳われている．

また医学・公衆衛生の領域でも，社会階層による健康の格差は，じつは縮小していないことを示すデータが示されるようになった．ロンドンの公務員の職位による虚血性心疾患死亡率の格差は，1960年代と1980年代でほとんど同じであった (Marmot et al., 1991)．欧州では死亡率の社会経済格差が拡大しつつある (Mackenbach et al., 2003)．高所得国と低所得国でも死亡率の格差が拡大し，長寿国と短命国との間では50歳近い平均寿命の差があることも知られるようになった (Marmot, 2005)．世界保健機関 (WHO) では，2000年にマクロ経済と健康委員会 (Commission on Macroeconomics and Health) の報告書において，貧困にある者の健康問題に対応するためにすべての人々がアクセスできる基本的な医療サービスを確立することが提言されている (WHO, 2000)．2008年には健康の社会的決定要因委員会 (Commission on Social Determinants of Health) が最終報告書をまとめ，政治・経済・社会的資源の配分が不平等であることが人々の健康の大きな決定要因になっていることを明確にしたうえで，健康の不平等を改善するために，社会的公正の実現を図るための行動を世界的に行う必要性を提言している (CSDH, 2008)．

国レベルでも，社会階層と健康の問題に関心を持つところが増加してきた．欧州では社会経済格差について社会的な問題意識が強く，英国 (Department of Health, UK, 2003），スウェーデン（Hogstedt *et al.*, 2004）では，政府として健康格差是正の数値目標を掲げ，公衆衛生法の改正などを行って，健康の社会格差の対策に政府として取り組んでいる．米国でも国立研究機関が医療の社会的格差の報告書を出すなどの取り組みを進めている（US Agency for Healthcare Research and Quality, 2010）．近年，わが国でも貧困率の上昇や非正規雇用など就労機会の格差が増大し，健康においても社会経済状況による格差が広がっているのではないかとの懸念が広がっている（橘木，1998; 佐藤，2000）．ジェンダー・職業・世帯支出などによって，生活習慣に格差があることも指摘されている（Fukuda and Hiyoshi, 2012a）．日本学術会議は，2011年に提言「わが国の健康の社会格差の現状理解とその改善に向けて」を公表し（日本学術会議，2011），この問題への取り組みの必要性を示している．

今日の社会階層による健康の格差に関する課題は，以下の3つに大別することができると考えられる（日本学術会議，2011）．第1に，低所得者層に健康問題が集積するとともに，最低限の保健医療福祉サービスを受けられなくなっているのではとの懸念である．第2に，低所得者層に限らず，社会全体を通して階層による健康格差が生じ，またその差が拡大しているのではとの懸念である．第3に，教育歴や所得などの社会経済状況以外でも，社会的に不利な立場にある者（障がい者，ホームレス，外国人労働者など）において健康問題が集積するとともに，こうした層に保健医療福祉サービスが十分に提供できていない可能性のあることである．こうした問題についてその実態を把握し，メカニズムを理解し，さらにこれを改善する方法論を探索することは，今日の社会にとってきわめて重要な課題である．

平成21-25年度には，文部科学省科学研究費新学術領域研究（研究領域提案型）「現代社会の階層化の機構理解と格差の制御：社会科学と健康科学の融合」（略称「社会階層と健康」）による研究プロジェクトが開始され，社会の階層化と健康についての大規模な研究が実施された．このプロジェクトでは，社会科学（社会学，心理学・行動科学，経済学，政策科学等）と健康科学（公衆衛生学，保健学，脳科学等）などの異なる領域の研究者が協力し，この課題に対して学際的な光を当てることで，新たな融合領域を拓く努力がなされた．本書は，この研究プロジェクトに関わった研究者が協力し，社会階層と健康をテーマと

した新しい学術融合領域の可能性を紹介するものである．

2　社会階層と健康に関する学際的研究の必要性

　社会階層と健康については，これまでに，さまざまな領域で研究が独立して進んできた．社会学では，社会階層の形成や階層間の移動に影響する要因の解明が大きなテーマとなってきた（盛山ほか，2011）．しかし従来の社会学においては，社会構造と行為主体としての個人が基本概念であり，客観的な存在としての身体・健康の取り扱いそのものは議論のあるところであった．社会階層によって健康状態に差があることは観察されていたが，そのメカニズムについて検討されることは医療社会学などの一部の領域を除けばほとんどなされてこなかった．

　経済学では，厚生経済学を中心に，人々の生活にとって望ましい資源配分およびこれを達成する経済政策について長年にわたる研究の蓄積がある．また貧困研究や社会保障研究として，社会経済政策が家計の構造や家計行動（結婚・出産など）に与える影響について膨大な蓄積がなされてきた（阿部，2014a；大石，2014）．医療経済学の領域では1970年代以降，人的資本理論を拡張して，健康への投資モデルが登場した（Grossman, 1972）．さらに近年，いわゆる行動経済学が展開するなか，喫煙や肥満などの生活習慣を説明する合理的モデル・非合理的モデルによる検討が進んでいる．経済学では，健康は主に経済的生産性の規定要素として取り扱われることが多いが，人的資本形成の観点からアウトカムとしても着目されている．しかし経済学の依拠する合理的人間像のもとで，教育歴や収入などの社会階層指標は，あくまで個人の資源を表す変数として取り扱われ，人の健康や機会を左右する社会構造そのものについては，開発経済学や公共経済学など一部の領域を除き，着目されてこなかった．近年一部の経済学者の間で，所得格差や貧困が健康・幸福感などに及ぼす影響についても実証分析がなされるようになった（小塩，2013）．

　医学・公衆衛生学では，1990年代から社会疫学と呼ばれる新しい分野が発展してきた．バークマンとカワチは，社会疫学を「健康状態の社会内分布と社会的決定要因を研究する疫学の一分野」"The branch of epidemiology that studies the social distribution and social determinants of states of health" と定義している (Berkman and Kawachi, 2000). 社会疫学は, 社会階層と健康との関係を研究する際の強力な手法である. 一方で社会階層と健康問題とを関連づける社会疫学固有の理論を有しているわけではないので社会疫学の成果を社会階層と健康の理解に生かすためには, 社会科学の理論に基づく仮説設定と, その検証結果の理論へのフィードバックがなされる必要があるが, 現状は未だ十分なされているとは言えない.

心理学で社会階層に関心が持たれ始めたのは1950年頃からであり, 社会階層による心理機能や行動の差について, 欲求不満や社会的支援との関連から解釈する研究が進められてきた. しかし社会階層に関する心理学的な理論が欠如していたため, 研究は大きくは進まなかった. しかし1990年頃から生じた「ポジティブ心理学」への転換は, 心理学の対象を一般の人々の心理や生活に拡大し, さらに幸福や満足など高度にポジティブな領域にまで拡大した (Seligman, 2000). この結果, ポジティブ心理学と関連づけられながら社会階層に関する心理学的研究が急速に進んだ. 近年では社会階層が健康に影響する心理学的なメカニズムに関しても研究が行われている (Matthews and Gallo, 2011). しかし心理学研究では社会階層と個人の心理的な資源との関係が着目される傾向があり, これ以外のより物質的なメカニズムや社会的プロセスに関しては考慮されることが少ない.

近年の脳科学, 特に神経画像研究の進展は, 心理学などの社会科学と医学・生物学との境界をなくしつつある. 心理現象や社会現象についても, 遺伝子, 神経画像, 生理学・心理学的指標を総合した研究が進展しつつある. 特に神経画像を用いた研究は, 新たな視点から社会階層と健康の問題を解明する糸口を与える可能性がある (Hackman et al., 2010). しかしこの領域の研究はまだ端緒についたばかりである.

以上のように, 社会階層と健康については, 諸科学がそれぞれの立場から研究を進めてきた. しかしそれぞれの学術分野は, それぞれの限界や課題を有している. 社会階層と健康という複雑な事象を総合的に解明し理解するためには, こうした学術領域を統合した学際的な視点から研究を進めることが必要である.

3　社会階層と健康に関する学際的研究

1）新しい分析枠組みの必要性

　社会階層と健康に関するさまざまな学術分野が集まってこの課題を解明するためには，個々の学術領域のアプローチを総合し，俯瞰できる学際的な分析枠組みが必要になる．前述の新学術領域研究「社会階層と健康」では，学際的な分析枠組みの構築に関する検討を行ってきた（平成21-25年度文部科学省科学研究費新学術領域研究（研究領域提案型）「現代社会の階層化の機構理解と格差の制御：社会科学と健康科学の融合」理論ワーキンググループ，2013）．その概要を図0-1に示す．この図では，基本的に，上段にある社会階層から健康へと矢印が伸びており，社会階層によって健康が一定の影響を受けることを示している．しかしこの枠組みは，この他に4つの特徴を持っている．

　1つめは，社会階層と健康との間に，媒介要因がおかれている点である．社会階層が健康に影響を与えるには，さまざまな経路があると考えられる．たとえば，教育歴が高ければ，学校教育を通じて自尊心が高められるかもしれない．高められた自尊心は，精神健康によい影響を与える可能性がある．この場合，自尊心は教育歴という社会階層の指標と精神健康をつなぐ媒介要因となる．教育歴はほかにも，得られた知識・情報や問題解決能力を通じて，より健康的な行動の選択につながるかもしれない．また教育歴を通じて得られた就労機会や社会的ネットワークによる社会関係資本を活用して，より多くの資源を用いて健康増進を図ることにつながるかもしれない．媒介要因を明らかにすることは，社会階層と健康との関係をより具体的に理解することにつながる．

　2つめは，ライフコース・アプローチである（Lynch and Kaplan, 2000）．この図では，仮に出産・幼児・学童期，青年・成人期，および高齢期の3つにライフサイクルが区分されている．それぞれの時期において社会階層から健康に矢印が伸びていることは，それぞれの時期に特有の社会階層―媒介要因―健康の関連性があることを前提としている．またある時期の社会階層から次の時期の健康に対して矢印が伸びていることは，社会階層への曝露の蓄積効果がある可能性を意味している（第4章を参照）．さらにそれぞれの時期の社会階層あるいは健康は，次の時期の社会階層あるいは健康にそれぞれ影響する．社会

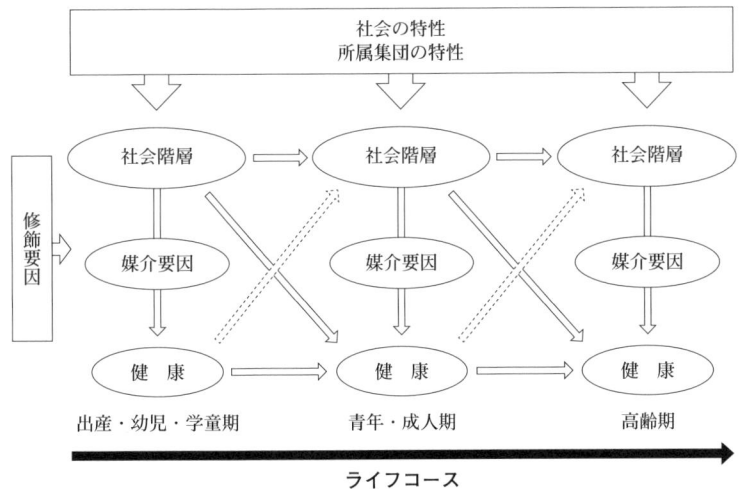

図 0-1　社会階層と健康に関する学際的な分析枠組み

階層と健康との関係を，こうしたライフコースの視点からとらえることが重要である．

　3つめは，社会階層の健康への影響を多重レベルでとらえようとする視点である．これまでに提唱された社会と健康に関する理論モデルにおいても，生物学的要因，心理行動特性，個人の社会経済的要因，家族・友人，職場，近隣などの社会関係性，マクロの地域・国による制度・政策などを重層的にとらえようとする視点が強調されている（Kaplan, 2004）．図 0-1 では，社会階層が健康に影響を与える上部に，所属集団の特性や社会の特性を置いている．たとえば，社会階層による健康への影響は，居住する地域がより密接な社会関係や公正な自治機構・統治能力を持っていれば緩和されるかもしれない．あるいはその時点の社会経済状況によっては，社会階層が健康に与える影響が変化するかもしれない．社会階層と健康との関係を，所属集団や社会の脈絡の中で考えていくことの重要性を示している．

　最後に，社会階層と健康との双方向性の関係である．社会階層と健康の研究の主な目的は，社会階層が健康に与える影響とそのメカニズム，制御法の解明にあるが，一方で，社会学や経済学では，健康が教育歴，所得などの社会階層

に影響を与えることが研究されてきている．社会階層が健康に影響を与えるという「社会原因仮説」に加えて，健康問題や障害が社会機能，社会参加の制限をもたらし，貧困や社会的不利に至る「選択（選抜）仮説」（あるいは漂流仮説）(Fox, 1990; Johnson *et al.*, 1999) についても分析枠組みに取り込むべきである（図 0-1 では破線の矢印で示している）．

社会階層と健康の学際的な分析枠組みはまだ発展途上のものであり，その有用性や妥当性は今後，さらに検討される必要がある．しかしこうした全体的な枠組みを意識することで，それぞれの学術領域の研究者が，社会階層と健康という学際的な研究領域の中で相互理解，相互協力することが可能になる．

4　社会階層と健康に関する研究領域

1)　社会階層の概念と測定

本書の第 1 章では，社会階層の概念と測定をとりあげた．現時点では，社会的な健康格差を生む「社会構造」とは何であるかについて，統一的な整理はなされていない．社会階層に関する概念は定義があいまいなまま使われてきており，異なる領域間のみならず，同一の学術領域内でも議論を難しくしてきた．たとえば，社会疫学の分野では，職業・収入・教育歴により社会階層が一次元的に測定できるということが暗黙の前提とされている．一方，社会学では，社会階層は動的かつ多次元的な構造であり，時代や社会状況によって変化すると考えられている．

一方，社会階層が健康と関連するメカニズムについては，主に社会疫学の領域でさまざまな研究がなされてきた．社会階層によって教育や医療・福祉などに投入される資源の量が異なることが健康に影響するという考え方，社会階層により健康行動や健康を脅かすリスクへの曝露量が異なるとする考え方，個人が自分の状況を周囲と比較することで心理的ストレスが生じ健康に影響を与えるとする考え方，政治的発言力や行動する機会が制限されることが生活機会を奪うとする考え方が検討されてきている．どのようなメカニズムを想定するかで，社会階層の定義と測定のやり方は変わってくる．社会階層と健康についての研究においては，主要な関心の対象となる資源やメカニズムと対応する形で

社会階層の概念と測定法を選択することが求められる．

2) 職業と健康

第2章では，職業階層による健康格差をとりあげた．社会階層の視点から見た職業は，いくつかの要素から構成されており，職業（職務内容），産業（第1次産業，第2次産業，第3次産業など），雇用形態（正規雇用，非正規雇用，自営業など），企業規模，役職（経営者・役員，部長，課長，係長，役職なしなど）の側面がある．これらの要素は，それぞれ異なる社会的資源と関連している．これまでに職業階層が下位の労働者集団で死亡率が高いなど，健康問題が多いとの報告がなされている．こうした職業階層による健康格差は，物質的・物理化学的環境，組織を通じて提供される保健医療・福祉サービス，職場における人間関係，仕事から受ける心理社会的なストレス（職業性ストレス）などによって説明されている．しかしわが国では，経済不況下の2000年以降，管理職・専門職における仕事量の増加，自殺率の増加が指摘されているなど，職業階層による健康格差は社会状況によって変化する可能性がある．わが国で増加している非正規雇用労働者においては，正規雇用労働者とくらべて健康問題が多いことが報告されており，社会階層と健康における重要な研究テーマとなっている．

3) ワーク・ライフ・バランスと労働

社会階層と健康との関係を考える時，家族という単位を考慮する必要がある．第3章では，職業，家庭，個人生活の関係に焦点をあてた．日本によく見られる，育児期に女性が家庭に入り，男性が外で働くという性別役割分業は，男女間の賃金格差や現行の社会システムに影響を受けながら，ある種の合理的選択としてこれまで維持されてきた．しかし一方で，共働き夫婦のようなこれと異なるライフスタイルを選ぶと，仕事と家庭の双方から求められる役割を十分に果たせないという葛藤がしばしば生じ，ときには大きなストレスにもつながる．また日本でもワーク・ライフ・バランスの実現に向けた動きが広がっている．ワーク・ライフ・バランスの主体は，夫婦や世帯ではなく，個人とされてきた．しかし夫婦の働き方と生活時間配分は相互に関連しており，夫婦の一方の働き

方はパートナーの健康にまで影響を及ぼす可能性がある．こうした家庭内のダイナミックスやワーク・ライフ・バランスには社会階層による相違があり，家族の健康に影響すると考えられる．社会階層と健康の関連において，家族という単位を考慮した理解が進むことが期待される．

4) 幼少期の環境と健康

　幼少期の環境と健康との関係，特に幼少期の環境と成人後の健康との関係は社会階層と健康の関連性を明らかにするライフコース・アプローチの1つとして重要である．第4章では，特に社会疫学と経済学という2つの研究領域からこの問題を論じている．社会疫学と経済学は，いずれも幼少期の環境がその後の健康に大きく影響を与えるという考え方のもとに研究を進めてきている．社会疫学は幼少期の社会経済状況が影響を与える結果（アウトカム）として健康をとりあげている．一方，経済学では，将来の生産性や福利に影響する要素として健康（非認知能力などを含む）をとらえ，幼少期の経済環境や教育が健康状態への影響を通じて，将来の経済的生産性に及ぼす影響を明らかにしている．

　いずれの領域の研究も，社会階層を含めた幼少期の成育環境が健康に及ぼす影響は長期的・持続的であることを示している．これは人生早期のこの時期における対策が重要なことを意味している．また社会疫学と経済学のアプローチを統合することにより，幼少期の社会階層と健康との関係に関する理解をさらに深めることが可能になる．たとえば経済学では，健康の生産関数や資源配分面の効率性の理論などに基づきモデルを組み立て，その適合性を実証している．社会疫学のライフコース・アプローチと，経済学の健康生産関数の考え方を統合することは，幼少期の環境と健康の関連を解き明かす大きな可能性を含んでいる．

5) ジェンダーと健康

　性別による差（性差）は，セックスとジェンダーに区別される．セックスとは生物学的に決定される性差，ジェンダーは社会的・文化的・歴史的に決定される性差のことである．社会階層と健康との関係におけるジェンダー差は重要な研究テーマである．第5章では，この問題をとりあげている．ジェンダーに

より教育歴，職業，収入などの社会経済的地位が異なり，これが健康の格差に影響する．社会におけるジェンダー間の社会地位の不平等は，女性の健康のみならず，男性の健康にも影響する．特に重要なのは，ジェンダーによって職業や賃金などによる社会経済的地位の形成が異なり，この傾向は社会の制度や文化によって大きく影響を受けている点である．社会階層と健康のジェンダー差については，それぞれの社会における社会的役割や規範の性差などを踏まえて分析することが必要である．

また，社会階層と健康の研究における大きな課題の1つに，女性の社会階層をどう測定するかという問題がある．古典的な社会階層研究では，女性の社会階層は所属する世帯の世帯主（基本的に男性を想定）の社会経済的地位で代替されてきた．しかし女性の労働参加率の上昇や家族形態の多様化にともない，この方法は現実に合わないものとなっている．この問題は，世帯を考慮しながら，どのように社会階層を測定するかという問題とも関連しており，今後の発展が期待される．

6）貧困，社会的排除，所得格差

第6章では，貧困とこれに関連する概念をとりあげた．貧困はきわめて重要な概念であるが，これもまたさまざまな学術領域において多義的に使用されている．貧困は単に低所得であることを意味するわけではなく，社会参加や他者との交流，社会保障といった制度との接点，労働市場における地位など，さまざまな社会的な不利を含めた概念ととらえるべきである．政治的，社会的価値判断によっても影響を受ける．貧困を，社会的排除という言葉で再定義する試みもある．

関連する概念に所得格差がある．貧困が社会における個人の位置とそれによる社会的不利を問題とするのに対して，所得格差は資源の分配に関する社会全体の特性により構成員全体が受ける影響を問題としている．所得に大きな格差がある社会では，社会保障や公共投資といった政策が富裕層よりになりやすく社会にとって効率的な政策が立案されにくくなること，多様な利害関係を持った集団が生まれ社会全体の連帯が低下すること，目に見える暮らしぶりの違いが顕著になり社会全体の心理的ストレスが増加することなどにより，健康に影

響を及ぼす可能性があると考えられている．社会的格差の拡大が，貧富にかかわらず健康に影響を与えるというメッセージは今日注目を集めている．

7） 社会的ストレスと脳神経機能

第7章では，社会階層と健康との関連の解明における脳科学の貢献について焦点をあて，特に社会階層と健康とをつなぐメカニズムとしての社会的ストレスと脳神経機能との関係に関する最新の知見を紹介している．社会経済状況は両親との関係，家庭生活環境への曝露を通じて，子どもの脳の発達に影響を与え健康に影響を与える可能性が指摘されている（Hackman *et al.*, 2010）．着目されている脳の部位の1つは，前頭前野と扁桃体を結ぶストレス処理に関する回路である．低い社会経済状況にある者では前頭前野の機能が低下し，扁桃体が過活動であることが報告されている．低い社会経済状況の者が過剰なストレスに曝露することで，ストレスの制御機能が低下し，健康問題が生じやすくなる可能性がある．もう1つの部位は，目標志向行動と習慣行動のバランスに関係している部位である．低い社会経済状況の者では，目標志向行動に関連する前頭前皮質や背内側線条体の活動が低下し，習慣行動と関連する背側線条体の活動が増加していた．こうした変化が，これらの者が喫煙や飲酒などの不健康な生活習慣を継続してしまう理由の1つではないかと考えられている．社会的ストレスと脳神経機能の関連メカニズムは発展を続けている領域である．

8） 生活習慣

第8章では，社会階層による健康格差を説明する主要な要因の1つである生活習慣をとりあげた．社会階層と生活習慣との関連に関する研究はわが国でも進みつつあり，喫煙，不健康な食生活や栄養摂取などの不健康な生活習慣が，社会経済的地位の低い者に集積していることが観察されている．社会階層がどのようにして生活習慣の形成に影響するかについては，いくつかの経路が考えられている．1つは個人レベルでの影響であり，たとえば教育機会が多ければ健康に関連する知識が習得され，健康行動を決定する要因であるヘルスリテラシーが向上して，健康的な生活習慣をとりやすくなるというものである．2つめは，個人間や小集団のレベルである．生活習慣は，家族，友人・知人，地域

や職場等の人々との関係によって影響を受ける．低い社会経済状況の集団では特に集団の価値観や社会的規範が不健康な生活習慣に偏りやすく，これが個人の生活習慣を規定するという考え方である．3つめは制度を含む環境レベルの要因である．生活習慣について教育の機会が提供されている企業に勤務していれば，健康によい生活習慣を習得する機会も増加する．社会階層によって制度やサービスを含めた健康環境が異なることが，社会階層による生活習慣の格差の一因と考えられる．社会階層と生活習慣とをつなぐメカニズムの解明は，社会階層による健康格差の対策立案に重要である．

9) 都市環境と健康

　わが国においては，総人口に占める人口集中地区の割合は1960年には44％，1970年には54％，2005年には66％と，都市部の居住者の割合が増加している．都市部では，地域のつながりが弱くなる傾向があり，また生活における所得の影響が大きくなると推測される．また都市部では建物，道路，公園などの人が構築した環境が，住民の行動により大きく影響すると考えられる．本書では，都市環境と健康について第9章で解説した．都市環境，特に都市の構造，緑地や健康関連施設の配置といった建造環境と住民の健康との関連に関する研究は，特に身体活動に関して進められている．たとえば地域の世帯密度，混合土地利用の程度，道路の接続性，歩道，緑地・運動施設などへのアクセスといった地域環境が，住民の身体活動や肥満者の割合と関連していることが報告されている．居住地域における環境資源の配分が社会階層を反映して不平等になっていれば，これは社会階層による健康格差の原因となる．都市環境の研究は，都市計画学，都市交通学，地理学等との連携により学際的に進められている点が特徴である．またその研究成果を政策に反映させる場合にも，都市計画部門，都市交通部門などの保健医療以外の部門との協働が必要である．

10) 医療へのアクセス

　医療へのアクセスは，社会階層による健康格差の媒介要因として研究されている．このテーマについて理解するためには，背景となる社会保障制度を理解する必要があるため，第10章でとりあげている．わが国では国民皆保険など

の社会保障制度が整備されており，社会階層による医療へのアクセスの格差は他の国に比べ小さいと考えられている．しかしながら近年，わが国でも所得により医療へのアクセスに差異が生じているとする報告もある（Murata *et al.*, 2010）．この点について，継続的な実態の把握が必要である．また米国では，マイノリティ，低所得者層や低学歴層などの社会的不利な立場にある者で，医師による保健指導や定期的検査の実施などの医療の質が低い傾向にあることが指摘されている（US Agency for Healthcare Research and Quality, 2010）．医療へのアクセスだけでなく，受けられる医療の質に社会階層による格差が生じていないかどうかも重要である．

11) 社会関係と健康

社会階層と健康の研究において，地域の社会関係が持つ役割は重要なテーマの1つと考えられている．第11章では，社会関係に関する概念について，社会関係をその構造・機能・資源という3側面に分け，それらの関連性や相違を整理している．社会階層指標と同様に，同じ用語を使いながら異なった概念を意味している場合もあり注意が必要である．特に近年，地域のソーシャル・キャピタル（社会関係資本）が注目されているが，概念の混乱が一部みられるなどの課題があった．第11章ではその整理を試みた．これまでの研究で，地域レベルのソーシャル・キャピタルは住民の健康と正の関係を持つとされている．しかし一方で，地域の凝集性が極端に強くなると，そこから排除される者もでてくるなど，ソーシャル・キャピタルが，常に，誰に対しても有効に働くとは限らない．こうしたソーシャル・キャピタルを含めた地域の社会関係が，社会の階層化と社会階層による健康格差にどう影響するか，さらに研究が必要である．

12) 健康の公平性と倫理

どのような社会的格差を不公平と判断し改善を求めるのか，どのような格差は許容できるのかについては，倫理的・哲学的な価値判断をともなう議論が必要となる．資源配分や分配の正義の問題を考えるうえで，政治哲学や倫理学・経済学がさまざまな理論的枠組みを提供している．第12章では，社会におけ

る健康関連の資源配分や健康の公平性の評価を行う際の倫理基準について整理している．たとえば医師の地域間格差についてとりあげた場合，「功利主義」から見ると，医療サービスから各個人が享受する満足感の総和が，医師数の地域差の拡大によってどのように変化するかが重要な関心となる．一方，公正な機会均等原理や格差原理を倫理基準とする「自由平等主義」の立場から見ると，最低限の医療サービスが最も貧しい立場にある人々に提供されていない状態は許されない．すなわち，医療資源の格差問題を考える場合において，どのような倫理規範を重要視するのかによって対策の方向性が異なってくる．社会階層による健康格差をどう判断し，どう対策につなげるかにおいて，どの倫理規範に立脚し議論をしているかを常に意識することが必要になる．

13) 国際的視点からの対応や取り組み

第13章では，健康の社会的決定要因への国際的な取り組みの動向について述べている．特にWHOは，2008年の健康の社会的決定要因に関する委員会の最終報告書を受け，この問題への対応を進めてきた．社会階層による健康格差を改善する1つのアプローチは，健康格差をモニタリングし，健康に影響する社会経済的な有利，不利そのものを改善することである．そのためには経済，労働，開発などすべての政策の中に健康の視点を入れることが重要になる．WHOはこのアプローチを「すべての政策の中に健康を」(Health in All Policies) と呼び，社会的な健康格差の改善のために社会政策の設計するにあたって，政策の健康への影響を事前にアセスメントする「健康インパクト・アセスメント」(Health Impact Assessment: HIA) を推奨している．社会的な健康格差の改善は国際社会の重要な目標の1つであり，今後国際レベルでの推進が必要である．

5 社会階層と健康に関する学際的学術領域の確立に向けて

社会階層と健康への学際的なアプローチはまだその確立に向けての途上にある．本書では，各章ごとに，原則として異なる学問領域の執筆者がペアとなり，社会階層と健康に関するテーマについて論じている．さまざまな場面で，領域

による研究の方向性やアプローチに差異がみられる．同一の用語や概念を異なる意味で使用していたり，あるいは同じ概念を異なった用語で呼んでいる場合もある．測定法や統計解析の手法も，領域によって大きく異なっている．こうした相違を埋めて，真の学際的学術領域を確立するには，さらに各領域の研究者の相互協力と努力が必要である．

　一方で本書は，社会学，経済学，社会疫学，脳科学，心理学，教育学などの領域による学際的アプローチにより，社会階層と健康という現象をより広く，かつ深く理解することが可能になることを示している．ある領域のモデルや概念は，他の領域における研究の枠組みそのものを大きく進歩させる可能性がある．ある領域の測定方法や解析方法が，他の領域の研究のレベルアップにつながる可能性もある．特に，社会階層と健康に関する科学（Science of social stratification and health）という1つの融合領域が形成され，そのもとでさまざまな領域の研究者が共通の概念や方法論により研究を進めることで，この課題に関する大きな進展が得られるものと期待される．

　社会階層と健康については，さまざまな課題がある．たとえば，健康影響に関して閾値となるような所得ラインの同定，過去の所得からの変化をどう指標化するか，社会的排除，アンダークラス（通常の社会集団から切り離された下層集団）などをどう扱っていくかなどがあげられる．また地域格差と社会的格差との関係をどうとらえるかも課題である．

　研究のみならず，社会階層による健康格差の対策立案においても，学際的なアプローチが必要とされる．WHOが提唱するように，経済，労働，開発などすべての政策の中に健康の視点を入れるためには，これらの保健医療以外の領域の政策立案担当者との対話や相互理解が必須である．また一方で，社会階層を考慮した保健医療サービスを立案し実施できるように，保健医療人材の養成に社会的な健康格差の視点を含めることも必要である．

　研究者や専門家だけでなく，広く国民にこの議論に参加してもらうことも重要である．社会階層による健康格差の最大の利害関係者（ステークホルダー）は国民である．どのような社会的な健康格差が重要であり，どれは容認でき，どれは容認できないのかなどの議論は国民の参加なしには進めることはできない．社会的な健康格差に関する科学的な情報を国民に向けて発信すると同時に，

国民がこの問題に関する議論に参加できる機会を作る必要がある．

　社会階層と健康の理解と制御のための学際的なアプローチはまだその端緒についたばかりである．社会階層と健康に関する学際的領域が確立されることで，人間社会の歴史とともにあったこの課題をよりよく理解し，その制御技術を開発することを通じて，人権と平等という人類の普遍的な価値の実現に向けて貢献できるものと期待している．

【Further reading】
　社会階層と健康に関する論点や研究の現状の全体像を俯瞰するために，以下の書籍を推薦します．
① WHO 健康の社会的決定要因委員会の最終レポート：Closing the gap in a generation: Health equity through action on the social determinants of health.
原版 http://www.who.int/social_determinants/thecommission/finalreport/en/
邦訳 http://www.who.int/kobe_centre/mediacentre/sdh/ja/
②社会的な健康格差に関する世界第一人者のイチロー・カワチ教授による分かりやすい解説：イチロー・カワチ（2013）『命の格差は止められるか ── ハーバード日本人教授の，世界が注目する授業』小学館 101 新書．
③社会学からみた社会階層論を概観できる書籍：盛山和夫・神林博史・三輪哲・片瀬一男編著（2011）『日本の社会階層とそのメカニズム ── 不平等を問い直す』白桃書房．
④厚生経済学からみた所得格差，貧困と社会保障との関係の解説：小塩隆士（2013）『社会保障の経済学（第 4 版）』日本評論社；阿部彩（2008）『子供の貧困 ── 日本の不公平を考える』岩波新書；阿部彩（2014）『子供の貧困 II ── 解決策を考える』岩波新書；阿部彩（2011）『弱者の居場所がない社会 ── 貧困・格差と社会的包摂』講談社現代新書．

第Ⅰ部
階層と健康

第1章
社会階層と健康

橋本英樹・盛山和夫

　人々が社会で生活を営むにあたり必要な，経済的・政治的・社会的・文化的資源が，社会のなかでは不平等に配分されている．そうした不平等を生みだす社会構造として階級・階層がある．本章では，社会的な健康格差の議論を始めるにあたり，まず階級・階層とはなにか，その形成に影響する要素はなにか，どうそれを測ることができるのか，なぜそれが健康格差につながるのかについて，社会学・社会疫学などの関連学術領域での議論を整理した．現時点で統一的な理論・フレームは存在しないので，研究のテーマや目的に沿って測定や解釈に必要な理論的依拠を明示することが，学術専門領域間や政策担当者間での社会的な健康格差の解消に向けた相互理解・協調行動を促すうえで不可欠となっている．

1　はじめに

　社会学では社会階級（social class）・階層（social stratification）はもっとも重要な概念の1つであるとともに，その定義や測定を巡る議論はもっとも論争的なものでもある．基本的には，生活機会を左右する経済的・政治的・社会的・文化的資源が，社会のなかで不平等に配分されていることを事実として受け止めたうえで，そうした不平等を生みだす社会構造として階級・階層をとらえてきた（Grusky, 1994）．社会学では，階級・階層の構成内容や，それが時代とともにどう変動してきたかを巡って議論が重ねられてきた（直井，2008;

4).つまり階級・階層のあり方自体が研究対象だった.

公衆衛生の領域では150年以上も前から,貧困や劣悪な衛生環境が人々の健康状態を脅かすことについて取り組んできたが,1990年代に台頭しはじめた社会疫学によって「社会的な健康格差」の存在が「確固たる事実」として科学的に証明されるに至った（川上,2006: 3).次のステップとして,社会集団のなかで健康状態がなぜ不平等に分布するのかを明らかにしていくことと,健康格差縮小に向けた取り組みを進め,その効果を評価していくこととが求められている.そこで公衆衛生領域では,社会的な健康格差を生む要因として,所得,教育歴,および職業などにより表される社会経済的地位（socioeconomic status: SES）の違いが注目されてきた.

近年では,経済学の領域でも所得・資産などの社会経済要因や人的資本（能力など）と健康格差との関連が注目されるようになってきている.しかしこれらの学問領域を通じて,健康格差を生む「社会構造」とはなにかが統一的に整理されているわけではない.実際,階級・階層・社会経済的地位などの言葉は定義があいまいなまま混在して使われてきたために,異分野間はもとより,同じ学術領域内でも議論が混乱し,社会的な健康格差を生む原因解明の作業を遅らせてきた.

本章ではまず最初に,「社会階級・階層」に関する社会学での議論をやや単純化してレビューする.この段階で明らかになることは,「社会階層」自体が動的かつ多次元的な構造であり,定型的な定義・測定を拒む性質を持っていることである.

それを踏まえて第3節では「社会階層」の測定問題を取り上げる.古典的には職業・収入・教育歴などによって「社会階層」は測定されてきた.これら3要素は互いに関連が深いものの,その関連やそれぞれの重要性は時代とともに変化してきているため,いずれか,あるいはその組み合わせによって定型的に「社会階層」を測定することは難しい.検討対象となる生活機会の性質によって,それを左右するような資源やメカニズムは何かを考慮したうえで,健康を階層化する「概念軸」を選択しなくてはならない.ここでは併せて,社会階層を個人・世帯・地域レベルで測定することや,ライフステージの複数の時点で測定することの重要性について指摘する.

第4節では「社会階層」が健康と関連するメカニズムについて，社会疫学領域で提示されている仮説をレビューする．これまで新唯物論説・心理行動説・政治権力説などが議論されてきた．最後に第5節では，今後この領域で検討されるべき課題や政策的取り組みについて示唆をまとめる．

2 社会階層概念の理論的背景

2.1 社会階級（class）概念

すでに述べたように，社会階層・階級とはなにか，を定義することは極めて難しい．近代以前の王侯貴族・平民などの世襲的身分制が原則的に崩壊した後，近代の産業社会においては，主に経済市場における立場の優劣が人の生活機会を分化させている．マルクスはその要因を生産手段の所有にもとめ，それを持つ資本家階級と持たない労働者階級の対立によって社会変動を説明しようとした．ヴェーバーは経済的資源が階級を分ける要因であることは認めつつ，生産手段の所有・非所有だけではなく，あくまで個人の市場取引を通じて生じる不平等分配の結果として，階級が分かれることを主張した．さらに経済的資源の格差だけではなく，消費生活の様式によって分かれる身分（Stände（独），prestige（英））や政治党派（political party）との結び付きによる権力（power）の分布などによっても階級が多元的に形成されると理論化した[1]．

ライト（Wright, 1979）はマルクスとヴェーバーの理論を取り込み，生産手段保有の有無と，技術能力や指揮管理権の有無によって分かれる職階・職種（管理職，専門技術職など）を組み合わせた階級概念を作り上げようとした．このように，社会学における階級研究は主に職業階級をベースに展開してきた．しかし，それでは労働市場に参加していない人々（専業主婦や引退した人）の所属階級をどうするのかが問題として残されてきた．さらに，人種・民族など

---

1) ヴェーバーの階級理論はしばしば階級（class），地位（status ないし status group），政治党派（political party）の3要素階級理論といわれることが多いが，status はヴェーバーの著作の英語版を作る際の誤訳で，これにはそもそもドイツ語の Stände に対応する英語がないことが背景にある（本来は prestige を指しているとの指摘がある（Sørensen, 1994）．日本語では「身分」に相当する）．詳しくは，原・盛山（1999）p. 40 を参照．

生活機会を左右する他の社会属性について考慮していない点への批判もある (Krieger *et al.*, 1997)[2]。

2.2 社会階層（stratification）概念
社会学での展開

「階級」が社会属性によって規定され，人々を分類するカテゴリーであるのに対し[3]，経済財・社会的名声・知的能力をはじめ，広義のさまざまな財の不平等配分によって生じる生活機会の連続的な分化を，「社会階層」（social stratification）として概念化したのはソローキン（Sorokin, 1927）である。階層という1つの次元に集約することで，階層内の序列である社会経済的地位（SES）という概念が登場する。階層概念は，個人ないしある特性を共有する集団が，社会内の序列を上がったり下がったりする階層移動という概念に通じ，その後の社会階層移動研究へと展開するきっかけを作った。一方，産業構造の変化・経済市場の成熟・民主的政治システムの普及・教育システムの充実などに伴って，階層構造は変動してきている。国や年代によって所得・教育歴・職業階層が階層形成に及ぼす役割は異なっていることが知られている（石田, 2008）。

公衆衛生・社会疫学での展開

公衆衛生・社会疫学領域で使われるSES概念も社会のなかの序列をイメージしており，総じて序列の高いものが低いものよりも健康を育む機会に恵まれている，という見方が中核にある（Marmot, 2004）。それを実証するため，社会的な健康格差の構造的要因として階層を指標化し，死亡率や罹患率・健康行

---

[2] ジェンダーや人種・民族（race/ethnicity）も生活機会を左右する社会属性であるが，これを社会階層指標として取り込むことには議論がある。ジェンダーも人種・民族も差別的社会待遇の結果として，所得・教育歴・職業階層などと密接な関係を持つ。これらの「社会経済要因」を統計的に補正してなお，ジェンダーや人種・民族による健康格差が確認されることがあり，これらの変数の取り扱いについては2012年の *Health Services Research* でも特集号が組まれたばかりである。関心のある向きは参照されたい。

[3] 階級をカテゴリー値，階層を連続値という分け方で見ることについては，異論もある。カテゴリーグループ間での利害対立の存在こそ，階級構造の本質であるとする議論もある。

動などの健康指標との関係を明らかにすることが探求されてきた．しかし，死亡率や罹患率などは，政府が所管する人口統計や疾病登録制度をデータとして利用できるが，北欧など一部の国を除いて，そうした統計に教育歴や所得などの階層に関わる情報が収集されてこなかったため，研究がなかなか進まなかった．

1990 年代に入り米国を中心に，統計の整備や統計データのリンケージ，地域単位の社会経済指標の代用などにより階層情報と健康情報の結合が進み，SES と健康指標との関連を明らかにする研究が急速に進んだ．ただしその際，所得・教育歴・職業が相互に高い関連を持つことを頼りに，それらを適当に組み合わせれば，一元的な SES 尺度が構成できるかのような暗黙の了解があり，社会階層の構成要素の間の違いにはほとんど配慮してこなかった．このように SES を一元的・一義的な序列を表す概念として重視している点は，社会階層の多元的・動的な構造を前提とする社会学と大きく異なっており，研究結果の解釈を混乱させることにもつながっている．研究によって所得では有意差がでたが，教育歴ではないとか，所得と教育歴を両方多変量で調整したら，所得が有意でなくなった，など整合的でない結果が見られることもしばしばあった．

これに対して，批判的な再検討を促すものもいる．Krieger ら（1997）は「社会階級」を経済的財によって規定される社会関係概念と定め，そこから生じる資源の違いを社会経済的位置（socioeconomic position: SEP）としている．さらに SEP の下位概念として，所得・資産・学力などの経済財・人的資本などの資源ベースの SEP（resource-based）と知識や生活様式・格式をベースにした SEP（prestige-based）を分け，後者を status と呼んでいる．これに対して Bartley（2004）は，上位概念として階層や階級をひろく捉えた言葉として社会経済的位置（SEP）を用いており，その下位概念として，職業階層により規定される階級，経済財（所得・資産）の保有量により規定される階層，そして，名声・格式により分かれる status という 3 つを置いている．概念の混乱が依然として続いていることは明らかであるが，共通しているのは，ヴェーバーの理論をベースに，生産に関わる経済活動における社会関係，経済財，生活様式の 3 要素，が互いに関連しつつも，それぞれ健康と異なる関連を有することを意識しなおした点である．

経済学での展開

一方,経済学においても特に 2003 年の Heckman と Krueger の論争を契機に,社会格差の経済学が急速な展開を見せるようになっている (Heckman and Krueger, 2003). それまでも経済学では,教育歴や健康状態の違いが生産性や所得に影響することは議論されていたが,新たに世帯の社会経済要因が,子どもの健康や学習能力など人的資本形成に与える影響に関心が及ぶようになった. しかし,社会学や社会疫学とは異なり,社会内の序列としての「社会階層」という概念は経済学では見られない[4]. あくまで所得・資産は世帯の経済的購買力を,教育歴は情報や資源の利活用の効率性を左右する個人の能力特性を表す変数として,モデルに取り込まれている. 人的資本形成に関する経済モデル(いわゆる Grossman モデル)については,第 4 章でも触れているので参照されたい.

2.3 社会階層の変動要因と日本の特徴

盛山 (1999) によれば,1970 年代以降の階層構造の特徴として,1) 身分制の漸進的な縮小,2) 教育歴による選抜システムの確立,3) 絶対的貧困からの脱出,そして 4) 伝統的ジェンダー役割からの女性の解放と就労拡大の 4 つがあげられる. 産業革命を通じて賃金肉体労働者階層が形成されたのちに教育機会の拡大が続いた英国・欧州と異なり,戦後日本においては急速な産業化が教育機会(高校以上の高等教育)の拡大とセットで加速化された点で,教育歴の影響は日本では特に重要な意味を持っていると,苅谷は指摘している (苅谷,2001). 原と盛山はさらに,1970 年代までの高度経済成長の結果,耐久消費財・住宅などに見られる生活水準の向上が国民の多くに普及したことで,生活機会の優劣を決めるものが基礎的な財から上級財に転じたことに着目し,多様な消費選好を伴う上級財を巡り,社会階層の多次元化が促進したと主張している (原・盛山,1999).

---

[4] 経済学の主流である新古典派ミクロ経済学では,個人が各自の効用を高めるべく合理的な取引活動を行うことで,市場という社会が成り立っていることを前提としている. 個人を越えた「社会構造」の存在はそこには含まれていない. あくまで教育歴・所得は互いに連関しつつも,市場取引をするためにそれぞれの個人が保有する資源として取り扱われている.

階層の多次元性は,「地位の非一貫性」という現象によっても明らかであるとされている.日本では,教育歴は低いが所得は高い,教育歴は高いが職業威信が低いなど,地位が一貫しないものが特に戦後高度成長期を通じて増大したことが知られている(今田・原,1979;富永・友枝,1986).

　一方,1990年代のバブル崩壊後の所得・就労機会の格差,非正規雇用の増大,相対的貧困層の拡大などの結果として,社会的地位と教育歴との関係などが近年再度議論にあがっている.吉川(2006)は,「社会階層と社会移動の全国調査」(SSM調査)の1975,1985,1995,2005年の4時点の男性対象者のデータを比較したところ,階層帰属意識を決定する要因として所得と教育歴の説明力が,1975年と比べて2005年では強くなってきていることから,階層区分が明確化しはじめていると示唆している.社会疫学の領域でも,Fukudaら(2004)による死亡率と社会経済要因の地域レベルでの相関研究から,1990年代までは平均所得と死亡率の相関が強かったのが,1990年代以降,失業率との関連がむしろ強まってきているとの知見がえられている.

　石田(2008)は階級の間の社会移動について欧州と日本を比較している.日本では戦後の急速な産業化の進展により,農民層からブルーカラー労働者層,あるいはホワイトカラー層への父子の世代間移動が大きかったものの,相対的移動率で見る限り,欧米と同様で,しかも時代による変化が少なく安定していることが指摘されている.1990年代以降,大卒とそれ以下で,世代間階級移動が閉鎖的に分離し始めているとする議論も存在するが(苅谷,2001;吉川,2006),その後の検討では否定的な結果も得られている.

3 「社会階層」の測定を巡る問題

　社会階層の測定について,本節では2つの側面から整理する.まず「社会階層」という概念を,研究の目的に照らして,「なにで」測定するのかが問題となる.社会学・疫学・経済学では,学問的関心の違いから,社会階層概念とその研究上の取り扱い(なにをどう変量化するか)が異なっている.もう1つの側面は,階層に関連する要素として具体的に「教育歴」や「所得」を測定する際の理論的・技術的問題である.

3.1 測定の概念的問題

すでに議論したように，社会階層は社会内の序列であり，経済的資源・生活様式・職業威信など多次元的な軸によって構成される．社会学では，階層の構造や変動に関心があり，階層自体は職業の威信の程度などにより序列を付けて表現したうえで，それを本人ならびにその父親の所得・教育歴などにより説明することが長年なされてきた（Blau and Duncan, 1967）．つまり教育歴や所得は階層そのものを表現するものではなく，階層所属ないし移動を説明する要因もしくはその結果として位置づけられている．これに対して公衆衛生学・疫学では，教育歴・所得・職業を，「社会的地位・階層」を表す近似的な変数として操作化したうえで，これらの変数が健康状態の格差をどれだけ説明できるかに関心を寄せてきた．

しかし，経済的資源の量を表す所得と，知識技術などの人的資本量を表す教育歴では，おのずから健康に対する影響のメカニズムが異なることは容易に想像がつくであろう．実際，健康と「社会的地位」の関係は，選ばれた指標や対象年齢層・集団特性によって必ずしも一致した結果が得られていない．社会疫学の教科書も執筆しているOakesは，よく疫学系などの論文に見られる「（所得や教育歴などを任意に用いて）社会経済的地位の影響を補正した」という表現は使うべきではない，と主張している（Oakes, on website）．そして「（社会経済的地位という概念は）あいまいで，科学的な因果推論を行ううえで不毛である」とまで言っている．

社会階層による健康格差が，たとえば医療資源へのアクセスの違いで起こるのだとすれば，経済的資源の多寡がそれを左右するであろうから，所得を階層指標として用いることには一定の理由がある．しかし運動習慣などの健康行動の違いが影響するのであれば，運動をするための時間や資源を確保するための経済的資源のほか，運動のやり方などの技術・知識，そして運動をするという生活様式の影響などが複雑に絡んでいるかもしれない．そうだとすれば，所得・教育歴・そして出身階層を示す親の教育歴などの影響をそれぞれ想定する必要があるだろう．つまり，社会的な健康格差がどのようなメカニズムで起こると想定するかによって，階層指標は理論的に選択される必要がある．後付け的に教育歴で差があった，所得ではなかった，という議論は，科学的因果推論

にはほど遠いのである.

　個人・世帯・地域の各レベルの階層指標のいずれを選択するかも大きな問題である．運動習慣を形成する個人の技能レベルを，個人の教育歴で測定することに意味はあるだろう．しかし子どもの運動習慣の形成を説明するのであれば，本人の教育歴よりも，子どもが属する世帯の階層指標のほうが有効かもしれない．運動習慣に対する社会的規範を問題にするのであれば，近隣地域の平均収入や教育歴構成など地域レベルの社会経済指標を取り込むことも考慮すべきであろう．

　さらにライフコースアプローチという観点から，幼少期・青年期・成人期のどの時点の階層指標を選ぶかも重要な選択ポイントとなる（Oakes and Rossi, 2003; Krieger et al., 1997）．たとえば喫煙の開始行動であれば，幼少期・青年期の親や近隣の社会経済指標が影響しているだろうが，成人期に入ってからの禁煙行動であれば，成人期の本人の社会経済指標がより強い影響を持っているだろう．所得と健康との関連についても，一時的な所得の低下，幼少期からの持続的な貧困状態，幼少期から成人期にかけての所得階層の上昇・下降移動では，それぞれで影響する健康面も，影響するメカニズムも異なると考えられる．幼少期の貧困は成長発達期における栄養発達障害を通じて，糖尿病や動脈硬化などの器質的疾患との関連が見られているが，青年期以降の貧困は健康行動やストレスなどを通じて悪性腫瘍やメンタルヘルスなどとの関連が見られやすいことが海外の研究からは示唆されている（Ben-Shlomo and Kuh, 2002）．

3.2　測定の技術的問題

　上記の概念的検討に加えて，実際に社会階層に関連する指標を測定する際にも，それぞれの理論的背景・技術的問題について熟慮しておく必要がある（詳しくは，Krieger et al., 1997; Howe et al., 2012 なども参照されたい）．

　所　得

　所得は主に経済的資源の多寡を表す指標と考えられているが，測定はそれほど単純ではない．まず所得といっても労働所得・資産所得・仕送りなどの私的移転や社会保障の公的移転による所得などさまざまである．生産年齢層におけ

る労働所得は，当該職業の市場における価値や社会的威信など，当該稼得者の経済的資源以外の階層要素も反映することになる．また労働所得はその人の単位時間あたりの労働の価値を表し，時間価値の高低によって，労働時間と余暇・健康予防活動などに割く時間の行動選択が左右される．これに対して，引退後の高齢者で年金所得に頼る者であれば，所得は必ずしも時間価値を表すことにはならないかもしれない．

　所得には他にも測定・解釈上いくつかの問題がある．第1に所得は外的経済環境やライフステージにより変動する．また同じ所得でも地域や年齢・ジェンダー・人種・民族などにより購買ニーズや入手可能な価格が異なるため，必ずしも時間や社会属性をまたいで比較可能な形で購買力を反映しているわけではない．第2に，世帯所得が同じでも，世帯構造や世帯人数が異なれば消費水準は異なりうる．しばしば世帯人員の数を考慮した「等価所得」と呼ばれる調整値が使われるが，同じ人数でも同居高齢者の有無や子どもの年齢などによって状況は異なるだろう．また複数の稼得者がいる場合，単純に収入を合計して「世帯所得」としてしまうと，家計の実態にそぐわないこともある（それぞれ別々に生計を立てている場合など）．さらに世帯内の力関係により自己裁量で使える金額は異なるかもしれない．第3に，健康をはじめとする生活機会の入手可能性と所得は比例関係にあるわけではない．同じ1万円でも低所得層と高所得層では，その限界効用（その1万円で増やせる生活機会）は格段に前者で大きい．所得を連続変数として取り扱い，線形回帰などで用いるとこうした違いを無視した分析をしてしまうことになる．最後に，社会調査などで所得を尋ねる質問には無回答・回答拒否の割合が高く，厳密な測定は難しい．また所得額を直に数値で尋ねると，切りのよい額（500万とか1000万円とか）に集中しやすく，得られた回答にバイアスが生じやすいことも知られている．こうしたバイアスを避けるために，いくつかの手法（unfolding bracket 法など）が提案されている．

資産と負債

　資産は，貯金や証券・株などのように現金化しやすい（流動性が高い）流動資産と，土地・家屋のようにすぐには現金化しにくい非流動資産に分かれ，両

者で家計判断に与える影響は異なる．資産の形成はライフステージによって大きく異なり，主に壮年期から引退までの期間に消費を上回る所得を得て過剰分を資産形成に回し，引退後はそれを切り崩して生涯の消費を支えることになる．さらに親からの譲渡・遺産相続などにより出身階層の影響も受ける．

資産は，失業や病気・障害などの外的経済ショックの際の経済的予備資源という意味がある．また，引退後の高齢者においては，その生活機会にとって収入より重要な資源となりうる．これまでの研究でも，高齢者では医療サービス利用や健康状態との関連は収入よりも資産のほうが強いことが知られている．

資産の測定は所得以上に困難を伴う．土地や証券・株などは購入価格と時価では異なるので，「今売ったらいくらくらいになるか」という聞き方で尋ねることが多いが，回答者が正確な時価を知っているか，知っていても正しく答えるか確かではない．より客観的な方法として，土地家屋については，公定地価・物件価格などを用いて測定することを提案するものもいる (Nkosi *et al.*, 2011)．簡略な測定として車や住宅，冷蔵庫・テレビなどの耐久消費財の所有を尋ねることもある．しかしどのような財が社会序列に影響する「資産」かは，地域・時代・文化によっても異なるため，慎重な項目選択が必要になる．

資産とは独立に，住宅ローンなどの負債と健康状態との関連を示唆する研究もある．ただし，住宅ローンのような計画的負債と，多重債務などを抱えているような場合では，負債の形成過程や背景が大きく異なるため，負債の内容をどう分けて尋ねるかが問題となる．なお，所得・資産の問題と関連するものとして，貧困ラインの測定問題があるが，詳細は第6章に譲るので参照されたい．

消　費

開発途上国などでは農林水産業に従事する者が多く，所得は必ずしも測定可能でないため，世帯の経済状況を把握するのに消費が用いられることが多い．世帯の購買力を示すうえで消費は所得よりもすぐれた指標だという考えもある．いわゆる「恒常所得仮説」(Freidman, 1957) によれば，所得はライフステージなどにより変動するが，人々はときどきの所得の多寡に左右されず，生涯を通じてどの程度の稼ぎが得られるかを想定しながら，所得の少ないときは一次的な借金や貯金の切り崩しで過ごし，所得の多いときは貯蓄・資産形成をしつ

つ，消費については生涯を通じて平準化しようとする．その結果，消費は社会階層により分かれる生活水準を，最も的確に反映する指標と見なされている．

　消費の測定には，家計簿をつけてもらう方式や思い出し法で記載してもらう方法などがある．家計簿方式は政府の家計調査などで採用され，比較的正確な情報が得やすいが手間がかかる．思い出し法の場合，家賃や住宅ローンなど資産維持に必要な支払いや，不定期に発生する耐久消費財購入（車を買ったなど）は区別して，通常，月ごとに支出する額を食費（外食費を除く）や光熱費・社会保障費（保険料など）などと項目を分けて聞いていく．消費は所得や資産に比べると回答拒否は少ないが，正確に消費の範囲と額を記憶しているかどうかが問題となる．

　消費は個人消費としてではなく，世帯消費として情報を得ることが多い．その場合，世帯の構成が問題となる．たとえば2世代同居でも，家計を分けている世帯もあれば，分けていない世帯もある．世帯を空間的な同居で区切るか，家計活動の実態によって分けるか，あいまいなままで消費を尋ねると，比較可能性を失うことになる．また世帯内のだれに尋ねるかによっても，情報の精度が異なってくる．

教育歴

　測定も比較的簡単で，調査でも欠損値が少ない形で入手しやすい情報として，教育歴はもっともポピュラーな階層指標である．最終学歴に到達した青少年期以降は，教育歴は一生変化しない点も，生涯を通じて変動する所得・資産とは異なる特徴となっている[5]．健康との関係では，教育歴は，教育課程を経て身に付いた人的資本として，健康維持・増進に必要な資源の効率的利活用を促進する知識・技能を表していると考えられる．一方，教育歴に影響する要因としては，親の教育歴・職歴・所得や，幼少期の健康状態などが関連していることも知られている．またその媒介要因として，出身家庭の文化資本を重視する議論もある（Bourdieu, 1984）．実際，教育歴は喫煙・運動・食事摂取など健康

[5) 近年，社会人で大学や大学院に入ったり，大学卒業後に専門学校に入って資格を取得する人が増えており，「最終学歴」概念は若干揺らいでいる．

行動との関連が強く，その傾向は比較的一致している（高教育歴者ほど健康的な生活習慣を持っている）．

教育制度は国によってかなり異なっており，初等，中等，高等の区分も完全に共通ではない．そのため，教育歴の尺度として「教育年数」を用いることも多い．一方，その持つ意義はジェンダーや世代・教育制度の成熟度によって異なる．80歳女性で「高卒」であれば同年代のなかではかなりの高教育歴であるが，現代の20代の男性であれば，社会的序列のなかでの位置づけは違うだろう．

職 業

マルクス，ヴェーバー以来，職業が階級測定の中心的指標となってきたことについては，すでに触れてきたとおりである．英国では1913年以来用いられてきた Registrar-General's Occupational Social Class に変わって，2000年以降 the National Statistics Socioeconomic Classification（NS-SEC）が政府統計で利用されるようになっている．NS-SEC は社会階層移動研究の第一人者である Goldthorpe らが開発した階級尺度をベースに，経済的生産活動における管理権限や技能などの組み合わせによりグルーピングしたもので，単純な階層構造（上下関係）にはなっていない（階層指標化する際には，3段階のカテゴリーにまとめられてしまう）．階層による健康格差などを検討する際には注意が必要である[6]．

職業区分については，総務省の日本標準職業分類（最新は2009年の第5版），国勢調査で用いられる職業分類，「社会階層と社会移動調査」（SSM）で用いられている SSM 分類，国際的には国際労働機関（International Labor Organization）が所管する国際標準職業分類（International Standard Classification of Occupation, 現在は2008年に作られた第4版 ISCO-08）などもあり，それぞれの特徴を把握して用いる必要がある．

---

6) なお NS-SEC は個人指標ではなく世帯指標として用いられており，世帯の主たる稼得者（household reference person: HRP）の就労形態・職種・職階・職場規模などで決定する．つまり専業主婦や引退者など労働参加がない被扶養者については，HRP の階層によって所属階層が決定されることになる．

一方，労働市場に属さない人々については，被扶養者か否かによって指標の適用が異なる．また同じ職業であってもジェンダーや人種，あるいは正規・非正規などによって，威信，所得，雇用保証，社会保険などに大きな格差がありうるが，通常の職業区分にはそうした違いは反映されていない[7]．特にジェンダーと関連した階層測定の問題については，第5章で詳細に触れているので，そちらをぜひ参照されたい．

地域の社会経済指標

　州や市区町村レベルの死亡率と貧困率・平均課税所得などの地域社会経済指標との間には相関があることが知られている（Fukuda *et al.*, 2004）．しかし，どのような指標をどのような地域単位で測定するのが妥当なのかについては，依然議論が続いている[8]．個人・世帯レベルでの社会経済指標は測定の困難さが壁となることから，これを地域指標で代用できるかについては，米国ハーバード大学の研究者らが Public Health Disparities Geocoding Project で検討しており，郵便番号（zip code）圏域ではなく，国勢調査の調査区（census tract）レベルで測定した貧困率がもっとも鋭敏であるとの結果を出し，国勢調査個票の特別利用許可を得たうえで，当該統計をホームページ上でも提供している（Krieger *et al.*, 2002）．残念ながら，日本国内では国勢調査個票の利用にはまだ壁が大きい．ただ，市区町村単位での統計と500メートルメッシュ単位での情報が総務省から公開されている．

---

[7] 身分（prestige）による階層指標として The British Cambridge Social Interaction and Stratification Scale (CAMSIS)（通称 Cambridge Scale）がある．特徴として，友人や配偶者など個人本人の属する社会的ネットワークを形成する人々の職業階層を尋ねて，その人たちとの「社会的距離」を測定し，本人の所属階層を数値化している．後述するブルデューの提唱する social space という概念に基づき，生活様式・規範などが同じもの同士（社会的距離の短いもの同士）が階層形成するという前提に立っている．この方式は労働市場に参加していないものについても社会階層の測定がしやすい（Bottero *et al.*, 2009）．

[8] 英国では，国勢調査をもとに地域の貧困率や失業率などを複合指標化したものが標準的に用いられている（Townsend 指標など）．

34　第Ⅰ部　階層と健康

4 社会階層と健康の関連をつなぐメカニズムについて

　本節では社会階層による健康格差発生のメカニズムに関する議論を手短に紹介するに留め，これ以降続く各章に詳細は譲ることとする．

　これまでのところ A) 唯物論的メカニズム，B) 行動学的メカニズム，C) 心理認知メカニズム，D) 政治動学的メカニズムなどが提出されている．

　第1の唯物論的メカニズムの議論は新唯物論（Neo-materialism）とも呼ばれ，教育や医療・福祉などに注ぐ資源の絶対量が健康に影響するという考え方である．格差が大きい社会では，政治的・経済的に大きな力を持つ富裕な階層とそうでない階層との利権が対立し，貧困層に注がれる資源量が乏しいため，格差が健康に悪影響すると考えられている．

　第2の行動学的メカニズムは，階層により健康行動が異なり，それが異なる疾病発生パターンにつながるというものである．階層により健康行動が異なる原因としては，教育や資源・機会の不均等に原因を求めるものや，階層により異なる生活嗜好・文化の違いによるものとする考察もある．後者の考え方は，近年社会疫学でも注目されるようになったブルデューに依拠するもので，生活様式が階層により形成されるとともに，生活様式が階層の再生産にもつながるという両方向性を持ったもの（ハビトゥス：Habitus）として概念化されている．

　第3のメカニズムは社会階層が心理的ストレスを通じて健康に影響するというものである．ストレスの頻度や質は階層により異なる（たとえば職場ストレス）．また不平等そのものが心理的ストレスの原因ともなりうる．社会それぞれには規範となる生活様式や生活水準があり，人は周囲と比較して，自分がそれに到達できていないと心理的ストレスの原因となり，最終的には疾病や健康状態の悪化につながるという．

　最後に第4のメカニズムとして注目されているのが，集団の政治的発言力や行動機会の欠如が社会政策的不公正を通じて生活機会を奪い，ひいては健康に関する資源の欠如につながるというもので，一部は新唯物論とも重なる点を持っている．特に近年は，地域の政治力を決定する要因として社会関係資本（Social capital）に注目が集まっている．社会関係資本の定義や関連研究につ

いては第 11 章の該当節を参照されたい．

5 研究そして政策への示唆

　社会階層による健康格差は，社会政策的に大きな注目を集めているが，その検証作業は概念の混乱やデータの不備，解釈上の誤謬などの課題を克服しきっていない．ほとんどの社会階層・階級指標において，国際的に確立された標準的指標は必ずしも存在しない．研究においては，既存の指標の特性をよく検討したうえで，自らの研究にとって適切と思われる指標を選択することが求められ，その際には，その指標や測定の特性・前提を明示することが重要である．

　ここで次のことに注意しなくてはならないだろう．1つは，十分な検証がなされていない状態で具体的な政策提言を行うことは，時に思わぬ副作用を招くことがあるということだ．しかしその一方で，正確な科学的検証は時間がかかり，その間にいま格差の問題に苦しむ層に対して，何もせず手をこまねいていることは，社会的不正義である．したがって，社会的不公正によって生じている被害について素早く対症的に手を差し伸べる一方で，より根源的な治療法を探るために，科学的検証を同時に進めることが望ましい．さらにそのペースをあげて，タイムリーに政策提言・評価につながるように，研究者・政策立案者，そして社会を構成する人々が協働することが，社会階層と健康の問題に対する最も確実で社会的重要性の高い道であると考えられる．

　より具体的には，健康関連の政府統計をはじめ，データ収集のスキームに社会階層に関連する情報を取り入れること，継続的なモニタリング・評価を行い，その情報を社会全体として共有できる体制を整えること，そして格差を議論する際にそれぞれの立場が暗黙の前提としている社会的概念・価値・規範・因果メカニズムを総体的に見直し，説明責任を尽くして互いにコミュニケーションを図ることが必要である．そしてなによりも重要なのは，格差を生じる原因を同定する研究と並行して，それを解消するために，入手できる機会・資源を利用して，だれがなにをできるのかを建設的に議論し，実行に移していく作業である．社会階層と健康の研究・政策的取り組みは，学術専門領域・官庁間，そして官民の壁を越えた，相互理解と行動のうえに成立するものでなくてはなら

ない.

【Further reading】
　①佐藤嘉倫ほか編『現代の階層社会』(全3巻) (2011年,東京大学出版会) では,近年問題化している若年の非正規雇用による階層の流動化・格差化にも着目し,2005年の「社会階層と社会移動全国調査」(SSM) に基づいた実証研究の成果を示している.
　社会格差が健康格差につながるメカニズムなどについては,社会疫学の主要研究者が書いた一般書として②イチロー・カワチによる『命の格差は止められるか――ハーバード日本人教授の,世界が注目する授業』(2013年,小学館101新書) や,③マイケル・マーモット著／鏡森定信・橋本英樹監訳『ステータス症候群――社会格差という病』(2007年,日本評論社) などが読みやすいうえに,内容も包括的である.

第2章
職業と健康

堤 明純・神林博史

　職業は私たちの生活の重要な一部であり，健康との関係も深い．職業は，(1)物質的環境，(2)利用できる医療サービスなどの制度，(3)人間関係・社会関係，(4)職業性ストレス，(5)仕事を失うことの影響，といった経路を通じて健康に影響する．また，健康に対する職業の影響を考える場合，職業を構成する諸要素を区別することも重要である．職業は，(1)職業（仕事の内容による分類），(2)産業（提供されるサービスの内容による分類），(3)雇用形態（雇われ方による分類），(4)企業規模，(5)役職，の5つの側面から分類できる．欧米では職業階層が下位の労働者集団に好ましくない健康状況が蓄積しているとの知見が多く見られるが，わが国では，管理職における自殺を含む死亡率の増加がうかがわれるなど，階層の高低と健康の間に観察される所見は，欧米のものと必ずしも一致しない．労働者を取り巻く環境が大きく変化しているなかで，労働者の社会階層と健康を継続してモニターしていきながら，職業に関連して発生する健康格差へ予防的な対応をとっていくことが求められる．

1　はじめに——職業はなぜ重要か

　職業（仕事）を持つこと・働くことは，私たちの人生においてきわめて重要な意味を持っており，健康格差を考えるうえでも欠かすことのできない要因である．健康との関係において，職業は主に以下の3つの理由から重要である．
　第1に，職業は収入を獲得する主要手段である．収入は健康に大きな影響を

与えるが，多くの人にとって職業は収入を得るための基本的かつ主要な手段である．

　第2に，職業生活は私たちの人生の主要な構成要素である．現在の日本における1日の標準的な労働時間は8時間で，1日の3分の1に相当する．もちろん労働時間は人によって異なるが，多くの人にとって仕事に就いている時間は人生の少なからぬ比率を占めることになる．仕事の内容や職場環境が原因で怪我や疾病になることは決して珍しくないし，最悪の場合にはそれが死につながる．そして，労働時間や勤続期間が長いほど，そうした問題を引き起こすリスクが高まる．

　また，職業生活と私生活は密接に関連する部分がある．たとえば職場との距離や通勤時間は，住居を決める際の重要な判断材料である．また日本の場合，結婚相手との出会いのきっかけとして「職場や仕事」はこれまで常に上位にランクされてきた（国立社会保障・人口問題研究所，2012a）．さらに，仕事の性質や内容がその人のパーソナリティや価値観に影響することが知られている（吉川，2007）．こうした点で，職業は単なる生活の糧以上の意味を有している．

　第3に，職業は，私たちが社会で生きていくための関係的・心理的基盤を提供する．職業は社会的地位とほぼ同義であり，職業は私たちに社会的役割と社会的アイデンティティを与えてくれる．それゆえ，仕事を不本意な形で失うこと・仕事を得られないことは，経済的な影響とは別に悪影響をもたらす．たとえば，就職活動をしてもなかなか仕事を見つけられない学生は精神的に厳しい状態に追い込まれることがあるが，これは就職できないことが「自分は社会から必要とされていない」「自分は無価値な人間だ」という強いネガティブな感覚を引き起こすためでもある．

2　職業はどのように健康に影響するのか

　職業による健康格差が存在するとして，職業の何が・どのように健康に影響するのだろうか．職業の影響については，仕事の内容や職場環境に関わる要因と，仕事から得られる収入の2つに大別することができる．ここでは収入は除外し，前者についてのみ説明する．

近藤（2005）は，職業が健康に与える要因として，(1)物質的環境，(2)利用できる医療サービスなどの制度，(3)人間関係・社会関係，(4)職業性ストレス，の4つの要因をあげている．これらに(5)仕事を失うこと，も追加できるだろう．以下，詳しく説明しよう．

(1) 物質的環境もしくは物理化学的環境

　職業によって働く場所や環境は大きく異なる．そして，職場の物理化学的環境は健康に直接的な影響をもたらす．職場が屋内なのか屋外なのか，仕事の内容はデスクワークなのか身体をよく動かす作業なのか，仕事中に怪我や事故にあうリスクはどのくらいか，過酷な環境（極端な身体的・精神的負荷，高温・低温，化学物質，放射線など）にどのくらい曝されるのか．このように，職業と健康は物理化学的環境を媒介として密接に結びついている．また，職場環境については，環境それ自体の性質と同時に，その環境下でどれくらい作業をするのか，つまり労働時間も重要である．

(2) 利用できる医療サービスなどの制度

　行政や企業はさまざまな医療・社会保障サービスを提供しているが，すべての人が同じようにそれらを利用できるとは限らない．たとえば，非正規雇用は正規雇用に比べて労災補償などが適用されにくいことが指摘されている．また，正規雇用に比べると，自営業は健康診断を受診しない傾向がある．このように，雇用形態によって制度の利用可能性が異なる．さらに，経営に余裕のない中小企業は，大企業や官公庁に比べて提供できる福利厚生サービスの量や質が十分でない傾向がある．

(3) 人間関係・社会関係

　広い意味での人間関係や社会関係が健康に影響することはよく知られているが（近藤，2006），職場においても同様である．たとえば，上司や同僚からのサポートがあることは，メンタルヘルスに良い影響をもたらすことが多くの研究で確認されている．逆に，職場におけるいじめは，メンタルヘルスに悪影響をもたらす．

(4) 職業性ストレス

職業生活で受けるストレスは健康と密接な結びつきがある．そして，職業や雇用形態によってストレスを受ける程度やストレスによる影響が異なることが知られている（Hoven and Siegrist, 2013）．職業性ストレスの生成モデルとしては，(1)仕事で要求されることと，自分が仕事をコントロールできる程度の比較からストレスをとらえる「仕事の要求度―コントロールモデル」（Karasek, 1979）と，(2)仕事に費やす努力と，仕事から得られる報酬のバランスからストレスをとらえる「努力―報酬不均衡モデル」（Siegrist, 1996）の2つがよく知られている．仕事の要求度―コントロールモデルが，職務レベルで職場環境を把握するのに対し，サラリーや職の安定性などで報酬を把握する努力―報酬不均衡モデルは，よりマクロ的な視点を持つ．また，仕事の要求度―コントロールモデルが，主に労働者の主観を通して職場環境を測定して仕事の再構築を指向しているのに対して，努力―報酬不均衡モデルは，就業生活において好ましくない状況に対する個人の認知や評価をより重視している．以上のように，異なる観点から職業性ストレスを捉えようとする仕事の要求度―コントロールモデルと努力―報酬不均衡モデルは，職業性ストレス研究と研究成果に基づくストレス対策に相補的に寄与し得ると考えられている．

(5) 仕事を失うこと（失業）

失業すると収入が途絶するため，その人の経済状態は悪化する．しかし，経済状態の悪化とは別に，仕事を不本意な形で失うこと自体が高ストレスのイベントであり（Bartley *et al.*, 2011），失業はその人の社会的役割と，それに付随するさまざまな事柄との関係の喪失をもたらす（Marmot, 2004）．このことが，経済的な問題とは別に健康を悪化させる．

以上のように，職業はさまざまな要因を媒介して健康に影響を与える．職業と健康の分析においては，こうした複雑な媒介関係に十分な注意を払う必要がある．

3 職業とは何か——健康格差研究における職業の測定

3.1 職業の5つの側面

ここまでの説明では,「職業」という言葉を特に定義せずに用いてきた. 日常会話の場合は,「ご職業は何ですか」という質問に対して「製薬会社に勤めています」とか「サラリーマンです」のように答えても特に支障はない. しかし, 学術研究において職業を扱う場合は, 職業の諸側面を厳密に区別する必要がある.

一般に職業は, (1)(狭義の)職業, (2)産業, (3)雇用形態(従業上の地位), (4)企業規模, (5)役職, の5つの側面から分類することができる. 私たちが「職業」や「仕事」といった言葉を日常用語として使う場合は, これら5つの側面が必ずしも区別されていない場合があるので注意が必要である.

(1) 職業 occupation

「日本標準職業分類」(総務省, 2009)によれば, 職業は「個人が行う仕事で, 報酬を伴うか又は報酬を目的とするもの」と定義される. ここで仕事とは,「一人の人が遂行するひとまとまりの任務や作業」(総務省, 2009)のことである.

「ご職業は何ですか」という質問に対して,「製薬会社に勤めています」と答えるのは, 職業の厳密な定義に照らすと不適切である. 同じ企業で働いているからといって, そこに勤務する人々が同じ仕事をしているとは限らない. 製薬会社における仕事内容(職業)は, 研究開発, 工場での生産, 医療機関や小売店への営業などさまざまであり, 通常の場合それらは分業され担当者が異なる. そして, それぞれの仕事に要求される知識や技能, 職場環境, 賃金, 仕事に付随する権限, 仕事に対する社会的評価なども異なる. この意味で, 職業は社会経済的地位の核といえる.

職業を, その内容や必要とされる技能の類似性に基づいて分類したものを「職業分類」と呼ぶ. 職業分類にはさまざまな種類があるが, 一般によく使われるのは「日本標準職業分類」と「国際標準職業分類」の2つである. 日本の政府統計の職業分類は, 原則として前者に準拠している. 後者は統計データの

国際比較のために国際労働機関（ILO）が定めた分類で，国際比較研究でよく使われる．両者は分類方法および分類内容の共通性が高く，ある程度の互換性がある．

職業分類は，最も詳細な分類である「小分類」，小分類をある程度統合した「中分類」，中分類をさらに統合した「大分類」の3つのレベルからなる．「日本標準職業分類（2009年改訂版）」の場合，職業カテゴリー数は小分類329，中分類74，大分類12となっている．「日本標準職業分類」の概要をまとめたものが表2-1である．

大分類をさらに統合した簡便な分類もしばしば利用される．特に，ホワイトカラー（A-F）とブルーカラー（G-K）の2カテゴリー区分はよく使われる（ただし農林業はブルーカラーに含めない場合もある）．

一般的な傾向として，ホワイトカラーは，ブルーカラーよりも平均的な収入が高い．したがって，収入の観点からは，ホワイトカラーはブルーカラーより上位にあるとみなすことができる．このように，職業を何らかの基準に基づいて序列化したものを「職業階層」と呼ぶ．たとえば専門職と管理職は，仕事の専門性・従事する人の平均的な教育歴・仕事上の権限・仕事の社会的評価・収入が他の職業よりも高い．このため，専門職と管理職を「上層ホワイトカラー」，それ以外のホワイトカラー職を「下層ホワイトカラー」と呼ぶことがある．同様に，ブルーカラー内部にも階層性が存在する．ブルーカラーの場合は，仕事で要求される技能によって「熟練　skilled」，「半熟練　semiskilled」，「非熟練　unskilled」の3カテゴリーに分類するのが一般的である（後のものほど階層が低いとされる）．特に，非熟練職は仕事に必要とされる技能レベルが低い「誰でもできる仕事」が多いため，賃金が低く，解雇されやすいなど雇用条件が不利になりやすい．

ここまでは職業を質的変数として扱ってきたが，小分類レベルの職業カテゴリーに社会経済的地位の高低を表現する数値を割り当てることで，職業を量的変数として扱うこともできる．社会学において用いられる職業威信スコア（原，1999）がその一例であるが，健康格差研究においては職業を量的変数として扱うアプローチはあまり採用されていない．

表 2-1 日本標準職業分類

大分類	職業の内容	中分類	小分類
A）管理的職業従事者	企業や政府の活動の計画・指揮・調整・評価を行うもの．一般に課長職相当以上	4	10
B）専門的・技術的職業従事者	高度の専門性を要する科学的・技術的な仕事に従事する人．医療・教育・法律・宗教・芸術などの専門的仕事に従事するもの	20	91
C）事務従事者	庶務・人事・調査・企画・会計などの仕事，並びに生産関連・営業販売・外勤・運輸・通信に関する事務に従事するもの	7	26
D）販売従事者	商品の仕入・販売，不動産・有価証券などの売買に関わる仕事に従事するもの	3	19
E）サービス職業従事者	個人の家庭における家事サービス，介護・調理・接客・娯楽など個人に対するサービスの仕事に従事するもの	8	32
F）保安職業従事者	国家の防衛，社会・個人・財産の保護，法と秩序の維持などの仕事に従事するもの	3	11
G）農林漁業従事者	農作物の栽培・収穫，動物の飼育，林木の育成・伐採・搬出，水産物の捕獲・採取・養殖をする仕事に従事するもの	3	12
H）生産工程従事者	生産設備の制御・監視，原料・材料の加工，機械器具の組立・調整・修理・検査，製版・印刷・製本の作業などの技能的な仕事に従事するもの	11	69
I）輸送・機械運転従事者	機関車・電車・自動車・船舶・航空機などの運転・操縦の仕事，及びその他の関連する仕事に従事するもの	5	22
J）建設・採掘従事者	建設の仕事，電気工事に係る作業を行う仕事，ダム・トンネルの掘削などの仕事，鉱物の探査・試掘・採掘・採取・選鉱の仕事に従事するもの	5	22
K）運搬・清掃・包装等従事者	主に身体を使って行う定型的な作業のうち，運搬・配達・梱包・清掃・包装等に従事するもの	4	14
L）分類不能の職業	いずれの項目にも分類しえないもの	1	1
分類数計		12 74	329

出典：総務省「日本標準職業分類（平成 21 年 12 月統計基準設定）一般原則」をもとに筆者作成．

(2) 産業　industry

　産業は,「財又はサービスの生産と供給において類似した経済活動を統合したものであり,実際上は,同種の経済活動を営む事業所の総合体」と定義される（総務省,2007）. もう少しわかりやすく言い換えると,「企業や組織が生産物やサービスを提供する経済活動」が産業である.

　提供される生産物やサービスの内容によって産業を分類したものを「産業分類」と呼ぶ. 具体的には,「農業」「製造業」「金融・保険業」「医療・福祉サービス業」のような形で分類される. 産業分類は, 日常用語でいえば「業界」や「業種」（たとえば「マスコミ業界」「自動車業界」）の区分に近い.「ご職業は何ですか」という問いに「製薬会社に勤めています」と答える例は, 職業ではなく産業を回答していることになる.

　政府統計や学術論文でよく用いられる産業分類は,「日本標準産業分類」もしくは「国際標準産業分類」である. 日本産業分類は, 細分類1455, 小分類529, 中分類99, 大分類20の4レベルからなる. 職業分類の場合と同様, 大分類をさらに統合した分類もよく用いられる. 第1次産業, 第2次産業, 第3次産業の3カテゴリー区分は, 特になじみ深いものである.

　産業は, 経済の好調・不調の影響を受ける単位としても重要である. たとえば自動車産業は受注好調のため工場労働者の求人を増やしているが, 飲食業は不況で客足が遠のいたため労働時間の短縮や人員整理が進む, といったことがある. この意味で産業は, 人々の仕事の内容や働き方に影響を与えている.

(3) 雇用形態（従業上の地位）　employment status

　雇用形態は, 働く人が「どういう形で雇われているか」の分類のことである. 近年, 広く社会的関心を集めるようになった非正規雇用は, 雇用形態の1つである.

　雇用形態は, 正規雇用, 非正規雇用, 自営業の3カテゴリーに分類するのが標準的である. 正規雇用とは, 正社員という形で雇われ, 基本的にフルタイムで働き, 雇用期間に定めがない形の雇用のことである（ここでの雇用期間は, 3年程度までの短期的なものを指す）. 非正規雇用は, アルバイトやパートタイムなどの形で雇われ, 雇用期間に定めのある雇用形態である. 自営業は, 企

表 2-2　雇用形態とその内容

雇用形態	定　　義	具体的な名称・形態
正規雇用	正社員という形で雇われ，基本的にフルタイムで働き，雇用期間に定めがない	経営者・役員，常時雇用の職員，常時雇用の従業員
非正規雇用	アルバイトやパートタイムなどの形で雇われ，雇用期間に定めがある	臨時雇用，アルバイト，パート，派遣社員，契約社員，嘱託社員，非常勤職員，期間労働者など
自営業	自分で自分を雇う形で働く．法人を設立せず，個人（個人会社）で自ら事業を行っている．家族による手伝い（家族従業）も含む	自営業主，自由業者，家族従業者

注：経営者・役員は正規雇用に含めず，独立のカテゴリーとする場合もある．

業や経営者に雇われるのではなく「自分で自分を雇う」形態である．なお，正規雇用と非正規雇用を併せて「被雇用」と呼ぶ．

　表 2-2 は，雇用形態の概要をまとめたものである．雇用形態の違いは，人々の働き方のスタイル，職業的キャリアの形成，労働市場におけるチャンス（たとえば転職の可能性）などと密接にかかわっている．よく知られているように，正規雇用と非正規雇用の間には，賃金，社会保障制度の適用，昇進の可能性，雇用の安定性などさまざまな面で大きな不平等があり，非正規雇用が圧倒的に不利な立場に置かれている．自営業は，働き方のさまざまな面で被雇用者に比べて柔軟性が高い（たとえば，仕事内容，労働時間，退職年齢等）．一方で，自営業（およびその家族）は健康診断未受診率が正規雇用に比べて高いなど，制度利用面での差異が存在することも知られている．

　雇用形態は各国の雇用慣行や労働政策，社会保障政策によってその性質が異なる場合がある．特に非正規雇用は国ごとの多様性が高く，「非正規雇用」を意味する呼称が数多くある（井上ほか，2011）．この点は，非正規雇用の国際比較を行う際に注意が必要である．

(4)　企業規模（従業先規模）　firm size

　「勤め先（従業先）の企業・組織が，全体としてどのくらいの人を雇っているか」による分類である．ここでの「勤め先」は，支社や支所単体ではなく本社まで含めた企業全体を指す．

　企業規模は，賃金，福利厚生制度，労働時間，経営の安定性などさまざまな

側面に影響する．このため，同じ事務職であっても，零細企業と大企業で労働環境が大きく異なる場合がある．日本はもともと大企業と中小企業の格差が比較的大きい社会であるが，この差は近年拡大傾向にある（瀧川，2013）．

企業規模の大まかな分類としては「中小企業」「大企業」「官公庁」という3カテゴリーがよく用いられる．企業の大中小をどう定義するかについてはさまざまな方法があるが，たとえば厚生労働省の「賃金構造基本調査」は，従業員数100人未満を小企業，100人から999人を中企業，1000人以上を大企業としている．

(5) 役職（職階） employment grade

役職は「勤め先において，業務を管理・監督する程度」（地位）による分類である．具体的には，経営者・役員（社長，重役，役員，理事など），部長，課長，係長，役職なし，のように分類される．基本的に，役職が高いほど職務上の権限や裁量が増し，仕事の内容ややり方を自分でコントロールできる．一般には，課長職相当以上の役職に従事する人が，職業分類における「管理職」（管理的職業）に相当する．

3.2 総合的な職業分類

ここまで職業の5つの側面を個別に説明してきたが，これらの特徴と差異を簡単にまとめておこう．(1)職業は仕事の内容に基づく分類である．職業は社会経済的地位の最も基本的な構成要素であり，収入を通じて経済的不平等にも大きく影響する．(2)産業は提供されるサービスの内容による分類である．産業は，職業の構造や働き方を規定する．(3)雇用形態は雇われ方の違いによる分類である．雇用形態は職業的なキャリアやチャンスの不平等と結びついている．同時に，収入への影響も大きい．(4)企業規模は，勤め先で雇われる人の数による分類である．被雇用者の間の経済的不平等のほか，労働環境や社会保障制度の運用面での不平等にも影響する．(5)役職は，業務の管理・監督の程度による分類である．一般に，役職が高いほど仕事を自分でコントロールできる．

健康格差の分析においては，これら5つの側面を個別に扱うことが多いが，複数の要素を組み合わせた総合的な職業分類が用いられる場合もある．「サラ

リーマン」は正規雇用の男性事務職を指す和製英語だが，これは職業と従業上の地位と性別を組み合わせて1つのグループとみなしているので，総合的な職業分類の一種といえる．職業の諸要素を総合的に扱うアプローチは，社会学における社会階層・階級研究において，階層や階級を実証的にどのように扱うかという問題と関連して発達してきた．ここでは，代表的な総合的職業分類を2つほど紹介しておこう[1]．

(1) EGP 階級分類

英国の社会学者，エリクソンとゴールドソープらによって作成された分類で，初出論文（Erikson *et al.*, 1979）の著者の頭文字にちなんで EGP 階級分類と呼ばれる．この分類は現代の社会階層・社会階級研究における標準的な社会階級分類としての地位を確立しており，特に国際比較研究でよく用いられる．EGP 階級分類は職業，従業上の地位，企業規模を組み合わせた分類で，11 カテゴリー版とそれを簡略化した6カテゴリー版があるが，後者のほうがよく用いられる．

(2) ライトの階級分類

「社会階級」は，マルクスの業績によって社会科学における最重要概念の1つになった．しかし，マルクスの議論は19世紀の資本主義社会像を前提としたものであったため，時代が進むにつれて社会や経済の実態に合わない点が目立つようになり，その有効性に疑問符がつきつけられるようになった．このため1970年代以降，マルクス理論のアップデートを試みる研究者たちが現れた．この研究潮流は「分析的マルクス主義」「ネオ・マルクス主義」と呼ばれる．

アメリカの社会学者ライトはこの流れに属する有力な研究者である．彼は伝統的なマルクス主義の社会階級図式を，現代資本主義の状況を反映した実証的

---

1) 日本における代表的な社会階層調査に，「社会階層と社会移動全国調査」（SSM 調査）がある．この調査に関わった研究者たちは，日本標準職業分類をベースに独自の改良を行った職業分類を作成した．これは「SSM 職業分類」と呼ばれる．また，職業・従業上の地位・企業規模を組み合わせた「SSM 総合職業分類」も開発されている（詳細は安田・原，1982）．これらの分類は日本の社会階層研究においては標準的な職業分類として用いられてきたものの，健康格差研究ではほとんど使われていない．

な階級分類へと修正する試みを行い，注目を集めてきた．ライトが開発した社会階級分類は職業と従業上の地位を組み合わせた12カテゴリーからなる（Wright, 1997）．

　職業分類は，基本的に仕事の内容の類似性によって職業をグループ化したものである．EGP階級分類やライトの階級分類が開発されたのは，彼らが「単なる職業分類では，現代社会における社会階級（社会階層）間の不平等構造を適切に表現できない」と考えたからである．したがって，総合的な職業分類を用いる場合は，その背後にある分類の理論的背景を理解することが大切である．こうした階級分類の背景にある考え方については，竹ノ下（2013）による解説がわかりやすい．

3.3　社会移動と健康

　社会階層・階級研究における最重要概念の1つが「社会移動」（social mobility）である．社会移動とは社会経済的地位の移動（変化）のことで，親子間の移動である「世代間移動」と，本人の世代の中での移動である「世代内移動」に大別される．後者は，学校を卒業して最初に就いた職業（初職）と，現在の職業（現職）の間での移動が分析対象となることが多い．

　社会移動が社会階層・階級研究で重視されてきたのは，それが「職業選択の自由」という近代的価値観と密接に関連しているからである．前近代的な身分制社会では，親の身分を子が自動的に継承するので，社会移動は世代間・世代内とも原則として起こらない．他方，本人の意欲と能力および公正な競争によって社会経済的地位が決まることを理想とする近代社会では，社会移動が活発になると予想できる．したがって，社会移動が生じる程度を把握することで，社会が社会経済的地位に関してどのくらい開かれているのかを知ることができる．

　健康研究の場合，社会移動は選抜仮説（selection hypothesis）（もしくは漂流仮説（drift hypothesis））と関連づけられることが多い．選抜仮説とは「健康状態が良い人は仕事で良い成果をあげられるので高い社会経済的地位を獲得でき，健康状態が悪い人はその逆になる」という仮説で，「健康→階層」とい

う因果関係を想定している．これまでの研究で，選抜仮説は概ね支持されている（Boyle *et al.*, 2009; Cardano *et al.*, 2004）．社会階層と健康に関する研究は「階層→健康」という因果を想定するが，選抜仮説とそこから得られた知見は，社会階層と健康の因果関係を双方向的に捉える必要があることを示唆している（Lorant *et al.*, 2003）．

なお，社会階層研究では初職がその後の職業的キャリアに強い影響を及ぼすことが知られている．したがって健康格差を考える場合，現在の職業的不平等だけではなく，初職からの職業的キャリアの過程において累積した不平等の影響を考慮することが望ましい．こうした視点に立つ研究はまだ多くないが，将来的には職業的キャリアはライフコース・アプローチの一部として重要な位置を占めると考えられる．

4 実証研究の紹介

4.1 職業の効果

職業分類と死亡に関する報告としては，英国のブラック・レポート（Report of a research working group, 1980）が有名である（正式名称は，『英国保健社会保障省「健康の不平等」報告書』．作業グループ代表の姓にちなんで「ブラック・レポート」と呼ばれる）．英国における男性非熟練労働者の死亡率は男性専門職の2倍であり，その格差は拡大傾向にあるといった事実が指摘された．この報告を嚆矢として，社会的な健康格差に関する研究が活発化した．また，英国における職業による健康格差が縮小していないことは，後に行われたさまざまな研究で確認されている．

日本においては，笠島と鏡森（2005）が25歳から60歳までの職業別死亡統計と全人口の死亡統計をあわせて補完処理後推計した職業別生命表を作成している．それによると，2000年でもっとも平均寿命が長い職業は，男女とも技能工，採掘・製造・建設作業者および労務作業者であり，平均寿命がもっとも短い職業は，男性はサービス職業従事者，女性は保安職業従事者であった．このように平均寿命の職業間格差は認められるものの，欧米で観察されている順序とは一致していない．さらに1995年から2000年にかけて管理職および専門

的・技術的職業従事者における平均寿命の伸び悩み傾向が観察されていた．

　管理職および専門職の死亡率が 1990 年代後半から増加していることは，職業別人口動態統計の死亡データおよび国勢調査の職業別人口データを用いた最近の研究でも確認され，景気が低迷しはじめた 2000 年以降，管理・専門職における経済状況の悪化に関連する仕事量の増加やストレスなどの影響が指摘されている（Suzuki et al., 2012; Wada et al., 2012）．自殺による死亡率は，職種を問わず 2000 年を境に増加していたが，特に「専門職＋管理職」で増加幅が大きかった（Suzuki et al., 2013; Wada et al., 2012）．

　一方で，地域の男性労働者において，ブルーカラー労働者の総死亡リスクがホワイトカラー労働者に比して高いことが示されている（Hirokawa et al., 2013）．また，国民生活基礎調査のデータでマルチレベル分析を行った検討では，男女ともに下位の階層に好ましくない健康行動が集積していることが示されている（Fukuda et al., 2005b）．

4.2　産業の効果

　わが国の職業・産業別人口動態統計によれば，第 1 次産業の年齢調整死亡率は全労働者の死亡率に比して高い傾向がある．最近（2010 年度）のデータで死亡率が高かったのは，男性では漁業と第 3 次産業のうち電気・ガス・熱供給・水道業，女性では運輸・通信業であった．こうした所見は，産業が仕事の内容（職業）を大きく規定し，特定の産業に死亡リスクの高い職業が集中しやすいことに関連する．産業の分類は，階層の指標というよりは，むしろ労働衛生行政上，産業（業種）特異的な安全，健康上の課題を認識し，その対策を立てるための分類として応用されることが多い．

4.3　雇用形態の効果（正規雇用，非正規雇用，自営）

　非正規雇用は正規雇用に比べてさまざまな面で不利な立場にあり，このことが健康に悪影響をもたらすと考えられる．たとえば，非正規雇用において筋骨格系障害をはじめとする一部の労働災害と精神障害のリスクが高いことが示されている（Virtanen et al., 2005; 井上ら，2011）．また，国民生活基礎調査に基づく解析からは，非正規雇用は正社員に比べて健康診断を受けておらず，喫

煙の頻度が高いことが示されている（Inoue et al., 2010; Tsurugano et al., 2012）．一方，病気欠勤は非正規で少ないことがいくつかの研究で示されている（Virtanen et al., 2001; Virtanen et al., 2003）．この一見予測に反する所見は，立場の弱い非正規雇用が，病欠を理由に解雇されるリスクを回避するための防衛的行動の結果とも解釈されている（非正規雇用と健康の関係についての詳細は，井上ら（2011）および日本公衆衛生学会公衆衛生モニタリングレポート委員会（2011）を参照のこと）．

　一方，自営業者は被雇用者と比較して大腸がん（Eloranta et al., 2010）や血液腫瘍（Kristinsson et al., 2009）などの悪性腫瘍の予後が悪いことが示されている．関連する観察所見として，自営業層の高喫煙率（Al-Turki et al., 2010）や，低いがん検診受診率（Frederiksen et al., 2010）などがある．そのほか，自営業は非肉体労働者に比較して虚血性心疾患の罹患リスクが高い（Ferrario et al., 2011），精神障害（Rugulies et al., 2010）や仕事の要求度や不安定性を訴える頻度が多いなどの指摘があるが，必ずしも一貫した所見は得られていない．日本の場合，自営業の女性で問題飲酒の頻度が多いことが示されている一方で（Hasegawa et al., 2013），自営業の男性は被雇用者に比べて脳血管疾患による死亡のリスクが低いことが観察されている（Fujino and Iso et al., 2005）．

4.4　企業規模の効果

　中小規模事業場の従業員を対象として職業階層の影響を検討した研究はあるものの，企業規模の大小で健康状態の比較を行っている研究は少ない．

　9833事業場の43万6729人の労働者の健康診断結果を検証した横断研究では，血圧，耐糖能異常，BMIの男性労働者の有所見率が，従業員49人以下の事業場では，50人以上の事業場に比較してわずかであるが高頻度であること，喫煙頻度が事業場規模が小さくなるほど高くなることが示されている（Hoshuyama et al., 2007）．浜松市における調査では，企業規模の小さい事業場に勤める男性ほど問題飲酒が高頻度であった（Hasegawa et al., 2013）．一方，国民生活基礎調査のデータの解析では，従業員規模300-999人の中規模以上の事業場に勤める男性従業員は，小規模（従業員規模1-29人）の男性従業員に

比べて精神障害の頻度が高いことが示され，この集団の労働時間の長さが関連している可能性が議論されている（Inoue et al., 2010）．

4.5 役職（職階）の効果

組織内でのヒエラルキーを指標とした研究では，賃金を基準に職階（employment grade）を設定して職業階層の影響を検討している英国の「ホワイトホール研究」がもっとも有名である．ホワイトホールは日本の霞が関に相当する官庁街のことで，この研究はそこに勤務する中央官庁の職員を対象とした大規模疫学調査である．ホワイトホール研究からは，職階が高いほど健康状態が良い傾向が観測されているほか，労働者の健康格差とそのメカニズムについて多くの知見が得られている（Marmot et al., 1991）．

日本の公務員では，性差を含め一部例外や程度の差はあるものの，身体的・精神的健康度および仕事の心理社会的ストレスは，欧米で観察されているように職業階層の低いグループで高頻度であった（Martikainen et al., 2004; Sekine et al., 2009）．しかし，公務員以外に対象を広げると，喫煙や飲酒といった健康行動や肥満および生物学的要因に関しては職階との間に一貫した関連は観察されていない（Kawakami et al., 1992; Lahelma et al., 2010; Martikainen et al., 2001; Nishi et al., 2004; Takao et al., 2003）．

4.6 非就業者（unemployment）・失業

非就業もしくは失業により，総死亡のリスクが上昇することが明らかにされている（Roelfs et al., 2011）．さらに，長期の非就業状態が自殺のリスクを大きく高めることも示されている（Milner et al., 2013）．

英国のパネル研究では，安定した就業が，就業生活を制限するような疾病の発症リスクを抑え，回復を高めることが示されている（Bartley et al., 2004）．さらに，非就業者においては，心理的健康状態が悪いことや（Lindstrom et al., 2012; Rugulies et al., 2010），がん検診の受診率が低いことが示されている（Frederiksen et al., 2010）．メンタルヘルスに関しては，就業者に対して，非就業者に心理学的な問題が多いことが示されている（Paul and Moser, 2009）．非就業による心理的な不調は，女性やホワイトカラーより男性やブルーカラー

において高頻度で，非就業状態が長引くほど予後が悪い．

　日本では，ホワイトカラーに比較して男性非就業者で総死亡のリスクの上昇が認められている（Hirokawa et al., 2006）が，男性非就業者の死亡率は就業者に比して高値をとっているものの，自殺を含む最近の死亡率の変化に寄与する影響は顕著でない（Fujino and Mizoue et al., 2005; Wada et al., 2012）．

5　政策への示唆

　失業や不安定雇用が健康に与えるインパクトは大きい．経済的危機に引き続く雇用の問題でメンタルヘルスの悪化や自殺が増加することに対して，職にとどまらせるようなセーフティネットが労働者のメンタルヘルスの維持に有効であることが示されており（Park et al., 2009; Uutela, 2010），雇用不安に対する雇用確保を支える政策や社会全体のインフラ整備の重要性が明らかである．失業後の再就職が困難なわが国においては，若年者の就職支援とともに，職業移動が不利にならない政策が必要であろうし（島田，1994），柔軟な転職を可能にする職業訓練プログラムの提供や非熟練労働者の減少を目指した教育への投資，自己啓発優遇税制を含む課税による所得再分配を強化することによる効果も期待される（山田，2004；藪下・荒木，2004）．

　グローバリゼーションに伴い，発展途上国の低賃金に引きずられて先進国の非熟練労働者の賃金が下がり，熟練労働者との収入差が拡大している．正規労働者に対しては賃金低下阻止と雇用安定の政策が，非正規労働者には雇用機会を増やすための規制緩和とグローバリゼーション抑止という2本立ての処方箋も提案されている（大竹，2007）．就業期間で測定された経験と知識の不足が，臨時従業員において有意に増加していた致死的，非致死的な業務上の傷害のリスクを説明することが示されており，正規雇用を推進することが業務上傷害の予防に寄与する可能性がある（Benavides et al., 2006）．日本の若年層で失業率と雇用の不安定化が進んでいる．大学卒業者でも，必ずしも就職は保障されておらず，教育歴の低い若者が正社員に就ける状況もバブル期以降急激に崩壊し，若者の間の経済格差拡大の原因となっていることが窺われている（ブリントン，2008）．不安定な就業状態の是正のため，職務限定・地域限定の社員の

導入を含め，多様性をもって正社員への転換を図ることも求められる．

　産業保健サービスの提供は企業規模に大きく依存しており，小規模，零細企業では産業保健活動が十分でない（Okubo, 1997；平田ほか，1999）．中小規模事業場も含めた多様な事業場に勤める労働者を対象とした調査研究と産業保健サービスの徹底が求められる．労働時間や残業に関わる規制，最低賃金や雇用形態に関わらない同一労働・同一賃金，ワーク・ライフ・バランスへの配慮（Sekine *et al.*, 2006a；2006b）など，従来の保健医療政策を超えた議論も必要であろう．

　非正規雇用の増加や中小企業における産業保健活動の低調さは，ともに企業が厳しい経済状況に対応するために経営コストの削減をはかった結果であると考えられる．こうした企業行動は，短期的には企業経営に貢献するかもしれないが，長期的には健康格差の拡大と，それに伴う医療コストの増大という形で社会および経済成長に負の影響をもたらす可能性が高い．近年注目を集めている「ブラック企業」は，まさにこの問題の縮図といえる（今野，2012）．健康の職業間格差への政策的介入は，グローバル経済下における経済成長と国民福祉の問題として広い視野から考える必要がある．

6　まとめ

　欧米の所見とかならずしも一致しないものもあるが，わが国においても，職業と健康の間に関連性が観察されている．労働者を取り巻く環境はダイナミックに変化しており，職業と健康の関係を確認するためには，各種職業階層指標と健康の関連を継続的にモニターすることが必要である．そのうえで，職業に関連して発生する健康格差へ予防的な対応を取っていくことが求められる．

【Further reading】
　職業（社会階級）と健康の関連については，①マイケル・マーモット著／鏡森定信・橋本英樹監訳『ステータス症候群 —— 社会格差という病』（2007年，日本評論社）が包括的でわかりやすい．近年注目されている非正規雇用と健康の関連については，②矢野栄二・井上まり子編著『非正規雇用と労働者の健康』（2011年，労働科学研究所）で制度面も含めて詳しく説明されている．

第3章
ワーク・ライフ・バランスと労働

大石亜希子・島津明人

　2007年12月に「仕事と生活の調和（ワーク・ライフ・バランス）憲章」が策定され，ワーク・ライフ・バランスの実現に向けた動きが広がっている．ワーク・ライフ・バランス施策は先進諸国でも展開されているが，日本では1990年代以降，主として少子化対策として推進されてきたという特有の事情がある．育児期に女性が家庭に入り，男性が外で働くという日本によく見られる性別役割分業は，男女間の賃金格差や現行の社会システムを所与とすると経済合理的だという一面がある．しかしそうした状況の中で，共働き夫婦のように伝統と異なるライフスタイルを選択すると，仕事と家庭の双方から求められる役割を十分に果たせないという葛藤がしばしば生じ，ときには大きなストレス反応につながる．また，夫婦それぞれの働き方と生活時間配分は相互に関連しているので，夫婦の一方が過度に働くと，それが本人だけでなくパートナーの健康にまで良くない影響を及ぼすことがある．収入や職種などの社会階層とワーク・ライフ・バランスとは複雑な関係にあり，それぞれの階層ごとに課題が存在する．本来，望ましいワーク・ライフ・バランスは1人ひとり異なるものであるから，どのような選択をしても不利にならないような社会制度の設計が求められる．働きすぎを抑え，多様な働き方を可能とするための労働法制の見直しも必要である．なお，gender roleについては性的役割・性役割・性別役割などの訳語があてられているが，本書では性別役割で統一した．

1　ワーク・ライフ・バランスの社会経済的背景

1.1　ワーク・ライフ・バランスとは

　ワーク・ライフ・バランス（Work-Life Balance: WLB）という言葉はしばしば「仕事と生活の調和」と訳されるが，外来語としてそのまま新聞・雑誌等で使われることも多い．長時間労働によるメンタルヘルスの悪化や過労死，仕事と育児の両立困難による女性労働者の退職など，ワーク・ライフ・バランスの欠如に起因する現象は今日の労働問題の重要な一角をなしている．そのため日本では 2007 年 12 月に「仕事と生活の調和（ワーク・ライフ・バランス）憲章」（2010 年 6 月に改定）と「仕事と生活の調和推進のための行動指針」が策定され，仕事と生活の調和がとれた社会に向けて官民を挙げた取り組みが展開されることとなった．

　ワーク・ライフ・バランスという概念が世界的に普及する契機となったのは，ブレア政権下のイギリス政府が展開した「ワーク・ライフ・バランス・キャンペーン」（2000 年）である．これに先立ち，先進各国では 1970 年代から女性労働力率が上昇するとともに共働き世帯が増加しており，これに伴って「仕事と家庭の役割葛藤」（work-family conflict）が社会的・学術的な問題として認知されるようになっていた．1980 年代以降は企業レベルで柔軟な勤務制度などのファミリー・フレンドリー（family-friendly）施策を導入する動きも生じていた．しかしこの段階での諸施策の目標は，主として育児期にある女性労働者の仕事と家庭の両立（work-family reconciliation）にとどまっていた．ワーク・ライフ・バランス概念の画期性は，女性労働者の仕事と家庭の両立に限定せず，あらゆる労働者の主体的な時間配分の達成に領域を広げた点にある．

1.2　ワーク・ライフ・バランスが求められる背景

　多くの先進諸国においてワーク・ライフ・バランスが追求されるようになった背景には，主として以下のような社会経済要因がある．

　第 1 は，製造業からサービス産業へという産業構造の変化とそれに対応した女性労働者の増加，および働き方の多様化である．サービス経済化は，グローバル化ともあいまって，1 日 24 時間，週 7 日のうちいつでも対応できる労働

力を必要とする傾向を強めた．そこで需要の変動に迅速に対応するため，パートタイム労働や派遣労働のような弾力的で非定型的な就業形態が生まれた．さらに，ITの発達は在宅勤務やテレワークなどのように勤務地や勤務時間帯に関する制約を取り払った働き方を可能ならしめた．これらの変化は女性の労働参加を促したが，その一方で，仕事と家庭責任の両立に悩む女性労働者の離職をどのようにして防ぐかが人材活用および平等政策上の課題として顕在化した．そこで短時間勤務やフレックス・タイム，育児休業制度などのファミリー・フレンドリー施策が国および企業レベルで推進されるようになったのである．

　第2は，労働生産性の観点からの要請である．第3節で詳述するように，仕事と家庭の役割葛藤は労働者の精神衛生を阻害するだけでなく，勤労意欲の低下や仕事上のパフォーマンス低下に結びつくことが心理学や経営学の研究によって明らかにされている（山口, 2009）．イギリスの調査では週48時間以上働く労働者の3人に1人が家族関係に問題を抱えている[1]．その一方，ワーク・ライフ・バランス施策を導入した企業では，欠勤の減少や離職率の低下，従業員満足度の上昇やコミットメントの改善，生産性の向上が観察される（Dalton and Mesch, 1990; Scandura and Lankau, 1997; Baughman *et al.*, 2003）．日本においても，従業員300人以上の中堅大企業製造業で，正規雇用比率が高く，かつ，女性を活用しているといった条件のそろった企業では，離職率の低下や採用パフォーマンスの向上を通じてワーク・ライフ・バランス施策が生産性上昇をもたらしているという研究がある（山本・松浦, 2012）．このように，女性社員だけでなく全従業員への好影響を期待してワーク・ライフ・バランス施策を導入する企業が増加している．

　第3は，健康の観点からの要請である．長時間労働が労働者の心身の健康悪化につながることを示唆する研究は多数ある（岩崎, 2008; Sparks *et al.*, 2012）．今や「過労死」は *karoshi* として世界に通用する言葉となってしまったが，過労死の主因となる脳・心臓疾患のリスクは週55-60時間以上の労働と有意に関係していることが疫学研究で明らかにされている（内山ほか, 1992;

---

[1] *Work-Life Balance 2000 Baseline Survey*, Department for Education and Employment, United Kingdom.

Sokejima and Kagamimori, 1998; Liu and Tanaka., 2002). また，長時間労働は睡眠不足にもつながるため，疲労の回復の遅れが労働生産性を低下させるだけでなく，重篤な疾患リスクを高めたり，事故の原因となる可能性もある．長時間労働を見直し，適切な生活時間を確保することは，保健衛生や労働災害防止の観点からも必要とされている．

1.3 少子化とワーク・ライフ・バランス

さらに，ワーク・ライフ・バランスが求められる日本に固有の背景として少子化問題がある．日本の合計特殊出生率は1974年に人口置換水準を下回って以来低下を続け，1989年にはそれまでの最低記録であった丙午(ひのえうま)の1966年を下回る1.57を記録した．これは「1.57ショック」と呼ばれ，政府が少子化対策に着手する契機となった．ただし当初の少子化対策は，育児休業法の施行（1992年），「エンゼルプラン」（1994年）の実施，育児休業給付の導入（1995年）に見られるように，育児休業と保育サービスの量的拡充による両立支援に重点を置いていた．ところが1997年の金融危機以降，安定した仕事が得られないために家庭を持てない若者の存在が社会的な注目を集めるようになった．同時期に，30-40代の男性正社員の間では週60時間を超える長時間労働が広がり，男性の家庭参加がいっそう困難になっていった．これらを受けて「少子化対策プラスワン」（2002年）以降は「若年層の安定就労」と「男性を含めた働き方の見直し」が提唱されるようになり，ワーク・ライフ・バランス社会の実現が追求されるようになったのである．

1.4 日本のワーク・ライフ・バランスの現状

先進諸国と比較した場合の日本のワーク・ライフ・バランスの特徴として，以下の5点を指摘することができる．

第1に，日本では子育て期の女性の労働力率が韓国に次いで低い．日本の女性の年齢階級別労働力率は，20歳代後半と40歳代後半をピークとし，30歳代を谷間とするM字型を描いており，他の先進諸国とは明確に形状が異なっている（図3-1）．これは働く女性の6割が第1子の出産を機にいったん家庭に入るためで，女性の社会進出が進んだ欧米の先進諸国には見られない特徴であ

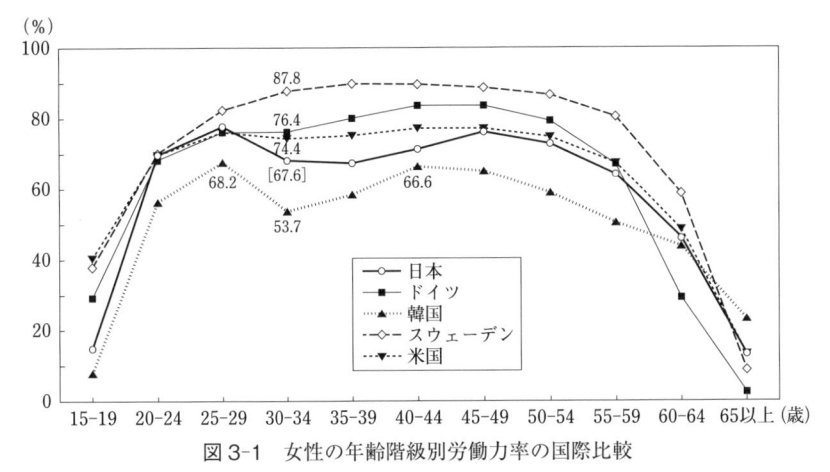

図3-1 女性の年齢階級別労働力率の国際比較

注1：「労働力率」は，15歳以上人口に占める労働力人口（就業者＋完全失業者）の割合．
2：米国の「15-19歳」は，16-19歳．
3：日本は総務省「労働力調査（基本集計）」（平成23年），その他の国はILO"LABORSTA"より作成．
4：日本は2011年，韓国は2007年，その他の国は2008年の数値．
5：日本の[ ]の割合は，岩手県，宮城県および福島県を除く全国の結果．
出典：内閣府男女共同参画局『男女共同参画白書 平成24年版』．

る．こうした状況が自発的な選択に基づくものであれば問題はないが，現実には継続就業を希望しながらも子育てとの両立困難から退職している女性も多い．

第2に，日本はOECD諸国中でも韓国とならんで男性の労働時間が長い．2012年時点では，家庭形成期にある30代男性就業者の18.2％，40代の17.5％が週60時間以上働いている（内閣府男女共同参画局，2012）．その一方で，日本男性の1日あたりの家事関連時間は42分に過ぎず，就学前の子どもがいる夫でも1時間6分にとどまる（「平成23年社会生活基本調査」）．アメリカ，ドイツ，スウェーデンなどでは夫の1日の家事関連時間が3時間を超えており，日本と著しい対照をなしている．

第3に，1980年代後半以降，労働時間の短縮（いわゆる時短）が推進されてきたにもかかわらず，フルタイム雇用者の労働時間は男女ともに減少していない（黒田，2010）[2]．日本の労働者の年間総実労働時間は1754時間（2010

---

[2] 1986年4月の「国際協調のための経済構造調整研究会報告（前川レポート）」において時短が提唱され，1987年5月の「経済審議会建議——構造調整の指針（新前川レポート）」では2000年までに年間総実労働時間1800時間を達成することが目標とされた．

第3章　ワーク・ライフ・バランスと労働　　61

年）で，アメリカを下回るようになった（OECD, 2013a）．しかしこれはパートタイム労働者など短時間労働者が労働者全体に占める割合が高まったためで，一般労働者の年間総実労働時間は 2000 時間を超えたまま，20 年以上にわたり横ばいで推移している[3]．1997 年に週 40 時間制が完全実施され，週休 2 日制が普及したことで一般労働者の所定内労働時間は減少した．しかし，所定外労働時間は増加しており，出勤日あたりの実労働時間は 2000 年代以降むしろ増加傾向にある．

　第 4 に，年次有給休暇の取得率が 49.3％（2012 年）と低く，付与された日数の半分も取得されていない[4]．この点は年休の完全消化を当然と考える欧州諸国の労働者と対照的である．年休を取り残す理由として最も多いのは「病気や急な用事のために残しておく必要がある」であるが，「休むと職場の他の人に迷惑になる」，「仕事量が多すぎて休んでいる余裕がない」などの理由を半数以上の労働者が挙げており，年次有給休暇を取得したくても取得できない職場環境にあることが示唆される[5]．

　第 5 に，日本は就業者に占める長時間労働者の割合が高い一方で，非自発的パートタイム労働者の割合も高い．ここで非自発的パートタイム労働者とは，週労働時間が 30 時間未満の労働者の中で，より長時間働くことを希望しているか，フルタイムの仕事に就きたいのにそうした雇用機会が得られない者を指す（OECD, 2013a）．日本の非自発的パートタイム労働者は就業者全体の 8.5％（2012 年）を占め，OECD 平均（4.5％）を大きく上回っている（OECD, 2013a）．また，非正規雇用者の 2 割強は「正社員として働ける会社がなかった」ために不本意ながら非正規就業をしている（厚生労働省，2012a）．

2　ワーク・ライフ・バランスの概念と夫婦の生活時間配分の理論

2.1　ワーク・ライフ・バランスの概念整理

　今日では，産業・組織心理学をはじめとして社会学，経済学，法学，社会政

---

3) 事業所規模 30 人以上（厚生労働省「毎月勤労統計調査」）．
4) 厚生労働省「就労条件総合調査」．対象は常用労働者 30 人以上の民営企業．
5) 労働政策研究・研修機構「年次有給休暇の取得に関する調査」（2011 年）．対象は正社員．

策，さらには医学など多様な領域の研究者がワーク・ライフ・バランス研究に取り組んでいる．その半面，領域間はおろか各領域においてもワーク・ライフ・バランスという概念について統一的な定義づけはなされていないのが現状である．政府機関などによるワーク・ライフ・バランスの定義も国によって異なる．たとえばEUでは「個人の仕事と生活の間のバランスがとれた状態」としているが，日本の「仕事と生活の調和（ワーク・ライフ・バランス）憲章」ではワーク・ライフ・バランス社会を「国民一人ひとりがやりがいや充実感を感じながら働き，仕事上の責任を果たすとともに，家庭や地域生活などにおいても，子育て期，中高年期といった人生の各段階に応じて多様な生き方が選択・実現できる社会」と表現している．また，産業心理学者のGreenhausら（2003）は，ワーク・ファミリー・バランスを「個人が仕事役割と家庭役割に等しく関わり，かつ等しく満足している程度」とし，社会学者の山口（2009）は「ワーク・ライフ・バランスが達成できる社会」を「仕事と家庭（もしくは私生活）が両立し，そのどちらも犠牲にしないですむ社会」としている．これらの定義を手掛かりに，ワーク・ライフ・バランスの概念の共通点を整理すると以下のようになる．

第1に，「ワーク」とは有償労働を指し，「ライフ」はそれ以外の広範な活動を内包する．家事・育児・介護などの経済学でいうところの家計内生産や，ボランティア活動などの無償労働も「ライフ」の範疇に含まれる．さらに，経済学者Grossmanの健康資本モデルにおける，予防行動や医療需要といった健康投資に充てられる時間も「ライフ」に含まれる（Grossman, 1972）．たとえばスポーツなどの健康増進活動に充てる時間や医療機関で医療サービスを受ける時間がこれに当たる．また，睡眠も重要な健康増進活動の1つとして「ライフ」の中に位置づけることができる（Mullahy and Robert, 2010）．

第2に，「バランス」の概念は，研究領域によって異なる．産業・組織心理学では時間的に均等であることを重視する傾向があり，たとえばGreenhausら（2003）は，①費やす時間，②心理的関与の深さ，③満足度の3つの面で仕事と家庭が同等になっている場合をバランスがとれた状態であるととらえている．一方，経済学の観点では，時間的な等しさは「バランス」の要件ではなく，予算・時間制約の中で個人の選好に沿って効用（満足度）を最大化する主体的

均衡が達成されているかが問題となる．したがって，経済学では主体的な選択がなされているのであれば，ワーカホリックでさえ「バランス」のとれた状態となる．

付け加えると，どのような時間軸でワーク・ライフ・バランスを評価するかも学問的関心が分かれるところである．産業・組織心理学の研究者は，日々の生活におけるワーク・ライフ・バランスに着目する傾向がある一方で，経済学や社会政策の研究者は，出産退職や育児休業，介護による退職，あるいは高齢期における労働市場からの引退のように，年単位やライフサイクルでのワーク・ライフ・バランスの問題を取り上げる傾向にある．

第3に，ワーク・ライフ・バランスの主体は，夫婦や世帯ではなく，個人である．「男は仕事，女は家庭」という伝統的な性別役割分業は夫婦（世帯）単位で仕事と生活のバランスをとろうとするものであるが，ワーク・ライフ・バランスは個人レベルでのバランスを問題としている．したがって，同じ世帯に属していても，望ましいワーク・ライフ・バランスのあり方が夫と妻の間で異なる可能性は十分にある．さらに，片方がワーク・ライフ・バランスを実現しようとすると他方のワーク・ライフ・バランスが犠牲になるといった事態が生じることもある．こうした，夫婦間での仕事と生活の時間配分に関する理論については，次項で取り上げる．

2.2 家族ダイナミクスとワーク・ライフ・バランス

経済学における家計生産理論では，夫婦間での仕事と生活の時間配分は，市場労働と家事労働における相対的な生産性の差（比較優位）によって決まると考えられている（Becker, 1965; Gronau, 1973）．ここでの比較優位とは，夫と妻のどちらがより低い機会費用で家事労働をできるか（同じことであるが，どちらがより低い機会費用で市場労働ができるか）によって決まる．たとえば夫が妻と同程度に家事が得意であったとしても，夫の市場賃金が妻よりも高ければ，夫は市場労働に，妻は家事労働に比較優位を持つことになる．この場合，夫は仕事に，妻は家事に多くの時間を配分したほうが世帯としてより豊かな生活ができる．つまり，男女間の賃金格差が大きい社会では，伝統的な性別役割分業をすることが経済合理的だということになる．

ただしこれは，妻が夫より低賃金なら必ず家事担当者になるということではない．問題なのは比較優位であって絶対優位ではないからである．たとえば男女間賃金格差がまったくない社会であっても，妻のほうが夫よりも家事が得意ならば，妻が家事労働に比較優位を持つことになる．したがって，1) 女性の市場賃金上昇，2) 男性の家事能力向上，3) 家事を代替する市場財（外食や掃除サービス，保育サービスなど）の価格低下，などが生じると，理論的には夫婦の生活時間配分が均等化していくことが予想される．

家計生産理論は性別役割分業が生じるメカニズムを理解するうえで有益ではあるが，留保点もある．第1に，市場賃金や家事能力の男女差が生じる原因には言及していない．性別役割観（gender role）の根強い社会では，親が娘に教育投資を行わないために女性の市場賃金が低くなったり，息子に家事の手伝いをさせないために男性の家事能力が低くなったりしがちである（いわゆる「男子厨房に入らず」）．つまり，性別役割観を持つ親の行動によって，市場労働と家事労働における男女の人的資本の格差が再生産され，性別役割分業が強化されている可能性もある．

第2に，家計生産理論は，夫婦を1人の経済主体のようにとらえるユニタリー・モデル（Unitary Model）を基礎としている．ユニタリー・モデルでは，夫婦が異なる好み（選好）を持つ可能性や，夫婦間の交渉力の差が各人の労働供給や消費水準に及ぼす可能性を考慮していない．これに対してChiappori (1988; 1992) やBlundellら (2007) の提唱するコレクティブ・モデル（Collective Model）では，夫と妻が異なる選好を持つと考えたうえで，夫婦間の交渉力が各人の生活時間配分や消費水準に影響を及ぼすと考える．ここで夫婦の交渉力を左右する要因には，社会手当など各人が受け取る非勤労所得や結婚時における保有資産の違い，さらには居住地における人口の男女比や離婚法制のように，結婚が破たんした場合の各人の利得に関わる事柄も含まれる．近年ではコレクティブ・モデルを支持する研究成果が多数出ている[6]．

第3に，現行の社会制度は夫婦の働き方の選択に中立的ではない．サラリー

---

[6] イギリスの研究では，児童手当の支給方法を世帯主（夫）への所得控除から育児をしている者（妻）への直接給付に変更したところ，家計に占める妻と子どもの分の消費が増加したと報告されている（Lundberg et al., 1997）．

マンの妻が年収130万円未満の場合は，社会保険の被扶養配偶者となるため個人で社会保険料を支払う必要がない．所得税制においては，サラリーマンの妻の年収が103万円を超えると夫に適用されている配偶者控除がなくなり，妻の年収に応じて段階的に逓減する配偶者特別控除が適用されるため，世帯の限界税率が不連続に上昇する．これに加えて，多くの企業が年収103万円未満の家族を扶養手当の支給対象としているため，妻の収入が増えて扶養手当が打ち切られると世帯の手取り収入が減少してしまう．こうした社会制度のもとでは，妻がより長時間働く希望をもっていたとしても，世帯としての手取り収入の維持という観点から労働時間を一定範囲内に収めようとする誘因が生じるため，結果として性別役割分業が強化されている面がある．

3 ワーク・ライフ・バランスはどのように健康に影響するか

それでは，ワーク・ライフ・バランスはどのように人々の健康に影響するのであろうか．この点については，日本に先行して女性の社会進出や家族形態の多様化が進んだ欧米におけるストレス研究の成果が参考になる（渡井ほか，2006a）．

労働者の健康をストレスの視点からとらえる職業性ストレス研究では，健康を規定する要因を仕事に由来する要因とそれ以外の要因に大別している．たとえば，NIOSH（米国職業安全衛生研究所）の職業性ストレスモデル（Hurrell and McLaney, 1988）（図3-2）では，仕事に由来するストレスだけでなく，個人要因（年齢，性別など），緩衝要因（上司，同僚，家族からの社会的支援），仕事外の要因（家庭／家族からの要求）が労働者の急性ストレス反応に影響するとしている．

ここで注目されるのが，仕事以外の要因としての家族の存在，そして家庭・家族からの役割要求である．産業・組織心理学領域のワーク・ライフ・バランス研究では，仕事と家庭という2つの領域から期待される役割が相互にぶつかり合うことから役割葛藤（Kahn *et al.*, 1964）が発生し，それが抑うつなどのストレス反応や組織行動・態度（職務満足感，欠勤率，組織コミットメント）につながることが明らかにされている（Byron, 2005）．また，近年の仕事―家

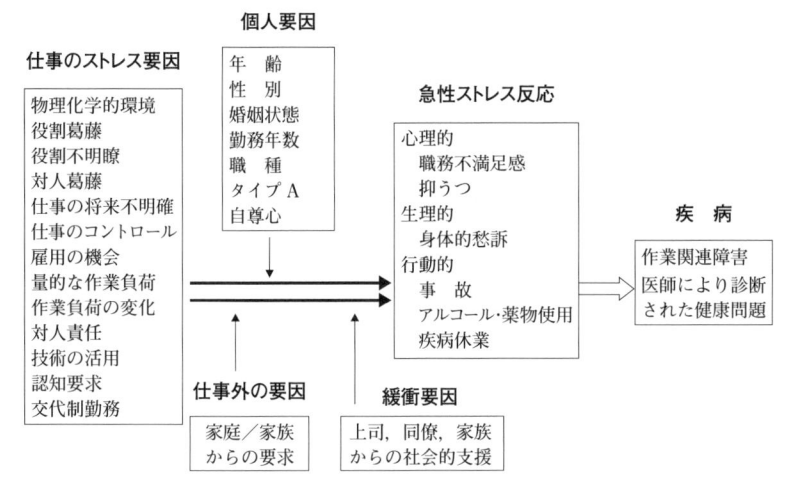

図3-2 NIOSH（米国職業安全衛生研究所）職業性ストレスモデル

出典：Hurrell and McLaney（1988）．

庭葛藤の研究では，葛藤の存在だけでなく，葛藤の方向（仕事→家庭，家庭→仕事）を区別することが重要であるといわれている（Allen *et al.*, 2000; Greenhaus and Parasuraman, 1999；渡井ほか，2006b；島田・島津，2009）．これらの研究成果に基づき，国際的な研究で利用されるワーク・ファミリー・コンフリクト尺度（Work-Family Conflict Scale：WFCS）では，葛藤の方向とその内容に応じて6つの次元から役割葛藤をとらえている[7]．

3.1 スピルオーバー・モデル

仕事―家庭葛藤の類似概念に仕事―家庭流出（ワーク・ファミリー・スピルオーバー：図3-3）がある．スピルオーバーとは，一方の役割における状況や経験が他方の役割における状況や経験にも影響を及ぼす現象と定義される．スピルオーバーの特徴は，複数の役割に従事することがもたらす負担や葛藤などのネガティブな感情だけでなく，ポジティブな感情にも焦点を当てていることである（島田・島津，2012）．ネガティブ・スピルオーバーは「人間がもつ時

---

[7] WFCSの詳細はCarlsonら（2000），渡井ら（2006a）を参照．

	方　向	
	仕事⇒家庭	家庭⇒仕事
性質　ネガティブ	仕事が忙しいせいで家族と過ごす時間が減る，など	家事・育児に忙しく仕事への意欲が低下する，など
性質　ポジティブ	仕事で培った能力を家庭でも活かせる，など	楽しい週末を過ごすと仕事も頑張ろうという気になる，など

図3-3　スピルオーバーの4つのパターン

間や能力は有限であり，役割が増えると1つの役割にさく時間や能力が足りなくなる」という欠乏仮説（Marks, 1977）によって説明される．ネガティブ・スピルオーバーは，仕事から家庭へ（例：仕事が忙しくて家族との時間を取れない），および家庭から仕事へ（例：家庭の問題で悩んでいるために，仕事に集中するのが難しい）という2つの方向性を有している．

他方，ポジティブ・スピルオーバーは，仕事生活や家庭生活など複数の役割を持つことで相互の役割に良い影響を及ぼし合うことに注目した概念であり，「人間がもつ時間や能力は拡張的で，役割が増えると収入や経験，自己実現やよりどころが増える」という役割増大仮説（Barnett and Hyde, 2001）から発展したものである．これもネガティブ・スピルオーバーと同様に，仕事から家庭へ（例：仕事がうまくいっていることが私生活の充実につながる），家庭から仕事へ（例：母親としての受容的な態度が仕事面でも活用されている）という2つの方向性を有している[8]．スピルオーバーについては，これらの4つの次元に対応した尺度がGeurtsら（2005）によって開発されており，日本語版も利用可能である（島田ほか，2012）．

図3-4は，仕事や家庭などの先行要因がスピルオーバーを通じて健康などのアウトカムに及ぼす影響を，メタ分析の結果（Byron, 2005; McNall *et al.*, 2010; Mesmer-Magnus and Viswesvaran, 2005）に基づき図示したものである

[8) なお，ポジティブ・スピルオーバーと同義の概念に，エンハンスメント（Enhancement），エンリッチメント（Enrichment），ファシリテーション（Facilitation）などがあるが，これらの概念上の区別はあいまいで，多くの論文が同義に扱っているのが現状である．

```
┌──────────┐      ┌──────────────┐
│ 仕事の負担 │─┐ ┌─│   仕事→家庭   │─┐
└──────────┘ ╳  │ネガティブ・スピルオーバー│╴╴┐
┌──────────┐╱ ╲ └──────────────┘  │
│ 仕事の資源 │   └─┌──────────────┐  │   ┌──────────┐
└──────────┘─────│   仕事→家庭   │──┼──→│ 健康アウトカム │
                 │ポジティブ・スピルオーバー│  │   │ 身体的健康  │
┌──────────┐   ┌─└──────────────┘  │   │ 精神的健康  │
│ 家庭の負担 │─╳ │ ┌──────────────┐  │   │  満足感    │
└──────────┘ ╲ └─│   家庭→仕事   │╴╴┤   │パフォーマンス│
┌──────────┐╲   │ネガティブ・スピルオーバー│  │   └──────────┘
│ 家庭の資源 │─╳─└──────────────┘  │
└──────────┘   └─┌──────────────┐  │
                 │   家庭→仕事   │──┘
                 │ポジティブ・スピルオーバー│
                 └──────────────┘
```

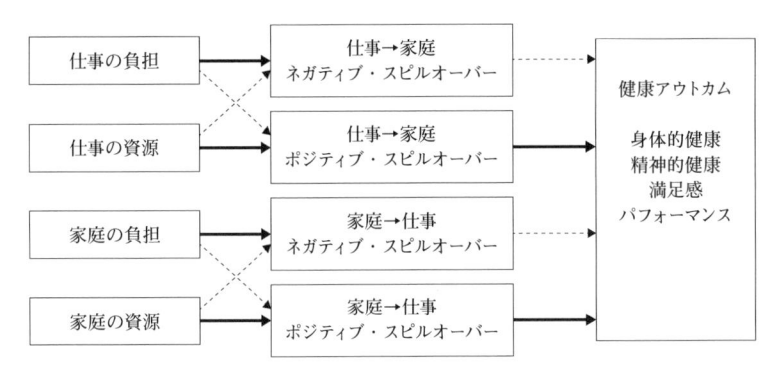

図 3-4　ワーク・ライフ・バランスと先行要因およびアウトカムとの関連
注：実線：正の関連，点線：負の関連．

(島田・島津, 2012). 主な先行要因としては, (1)仕事の負担（量的負担，情緒的負担など），(2)仕事の資源（職場での裁量権や支援など），(3)家庭での負担（量的負担，情緒的負担など），(4)家庭での資源（家庭での裁量権や支援など）があり，仕事や家庭での負担はネガティブ・スピルオーバーを，仕事や家庭での資源はポジティブ・スピルオーバーをもたらす．

　さらに，ネガティブ・スピルオーバーは健康（身体的・精神的）や満足感（仕事，家庭）に悪影響を及ぼすのに対し，ポジティブ・スピルオーバーは各アウトカムに良い影響を及ぼす．個人属性や家庭状況などは，先行要因，スピルオーバー，アウトカムに対してそれぞれ直接的な影響を及ぼすほか，3者間の関連を調整する要因としても位置づけられている（Byron, 2005; Eby et al., 2005）．特に，アウトカムとしてのメンタルヘルスについては，これまで，抑うつや不安障害（Frone et al., 1997; Hammer et al., 2005; Steenbergen et al., 2007; Wang et al., 2007），心理的ストレス反応（Grzywacz, 2000; Kinnunen et al., 2006）やバーンアウト（Kinnunen et al., 2006; Montgomery et al., 2003; Peeters et al., 2005）などの指標が検討されており，ワーク・ライフ・バランスの悪化（ネガティブ・スピルオーバーが高く，ポジティブ・スピルオーバーが低いこと）がこれらの上昇につながることが明らかにされている．

　日本における共働き夫婦についての実証研究では，欧米と同様に仕事の過負荷や働きすぎが仕事→家庭のネガティブ・スピルオーバーを高め，健康度の悪

化につながることが示されている．たとえばShimazuら（2009）の研究は，夫の仕事の負担（過負荷と情緒的負担）からのネガティブ・スピルオーバーが，夫婦関係の質の低下を媒介しながら妻の不健康（抑うつと身体愁訴）をもたらすとしている．

3.2　クロスオーバー・モデル

　ワーク・ライフ・バランスが健康に及ぼす影響に関しては，個人内の影響（仕事－家庭葛藤やスピルオーバー）だけでなく，個人間の影響（クロスオーバー）も注目されている．クロスオーバーとは，ある個人の感情や態度が別の個人に「伝播する」現象であり（Westman, 2001），夫婦間だけでなく，上司・部下間（Westman and Etzion, 1999），同僚間（Bakker et al., 2006）でのクロスオーバーの存在が明らかにされている．ワーク・ライフ・バランスに関連するクロスオーバー研究は，主に共働き夫婦を対象として，一方のストレスがパートナーのストレスに及ぼす影響を検討してきた（Shimazu et al., 2009; Westman and Etzion, 2005）．しかし，クロスオーバーは，ストレスなどのネガティブな状態だけでなく，ワーク・エンゲイジメント（仕事で活力を得て活き活きとした状態：Schaufeli and Bakker, 2004; Schaufeli and Dijkstra, 2010 = 2012）などのポジティブな状態についても認められる（Bakker et al., 2011; 2013）．

　Westman（2006）は，クロスオーバーが生じるメカニズムとして，次の3つのプロセスを提示している．第1のプロセスは，直接クロスオーバーと言われ，共感性を通じて，配偶者／パートナー間で直接的なクロスオーバーが生じるものである．配偶者／パートナーは，一緒に過ごす時間が長いので，相手の感情状態を認識し，その感情に影響を受けやすいのである．第2のプロセスは，配偶者／パートナーが同じストレッサー（経済問題や生活上のイベントなど）を共有する結果，同じようなストレス反応（否定的感情など）を経験するものである．第3のプロセスは，間接的なプロセスであり，配偶者／パートナーとの間でやりとりされるコミュニケーションや相互作用（コーピング方略，社会的陰謀，社会的支援の欠如など）によって媒介される．

　日本における，ワーク・ライフ・バランスと健康に関する産業・組織心理学

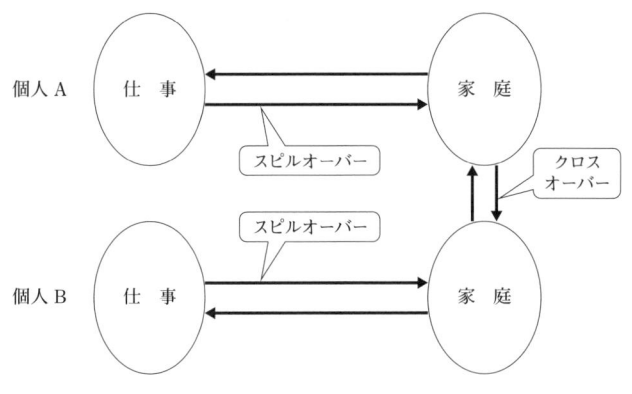

図 3-5　スピルオーバーとクロスオーバーの関連

　領域の実証研究の多くは，スピルオーバーとクロスオーバーとを組み合わせたスピルオーバー―クロスオーバー・モデルを採用している（図 3-5）．スピルオーバー―クロスオーバー・モデルとは，仕事に関連して生じた経験が家庭領域に流出（スピルオーバー）し，社会的相互作用を通じて家族メンバー（主にパートナー）に伝播（クロスオーバー）することを提唱したモデルである．

　興味深いことに，スピルオーバーの存在は日本のほぼすべての研究で支持されている半面，クロスオーバーの存在は部分的にしか支持されていない．この点は海外の先行研究（例えば Bakker *et al.*, 2008; 2009）と異なっている．たとえば，Shimazu ら（2011）によると，妻がワーカホリック的な働き方をしている場合にはそれが夫にクロスオーバーする半面，夫がワーカホリックであっても必ずしも妻に悪影響が生じるわけではない．こうした違いは，日本における労働時間の性差，性別役割観，家事・育児の分担状況などが複合的に関係している可能性が考えられる．つまり，日本では，子育て世代における男性の長時間労働と家事・育児の女性への偏重が常態化しているため（Shimazu *et al.*, 2011），仮に夫がワーカホリックな働き方をしても妻への影響は少ないのに対して，妻がワーカホリックな働き方をする場合には，夫への影響が顕在化しやすいのかもしれない．つまり，妻がワーカホリックな働き方をする場合には，妻の家事・育児への関与が少なくなるために，夫自身が家事・育児に関与する必要性が高まるが，夫の労働時間は妻がワーカホリックであるか否かにか

第 3 章　ワーク・ライフ・バランスと労働　　71

かわらず長いままであることから，夫は元来の長い労働時間に加えて家事・育児負担が増え，その結果として夫の家庭→仕事へのネガティブ・スピルオーバーが高まるのかもしれない．

4　政策的インプリケーション

　個人にとって望ましいワーク・ライフ・バランスのあり方はさまざまであり，同じ個人であっても若年期や中高年期などのライフサイクルの局面によって変化するのがふつうである．したがって，ワーク・ライフ・バランスに関して政府がなすべきことは，特定のライフスタイルを人々に押し付けることではなく，さまざまな状況にある個々人の選択の自由を保障することにあるといえよう．もし既存の社会制度や慣習が個人の選択の自由を阻害したり，健康や安全に望ましくない影響を与えたりしている場合には，何らかの政策介入が必要となる．具体的には，妻が専業主婦であったり家計補助的な働き方をする場合にだけ有利に働くような税制や社会保険制度，頻繁な配置転換や転勤を前提にしている企業の雇用システム，長時間労働の見直しなどが考えられる．

　重要なことは，政策介入に当たって家族ダイナミズムの視点を持つことである．本章で解説したように，家計を構成する世帯員の生活時間配分は相互依存関係にある．そのため，ある世帯員の働き方に影響する社会手当・税控除などの経済的利益は，本人の生活時間配分だけでなく配偶者や他の世帯員の生活時間配分，さらには健康状態にも影響を及ぼす．たとえば，ある世帯員が過度に働くと，本人の健康が悪化するだけでなく，事故につながったり，他の世帯員の健康状態を悪化させたりすることもある．こうした個人間のクロスオーバー，あるいは経済学でいうところの負の外部効果の存在を考慮してワーク・ライフ・バランス施策を講じることが望まれる．

　長時間労働の問題を改善するうえでは，労働法制が重要な役割を果たすと考えられる．現行の労働基準法第32条では，使用者は「1週40時間・1日8時間」を超えて労働者に労働させてはならないと定められている．しかし，労使協定（いわゆる36協定）の締結と行政官庁への届出さえ行えば，法定労働時間を超える時間外・休日労働は可能である．36協定の締結による時間外労働

についても，1 カ月 45 時間，年間 360 時間を上限とする限度基準が設定されているが，法的拘束力はなく，付帯的な特別協定で年間 360 時間を超える時間外・休日労働を可能にしている企業は多数ある．また，管理監督者は労働時間規制の適用除外とされている．このため，日本では実質的に労働時間の上限規制が存在しないとの評価もある．年次有給休暇についても，先進諸国の中には未消化の有休の買い上げを行っている国もあるが，日本にはそうした制度はないため，企業が従業員の年休取得を促す誘因が弱い．労働者の健康と安全確保の観点からは，何らかの労働時間の上限規制と有休完全消化に向けた取り組みが求められる．勤務と勤務の間に一定時間の休息を義務付ける欧州連合（EU）の「勤務間インターバル制度」は，1 つの参考となろう[9]．

　これと併せて人事管理のあり方も見直していく必要がある．日本の正社員が長時間労働になりがちな背景には，職務範囲が不明確で，頻繁な配置転換や転勤を伴うジェネラリスト型の人事管理がある．こうした人事管理は，一面では不況期にも配置転換を行いながら労働力を保蔵し，失業の発生を予防するというプラス効果をもっている．しかしその半面，平時の残業がデフォルトとなると，育児や介護などの家庭責任を担う労働者の就業継続が困難になるというマイナス効果を持つことも無視できない．そのため近年では，雇用の安定が保障される範囲をある程度限定しつつも，職務や勤務地，労働時間などの条件を明確化する「ジョブ型正社員」の導入が議論されている．

5　まとめと今後の研究の方向性

　本章ではワーク・ライフ・バランスが提唱されるようになった社会経済的背景を示した後，夫婦の生活時間配分に関する理論的背景を説明するとともに，ワーク・ライフ・バランスと健康アウトカムの関係について理論的・実証的研究の成果を紹介した．また，ワーク・ライフ・バランス社会を実現するうえでの課題を考察した．

---

9) EU 労働時間指令では，24 時間ごとに最低でも連続 11 時間の休息期間の確保と，7 日ごとに最低でも連続 24 時間の休息期間と 11 時間の休息期間（連続 35 時間の休息期間）の確保を求めている（勤務間インターバル制度）．

日本のワーク・ライフ・バランス施策は，少子化に伴う労働力人口の減少や社会保障財政悪化への危機感を背景に展開されてきた．そのため，ワーク・ライフ・バランス施策の政策評価では子ども数や出生率，育児休業取得率，女性の継続就業率といった指標がアウトカムとして用いられることが多い．しかし，ワーク・ライフ・バランスは本来，人々の満足度や幸福に関わる問題であるから，主観的厚生や健康をアウトカムとする研究がさらに進むことが望まれる．とくに，ワーク・ライフ・バランスと健康との関連は，日本だけでなく海外でも今後，さらなる知見の蓄積が望まれる分野である．

　たとえば，スピルオーバーに関する研究では，仕事→家庭のネガティブなスピルオーバーに関する知見はある程度蓄積されたものの，家庭→仕事へのネガティブなスピルオーバーや，仕事→家庭および家庭→仕事のポジティブなスピルオーバーについては，いまだ研究数が少ない（Byron, 2005; McNall et al., 2010）．また，クロスオーバーについても，夫婦間におけるネガティブなクロスオーバーについては知見が蓄積されつつあるものの，ポジティブなクロスオーバーについては，いまだ研究数は少ない（Shimazu et al., 2014）．親子など世代間のクロスオーバーに関する研究も非常に少ない．

　これと関連して，国際比較の視点からワーク・ライフ・バランスを取り上げる際には，市場労働時間だけでなく家事・育児・介護などの家庭内生産に関わる労働時間を含めて比較することが重要である．共働き女性の多くは，市場労働をした後に「第2の勤務（セカンド・シフト）」として家事労働に従事している（Hochschild and Machung, 1989）．フルタイム勤務をする日本人女性の睡眠時間は，同様な状況にあるアメリカ人女性より大幅に短く，日本人男性よりも短いことが分かっている（黒田，2010）．このような時間配分や役割分担に，夫婦間の交渉力の差や性別役割観，文化的な背景がどのように関わっているのかが解明できれば，人々の主観的厚生を引き上げるための実効性の高い政策的な知見が得られるであろう[10]．

　先進諸国に共通して所得格差の拡大が観察されるなか，ワーク・ライフ・バ

---

[10]　本章は主として夫婦のケースを取り上げているが，シングルマザーなどひとり親におけるワーク・ライフ・バランスと健康の問題も重要である．

ランスの実現における格差や階層性も注目される．第1に，大企業と中小企業とでは職場におけるワーク・ライフ・バランス施策の導入状況が異なるうえ，非正規労働者はそうした支援策をそもそも利用できない場合が多い．第2に，フレキシブルな働き方になじむ職種とそうでない職種がある．たとえばイギリスの調査では，柔軟な労働時間制度を利用しているのは比較的高所得のプロフェッショナル層が多いと指摘されている[11]．第3に，ワーク・ライフ・バランス施策を利用する機会に恵まれていると考えられる高所得世帯のほうが仕事から家庭への役割葛藤が大きいというメタ分析の結果もあり，複雑な階層性が存在することが示唆されている（Byron, 2005）．

　ワーク・ライフ・バランスと健康についての研究を深めるにあたっては，時間の「質」の視点を分析に取り込むことが今まで以上に重要となろう．たとえば長時間労働と不健康の間に一定の関係が見出されたとしても，それは時間的な長さよりも，長時間労働をする職場やその仕事に特有の要因をとらえている可能性がある．そうした場合，単純に労働時間の短縮を図るような施策を講じても期待される効果は得られないかもしれない．家事労働についても，子どもの成長の手ごたえを感じられる育児と，先行きが不透明な介護とでは，同じ時間を費やしても負担感やストレスの質はおのずと異なると考えられる．他の先進諸国よりはるかに速いスピードで少子高齢化に直面し，介護問題が深刻化しているわが国は，率先してワーク・ライフ・バランスと健康についての知見を蓄積させ，各国に向けて積極的に発信していく立場にあると言えるであろう．

【Further reading】
①柏木惠子『子どもが育つ条件——家族心理学から考える』（2008年，岩波新書）は，家族のあり方，ワーク・ライフ・バランスのあり方を家族心理学の視点から論じた一般書で，日本の家族形態の特徴を多面的に知ることができる．
②武石恵美子編『国際比較の視点から日本のワーク・ライフ・バランスを考える——働き方改革の実現と政策課題』（2012年，ミネルヴァ書房）は，日本でワーク・ライフ・バランス施策が導入された経緯とその効果を，豊富な国際比較と実証分析を交えて論じている．

11）　*The Fourth Work-Life Balance Employee Survey*, Employment Relations Research Series No. 122, Department for Business Innovation & Skills, July 2012.

第4章
幼少期の環境と健康

藤原武男・小塩隆士

　本章では，幼少期における環境と健康との関係をどのように理論的に理解し，実証的に把握していくかを，疫学と経済学という2つの研究領域の立場から検討する．

　疫学と経済学には，アプローチの仕方や分析手法に似た面がある．いずれも，幼少期の環境がその後の健康に大きく影響を与えるという仮説のもとで研究を発展させており，分析手法においても共通点が多い．

　一方，疫学と経済学の間には違いもある．疫学は健康をアウトカムとしてさまざまな疾病を取り上げ，幼少期の社会経済状況（Socioeconomic status: SES）それ自体やライフコースでみるSESの"経過"が健康あるいは疾病罹患，死亡に及ぼす影響に注目してきた．一方，経済学は健康をインプットとしてSESを説明することも多く，健康をアウトプットとする場合も主観的健康度や疾病の有無に注目してきた．

　こうした違いは，けっして相互に排他的なものではない．とりわけ健康とSESとの関係については，疫学と経済学の研究を統合することでその相互関連をより正確に把握できるだろう．分析手法面でも，経済学の因果推論モデルに基づき，健康のアウトカムにさまざまな疾病を取り上げることで，社会と健康に関する新たな学術分野の創出が期待できる．

　幼少期の環境が健康に及ぼす影響は長期的・持続的であり，成人してからの政策介入によっては十分軽減されない．子どもの健康を守ることは疫学・経済学の双方から強く要請され，予防介入研究のさらなる進展が求められている．

1 はじめに

　社会的な健康格差を考えるとき，人生のどの時期に，どのような社会的環境に曝露されているのかについて丁寧に考察する必要がある．本章では，胎児期および幼少期という，人生早期における社会格差が，どのようにその後の人生における健康に影響するのか，疫学と経済学の視点からそれぞれ探ってみる．

　そのために，次の第2節においては，幼少期の環境がどのように健康に影響するかという点について，疫学と経済学がそれぞれどのように検討してきたかを整理する．疫学ではライフコース疫学，経済学では健康の生産関数が，幼少期の環境と健康を結びつける基本的なアプローチの仕方となる．第3節では，それらのアプローチに基づく実証分析を行う場合の基本的な測定方法を説明し，第4節で疫学と経済学における代表的な実証研究をいくつか紹介する．第5節では，これまでの実証研究から読み取れる政策への示唆を整理する．最後に，第6節で本章の議論をまとめる．

2 理論的背景や議論の説明──幼少期の環境はどのように健康に影響するか

2.1 疫学の考え方

　人生早期，つまり胎児期や乳幼児期における環境要因が，その後の健康状態に影響するのではないか，という考え方自体はそれほど新しいものではない．古くは1970年代から生態学的研究として，ノルウェーにおいて，乳児死亡率が高い年に生まれた人は虚血性心疾患の死亡率が高い（Forsdahl, 1977），またコレステロールが高い（Forsdahl, 1978）ことが報告されている．また，フィンランドにおいて，親のSESと成人期の虚血性心疾患との関連が報告されている（Notkola et al., 1985）．

　さらに，Barkerはイギリスのデータから乳児死亡率と虚血性心疾患の死亡率との高い相関を示し，幼少期の栄養状態により虚血性心疾患にかかりやすくなる，というBarker仮説を提唱した（Barker and Osmond, 1986）．この仮説は，子宮内での成長および発達の臨界期（critical period）に低栄養状態に曝露されると，胎児は，将来予測される栄養の少ない状況でも適応できるように，

栄養素を蓄積する遺伝子を発現させ，それによって生後，成人期において虚血性心疾患などの成人疾病を引き起こしやすくする，というものである．たとえば，子宮内胎児発育遅延等で出生体重が低く生まれた場合，成人時に中心性肥満や2型糖尿病となることが報告されている（Barker et al., 1993; Gillman, 2004; Kuh et al., 2002; Law et al., 1992; McCance et al., 1994; Phillips, 1998; Valdez et al., 1994）．つまり，遺伝子は同じであるにもかかわらず，胎児期の環境要因によって，同じ遺伝子でも"どの遺伝子が"発現するかが変わってくるのである．胎児期に低栄養であると，子宮内で少ない栄養素で生き延びることができるように倹約遺伝子型（thrifty phenotype）（Phillips, 1998）が発現するようプログラミングされ，出生後も引き続き予想される低栄養状態に備える（これを予測適応反応という（Gluckman and Hanson, 2004a））．しかし，実際には出生後は子宮内時での予測以上に栄養摂取可能な環境であった場合，すでにプログラムされた倹約遺伝子型の発現が現在の環境に適応することができないため，中心性肥満や2型糖尿病を発症しやすくなるのではないかと考えられている（Gluckman and Hanson, 2005）．

つまり，Barker仮説は，成人疾病の原因を特定の遺伝子に求めるのではなく，臨界期においてどのような環境に曝露されていたかによってどのような遺伝子が発現するかが変化する，というものである．この考え方を出生以後にも応用すれば，幼少期における特定の環境曝露は，特定の遺伝子の発現や活性化に影響し，その後の疾病発症に影響していると考えることができる．そしてその環境の影響は，ある一定の時期，とりわけ幼少期においてのみ作用すると推測することができる．そして，臨界期ほど決定的ではなく，幼少期など特定の時期においてより強く作用する場合もあると考えられる．それが感受期（sensitive period）である．疾病ではないが，幼少期における語学の早い習得が最も分かりやすい例であろう．

このような知見をもとに，ライフコース疫学という分野が確立された．Kuhらはライフコース疫学を「胎児期，幼少期，思春期，青年期およびその後の成人期における物理的・社会的曝露による成人疾病リスクへの長期的影響に関する学問」と定義している（Kuh and Ben-Shlomo 1997）．ライフコース・アプローチによる疾病要因の相互の因果関係は図4-1に示す4つのモデルを用いる

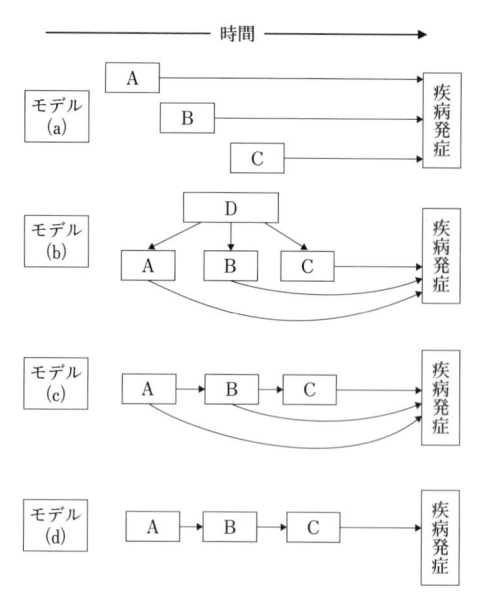

図 4-1　ライフコース・アプローチの因果関係モデル
出典：Kuh *et al.* (2003) をもとに筆者翻訳．

ことが多い（Kuh *et al.*, 2003）．大まかに分けて，モデル(a)とモデル(b)はリスクの蓄積モデル，モデル(c)とモデル(d)はリスクの連鎖モデルである．

このうち，モデル(a)は異なるタイミングにおいてさまざまな独立したリスクが蓄積して疾病発症にいたるモデルである．たとえば，成人期の高血圧を，幼少期における鉛の曝露，学童期における運動不足，青年期におけるアルコール摂取により発症するというモデルを立てることができる．モデル(b)はリスクが1つの大きな要因から派生しており，集積化（clustering）している点で異なる．たとえば，喘息は貧困という大きな要因から派生した喫煙曝露，服薬コンプライアンスの低さ，犯罪の多い地域という住環境で病院にアクセスしにくい，という要因によって発症した，というモデルを立てることができる．モデル(c)は要因Aによって要因Bがおき，要因Bによって要因Cがおき，そして疾病が発症するというモデルである．この連鎖反応は決定的なものである必要はなく，蓋然性の高いつながりであればよい．モデル(c)はさらに，個々の要因が独立に疾病発症に影響するというモデルである．たとえば，心疾患を引き起こす

モデルとして職場での長時間労働(A)により運動不足になり(B),それによって肥満になった(C)というケースを考えた場合,リスクは連鎖しながらも A,B,C のどれもが心疾患を引き起こすリスクとなっている.この場合,それぞれのリスク要因が発症に付加効果 (additive effect) をもたらしているので,リスクの蓄積の一種と考えることもできる.モデル(d)は,最後の要因(C)のみが疾病発症の直接的要因であって,それ以前の要因 (A,B) は疾病発症に影響しない場合のモデルである.たとえば,親を亡くし(A),ギャングと付き合うようになり(B),薬物乱用をした(C)場合に,HIV に感染する直接の要因は C のみである.これは引き金効果 (trigger effect) と呼ばれる.

さらに,ライフコースにおける社会階層と健康という視点からは,以下のモデルも考えられる (Lynch and Smith, 2005 および Poulton *et al.*, 2002 を融合).

①Latent effect model (潜在効果モデル):人生早期の SES が,リスクファクターを介しながらも,成人期の SES とは独立して成人期の疾病に関連する,というもの.Barker 仮説のように人生早期が臨界期であるという考え方に近い (Kuh のモデルの(a)または(c)).
②Pathway model (経路モデル):人生早期の SES が,成人期の SES を介して成人期の疾病に関連する,というもの (Kuh のモデルの(d)).
③Social mobility model (社会移動モデル):社会階層間の移動 (人生早期は高い SES だったのが,青年期には低い SES となる,あるいは人生早期は低い SES だったのが,成年期には高い SES となる等) が成人期の疾病に関連する,というもの.Kuh のモデルのようなリスクの連鎖や蓄積ではなく変化を重視している.
④Cumulative effects model (蓄積効果モデル):人生早期の SES によって引き起こされるリスクファクターや,成人期における SES など,1つ1つのリスクファクターが蓄積して成人期の疾病を引き起こす,というもの (Kuh のモデルの(a)または(b)).

これらのうちどのモデルが正しいということはなく,人生早期の SES はある程度は潜在的に成人期の疾病に関与しているし,また同時に成人期の SES

を介する部分もあるし，またリスクファクターが蓄積すれば成人期の疾病リスクも高まっているので，これらのどの経路もありうると考えて対策等検討すべきと考える．しかし，いずれにしても，人生早期は重要であり，長期的影響があること，他のリスクファクターの引き金になっていることは事実なので，胎児期・乳幼児期の介入が重要であると考えるべきである．

2.2 経済学の考え方

経済学では，子どもの教育成果を説明するために，学力テストの点数などで示される教育成果を，学校や教員の質，生徒個人や家族の属性，そして，教育を受ける前の学力などで説明する，教育の生産関数（education production function）を推計することが多い．医療経済学の分野でも，この教育の生産関数に対応するものとして，健康の生産関数（health production function）という考え方がある（Grossman, 2000）．この健康の生産関数では，健康を決定する要因として，医療サービスや食料，居住環境，個人や家族の属性，そしてそれまでの健康状態などが含まれる．

子どもの健康の生産関数を考える場合，親のSESをどのようにモデルに反映させるかが重要なポイントとなるが，以下の3つの点が注目される．第1は，親のSES，とりわけ所得が子どもの健康に対するインプットの「量」に及ぼす重要性である．親が低所得で，厳しい予算制約のもとに置かれている場合，健康の維持増進のために必要な食料や居住環境を子どもに十分与えることができない．これが，子どもの健康にマイナスの影響を及ぼすことは明らかであろう．

第2は，親のSESが子どもの健康に対するインプットの「選択」に及ぼす影響である．SESが低い親は，子どもの健康にとって何が重要かを十分判断することができず，その結果，喫煙や過度の飲酒など，子どもの健康にマイナスの行動をとりがちとなる．

第3は，SESが低い親から生まれた時点で，すでに健康状態が劣り，それがその後の健康にマイナスの影響を及ぼす可能性である．これは，遺伝的に受け継がれる特質が劣るというわけではなく，SESが特定の遺伝子の活性化に影響することによるものと考えられる（Rutter, 2006）．人生のまさしくスター

トラインにおいて健康面で不利な立場に立たされた子どもは，その後の人生においてもその不利な影響を受け続けることになる．

しかし，親の SES と子どもの健康との関係については，健康の生産関数が想定するように，前者が後者を規定するとは必ずしもいえない面もある．たとえば，子どもが病気がちであるために親が仕事に十分力を入れられず，その結果として所得が低くなるという，逆の因果関係の存在も否定できない．また，第3の要因が，親の SES と子どもの健康に同時に影響している可能性もある．たとえば，親が病弱であるために，親の稼ぐ所得が低く，子どもの健康状態もよくない，といった状況も考えられる．

親の SES が子どもの健康に及ぼす影響を考える場合，経済学が最も注目してきたのは，教育という経路である．これは，Becker（1964）以降，生産性を引き上げる手段として教育を捉える人的資本論（human capital theory）という考え方が有力になっているからである．もっとも，この人的資本論が教育のアウトカムとして注目するのは教育歴そのものではなく，賃金など所得である．しかし，健康と教育歴との間に密接な相関関係が存在することも多くの実証分析によって示されているところであり，健康と教育との関係を人的資本論的な枠組みで把握しようとする試みも広く行われてきた．

ところが，教育と健康との関係は，教育を受けることによって所得が高まるといった一方方向の関係としては捉えにくい面がある．両者の関係については，人的資本論的に教育が健康に影響を及ぼすという経路も想定できるが，健康が教育に影響を及ぼすという経路も否定できず，さらには，第3の変数の存在が両変数の間の相関を説明するという考え方もある．

このうち，教育が健康を高めるという経路では，経済学的に表現すれば，教育を受けるほど健康の生産が効率的になる効果が働いていると言える．さらに，この効果は2つのタイプに分けることができる．1つは，教育を受けるほど，健康に対して同じようなインプットを行っても健康になるという，生産面の効率性（productive efficiency）である（Grossman, 2000）．もう1つは，教育を受けることにより，健康に関する知識が高まり，生活そのものが変化して，健康になるという資源配分面の効率性（allocative efficiency）である（Kenkel, 1991）．

これに対して，健康であるほど教育を受けるという第2の経路の存在も考えられる．たとえば，健康であるほど集中して勉強でき，学校教育を通じて人的資本形成が促されるという面もあるだろう．しかも，過去の健康状態が現在の健康状態を説明する際のインプットであるとすれば，学校教育を修了した後でも，現在の健康状態は，当初の健康状態の影響を受け続けることになる．したがって，現在の健康状態と教育年数との間にプラスの相関が見られたとしても，それが学校教育から健康へという因果関係を反映したものとは言えないことになる．

　一方，第3の変数が，教育と健康との相関関係に大きく作用するという仮説も有力である．その代表的な例として，Fuchs（1982）による時間選好仮説（time preference hypothesis）がある．時間選好とは，現在に比べて将来のことをどれだけ軽視して考えるかを示す度合いのことである．たとえば，夏休みの宿題を始業式直前までやらず，とにかく今は遊ぼうと考える子どもは時間選好率が高いと表現される．時間選好率が低いと，将来に高い所得を考えて我慢して学校に通うことになるから，教育へのインプットが高くなる．同時に，時間選好率が低いほど，人々は将来の健康のことを考えて節制に努め，健康に対する投資を高めることになる．そのため，時間選好の影響をコントロールしなければ，教育が健康に及ぼす影響を正確に計測することができなくなる．そのため，時間選好の影響をコントロールしたうえで，教育が健康に及ぼす影響を正確に計測しようとする実証分析がしばしば行われてきた（Berger and Leigh, 1989; Fuchs, 1982）．

　これに対して，Becker and Mulligan（1997）が主張するように，教育こそが時間選好率を左右するという考え方もある．たとえば，問題を解くという作業を学校で繰り返すと，今の努力が将来どのような結果を生むかといったイメージを抱きやすくなり，将来のことをより身近に感じるようになる．また，歴史やその他の科目を学ぶことにより，自分がこれから入っていく大人の社会の想像もつきやすくなる．つまり，教育は時間選好率を低くする効果を持っていると考えられるわけである．この考え方が正しいとすれば，教育を通じて時間選好率が低下し，それによって健康増進のために投資を増やすという経路の存在も考えられることになる．

3 関連する測定手法

3.1 疫学の手法

　幼少期の SES におけるその後の長期的な健康影響をみる場合，理想的には British Birth Cohort（Power and Elliott, 2006）のように 50 年以上にわたる縦断研究ができれば測定手法が問題になることはあまりないが，そのような研究は研究者の寿命を超える場合が多く，現実的には成人または高齢者を対象として子ども時代の SES を質問紙によって評価することになる．したがって，思い出しバイアスは避けられない．どうしても客観的な指標を用いたい場合は，子ども時代の SES そのものではないが，栄養状態を表す指標として，身長を用いることもある（Silventoine, 2003）．

　さて，子ども時代の SES を回顧的に評価するにも，さまざまな手法がある．まず，父親および母親の職業および教育歴である（Notkola *et al.*, 1985; Kaplan and Salonen, 1990; Gliksman *et al.*, 1995; Smith *et al.*, 1998; Loucks *et al.*, 2009; Nandi *et al.*, 2012）．また，調査世代の子ども時代においてどのような資産がある場合に豊かであると考えられるかに着目し，子ども時代に親がもっていた農場の大きさ（Notkola *et al.*, 1985; Kaplan and Salonen, 1990）や家の設備（Claussen *et al.*, 2003）を調査する場合もある．さらに，主観的な子ども時代の SES として「子ども時代，家庭が豊かだった」と認識しているか，を質問する研究もある（Claussen *et al.*, 2003）．

　これらに加えて，子ども時代の逆境体験を質問する場合がある．たとえば World Mental Health Survey では子ども時代の逆境体験として①対人喪失（親の死，親の離婚，他の親喪失体験），②家族の心理的病理性（親の心の病気の既往，親の薬物乱用，親の犯罪歴，家庭内暴力（DV）），③虐待とネグレクト（身体的虐待，性的虐待，ネグレクト），④他の子ども時代の逆境体験（身体的疾患，貧困）を調査し，精神障害との関連を明らかにしている（Fujiwara *et al.*, 2011）．また，Adverse Childhood Experience（ACE）Study では，子ども時代の虐待経験を調査し，その累積数と生活習慣病との関連を明らかにしている（Felitti *et al.*, 1998）．

3.2 経済学の手法

経済学の実証分析においては，親のSESと子どもの健康との間の関係をより正確に把握するために，次の2つのアプローチがしばしばとられる．1つは，親のSESのうち1つの変数だけに注目し，その他の変数の影響をコントロールして，その変数と子どもの健康との関係を調べる方法である．もう1つは，親のSESの一部をランダムに変化させ，変化させなかったグループとの間で子どもの健康に違いが出てくるかどうかを調べる方法である．

前者の方法に基づく実証研究の例としては，子どもの健康にとって母親の教育歴の違いが重要であることを明らかにしたものがある（Currie and Moretti, 2003）．それに対して，親の所得が子どもの健康に及ぼす影響については，親の教育歴や居住環境などその他の要因の影響をコントロールすると，かなり小さくなる傾向があることが知られている（Berger et al., 2006）．

一方，後者のアプローチを採用する場合は，社会実験が必要になる．米国では，低所得向けの公共住宅に住む世帯に対して，居住環境のより良好な地域に移住する支援をランダムに行うという社会実験（Moving to Opportunity for Fair Housing）を実施した結果，女児の精神的な不安感が低下したことを示す実証研究もある（Orr et al., 2003）．こうしたタイプの分析は，日本ではかなり難しいであろう．

4 実証研究の紹介——幼少期の環境の健康影響

4.1 疫学の実証研究

これまでに人生早期のSESと成人期の生活習慣病，とくに心血管疾患との関連は数多く示されてきた．1990年代には，フィンランドのKuopio study（男性のみ）において，親の教育歴や職業，農地の広さなどを因子分析して評価した幼少期の低SESが，虚血性心疾患の罹患と関連することが報告されている（Kaplan and Salonen, 1990）．さらに，ハーバード大学からは，Nurse's health studyを用いて，父親の職業で定義した幼少期の低SESが心血管疾患（虚血性心疾患，脳卒中を含む）の罹患および死亡のリスク上昇を確認したことが報告されている（Gliksman et al., 1995）．また，Smithらはスコットラン

ドの職場コホート（男性のみ）を用いて，父親の職業で定義した幼少期の低SESが全死亡，虚血性心疾患，脳卒中，肺がん，呼吸器疾患による死亡と関連していることを明らかにしている（Smith et al., 1998）．さらに，グラスゴー大学卒業生コホート（男性のみ）を用いて，父親の職業によって定義した幼少期の低 SES は心血管疾患による死亡と関連することが見出されている（がん，その他の原因による死亡は関連せず）（Smith et al., 2001）．これは，成人期の SES が同じなので，その調整をしないでよいという点がポイントである．そしてストックホルムの症例対照研究（女性のみ）では，大家族，末っ子，教育歴で定義した幼少期の SES が低いと，虚血性心疾患のリスクが上昇，成人期の SES が低いとさらに関連が強まるという，蓄積効果を確認している（Wamala et al., 2001）．

さらにニュージーランドの出生コホートである Dunedin study では，3 歳から 15 歳までの親の職業の平均で定義した子ども時代の SES が低いと，26 歳時における BMI，ウエストヒップ比（WHR），収縮期血圧（SBP）の上昇がみられ，歯周病，虫歯の割合も高いことを縦断研究で明らかにしている（Poulton et al., 2002）．

これらの知見をまとめた系統的レビューもすでに数本出ており，子ども時代の低 SES が虚血性心疾患，慢性閉塞性呼吸器疾患，胃がん，出血性脳卒中の死亡率と関連していることが報告されている（Galobardes et al., 2004; 2006; 2008; Pollitt et al., 2005）．しかし，これらのレビューにおいて，アジアにおける人生早期の SES と心疾患との関連を示した研究は 1 本のみであった（Khang, 2006）．

4.2 経済学の実証研究

幼少期の環境が，子どもの健康やその後の人生にどのような影響を及ぼすかという点については，健康科学だけでなく，経済学など社会科学の分野でも多くの実証研究が進められてきた．ただし，社会科学の分野では，健康そのものに分析対象を絞ることは，医療経済学や医療社会学を別とすればそれほど多くない．経済学では，社会学の場合と同様，幼少期の環境が教育歴や雇用所得，就業状態など成人期あるいは成人期に至るまでの SES にどのような影響を及

ぼすかという点が実証研究の中心となっている (Bowles *et al.*, 2005; Duncan and Brooks-Gunn, 1997; Duncan *et al.*, 1998; Seccombe, 2000; Seccombe and Ferguson, 2006)。

しかし，最近では，社会科学においても幼少期の環境の健康影響に及ぼす実証分析が増加している．たとえば，その初期の代表的な例として，Case ら (2002) は，世帯所得と子どもの健康との間に昔から確認されてきたプラスの相関関係が，子どもの年齢が高まるにつれて上昇する傾向があることを，横断データを用いて示している．Currie and Stabile (2003) も，パネル・データを用いて同様の傾向を確認している．Currie and Stabile は，そうした傾向が見られる理由として，SES が低い世帯の子どもほど健康面のショック（疾病罹患のアウトカムを生じるということを経済学ではこのように表現することが多い）を受け続けやすいという点を挙げている．一方，健康面のショックを受けるリスクは同じであっても，SES が低い世帯の子どもほど回復に必要な資源環境が弱いために回復スピードが遅くなるという見方もある．しかし，Currie and Stabile の分析結果はそうした見方を支持していない．

ただし，親の SES と子どもの健康との関係は一様ではない．Chen ら (2006) は，世帯所得と子どもの健康との関係が年齢に応じてどう変化するかは，疾病のタイプによってかなり異なってくることを示している．さらに，親の所得と子どもの関係については，現時点の所得だけでなく，所得のダイナミズムが重要になってくるという指摘もある．幼少期における所得が子どもの抑うつに及ぼす影響は年齢が上がるにつれて弱まるが，反社会的行動への影響はむしろ強まるという性格を持っている (Strohschein, 2005)．さらに，子どもの発達に及ぼす世帯所得の影響についても，その時々の所得よりも長期的な平均を意味する「恒常所得」(permanent income) に左右される可能性も指摘されている (Blau, 1999)．

一方，幼少期の環境，とりわけ「子どもの貧困」や親からの虐待・ネグレクトの影響については，これまでとは異なる観点からの分析も行われるようになっている．経済学の通常の発想では，SES が低い家庭に育つと十分な教育を受けられず，さらに低い所得しか得られないために，大人になってからの健康にマイナスの影響がでてくる，という経路が考えられる．しかし，子ども期に

おける貧困や逆境経験が，教育歴や所得，就業など大人になるまでの，あるいは大人になってからの SES によって媒介されずに，直接的に成人期の健康に影響を及ぼす経路の存在も考えられる．

　幼少期の環境がその後の人生に及ぼす直接的な影響の重要性については，Carneiro and Heckman（2003）の指摘をはじめとして，教育経済学の分野ではすでに一般的に認識されるようになっている．幼少期を低所得の世帯で過ごした子どもたちは，そうでない子どもたちに比べて学力が劣る傾向がある．これは，就学前教育の重要性を強く示唆するものだが，同じような点が健康面でもいえるかもしれない．実際，低体重で生まれた子どもの教育歴，賃金，健康状態を調べた Currie and Hyson（1999）は，低体重の影響がかなり長期にわたって持続し，その後の人生の SES が改善してもその影響をあまり受けないことを確認している．

　国内でも，幼少期の環境の直接的な影響に注目する実証研究が見られるようになっている．たとえば，Oshio ら（2009）は，15 歳時点における貧困状況がその後の人生をどのように規定するかを調べたものだが，教育歴や所得面を経由しないで，調査時点における健康感や幸福感に直接的な影響を及ぼしていることを確認している．また，Oshio ら（2013）は，幼少期における親からの虐待やネグレクト経験，学校でのいじめ経験が，成人期の SES や社会的サポートによって媒介されずに，成人期のメンタルヘルスに直接的な影響を及ぼす面がかなりあることを示している．

5　政策への示唆

　人生早期の SES は重要であることはわかっているが，それを変えることは難しい．したがって，人生早期の SES が健康に影響する，介入可能な媒介要因に着目するしかない．その媒介要因とは，1）栄養，2）教育，3）虐待，4）有害物質，5）ストレス，6）社会的つながり（ソーシャル・キャピタル），7）医療アクセス等が考えられる．今後は，これらが媒介していることを示すエビデンスを確認するとともに，予防介入研究により人生早期の SES が低い場合の子どもの健康を守ることが求められる．

しかし，ここで注意すべきなのは，政策介入が手遅れになる危険性が大きいことである．第4節で紹介した先行研究を振り返ってみても，低体重児として生まれた子どもが，健康をはじめとしてその後の人生において不利な立場に置かれる状況は，SESが改善しても大きく変化しない．政府の所得支援策も，それが恒常所得の向上ではなく，一時的な引き上げにとどまる限り，大きな効果を生まないという指摘がある．さらに，子どもの反社会的活動が幼少期のSESに大きく左右され，年齢を重ねるとともにその影響が高まることも知られている．

　このように，幼少期の環境は子どもの健康に大きな影響を及ぼすが，その影響は持続的であり，その後の人生そのものを大きく左右する．そのため，子どもを劣悪な社会経済状況に直面させないように，あるいは劣悪な社会経済状況に置かれている子どもを早期に救済する政策介入が強く求められる．

　そして，貧困─不健康の世代間連鎖を断ち切る政策も求められる．人生早期にSESが低く，不健康となり，自分のSESも低くなり，産まれてくる子どもの健康も阻害される，という低SES─不健康の世代間連鎖の存在が広く知られている．この悪循環を断ち切るための政策的研究も重要であり，最も介入効果の高い時期および方法を検討していく必要があるだろう．

　残念ながら，日本における「子どもの貧困」問題はすでに極めて深刻な状況にある．実際，OECD（2008）の国際比較によると，子どもがいる世帯の貧困率（2000年代半ば）は，OECD平均が10.6%であるのに対して，日本は12.5%とやや高めになっている．しかし，子どものいる世帯のうち「大人が1人」の世帯の貧困率は，日本は58.7%となり，OECD加盟国のなかで最も高くなっている（平均は30.8%）．2012年の「国民生活基礎調査」を用いた数字でも，子どもがいる世帯，そのうち「大人が1人」の世帯の貧困率はそれぞれ15.1%，54.6%となっており，依然として高い．これは，日本の所得再分配が高齢層向けの社会保障給付に偏重していることを反映しており，「子どもの貧困」解消を目指した政策努力が求められる．

6 まとめ

　本章では，幼少期における環境と健康との関係について，それをどのように理論的に理解し，どのように実証的に把握していくかを，先行研究の成果を踏まえつつ，疫学と経済学という2つの研究領域の立場から検討してきた．

　前節までの議論からも明らかなように，疫学と経済学にはアプローチの仕方や分析手法によく似た面がある．とくに，幼少期の環境がその後の人生に大きく影響を与えるのではないかという仮説をもち，研究を発展させてきたという点で疫学と経済学は同じ性格をもっている．経済学がSESと健康との関係を教育の生産関数という発想で説明しようとする姿勢にも，疫学のライフコース・アプローチと親和的な面がある．分析手法においても，共通点が少なくない．たとえば，疫学は経済学で用いられる固定効果などの手法を取り入れてきたし (Fujiwara and Kawachi, 2009)，経済学においても疫学研究で指摘されているエピジェネティックな変化（環境要因により同じ遺伝子でも発現がかわること）の考え方を取り入れている．

　もちろん，疫学と経済学の間には違いもある．当然かもしれないが，疫学ではアウトカムである健康についてはさまざまな疾病を取り上げ，実証的に幼少期のSESおよびライフコースでみるSESの経過の影響を明らかにしてきた．一方，経済学ではアウトカムとしての健康は主観的健康度（SRH）や疾患の有無であり，疾病ごとの議論はあまりない．さらに，疫学ではSESを，説明変数あるいは共変量（covariates）といった形でインプットとして健康を説明するというスタイルをとるが，経済学では医療経済学を除くと，健康をアウトプットとすることは少なく，むしろ健康は所得などSESを説明するインプットとして扱われる．さらに，経済学では因果推論について理論モデルを組み立てその適合性を検証している一方，疫学ではモデルの組み立てがややおおざっぱであるかもしれない．

　こうした違いは，疫学と経済学という研究分野がこれまで発展してきた経緯や学問的な背景の違いを反映したものだが，けっして排他的なものではない．しかも，とりわけ健康とSESとの関係については，疫学と経済学の研究を統合することにより，両者の相互関連をより正確に把握することができるだろう．

分析手法面でも，経済学の精緻な因果推論モデルを用いて，健康のアウトカムにさまざまな疾病を取り上げることで，社会と健康に関する新たな学術分野を創出できるはずである．

　疫学・経済学の先行研究から読み取れる最も基本的なメッセージは，幼少期の環境が健康に及ぼす影響は長期的・持続的であり，成長してからの政策介入によっては十分軽減されないという点である．さらに，先行研究からは貧困－不健康の世代間連鎖の存在が示唆されており，人生早期のSESが低い場合の子どもの健康を守ることは疫学・経済学のいずれの立場からも強く要請される．そのためにも，予防介入研究のさらなる進展が求められるところである．

　さらに，本章の議論は疫学と経済学による学際的な研究の有用性を示唆している．基本的に，疫学は健康をアウトプットとし，経済学は健康をインプットとして議論を進めることが多い．しかし，両者のアプローチを統合することにより，幼少期の環境と健康との関係に関する理解はより深まる．たとえば，疫学のライフコース・アプローチと，経済学による健康の生産関数の考え方の統合は，そうした可能性を含んでいる．実証分析面でも，健康およびSESに関する情報を豊富に含んだパネル・データの作成やその利用，計量分析面における因果推論や内生性の処理など，共同研究に大きな成果を期待できる面は少なくない．

【Further reading】

①加藤則子・瀧本秀美・藤原武男・須藤紀子編（2010）『子どもをとりまく環境と食生活――妊娠期からのすこやかな出産・発達のために』小児医事出版．疫学研究の概説から始まり，ライフコース疫学の考え方や世界のさまざまな出生コホート研究を紹介し，さらに胎児期から幼少期におけるさまざまな環境要因（たばこなどの一般嗜好品，環境化学物質，食事，その他）のそれぞれについて，妊娠・出生アウトカムおよび小児期の疾患とどのような関連があるかについて，出版された既存のエビデンスをまとめた入門書．

②Gluckman, P. and Hanson, M.（2004b）*The fetal matrix: Evolution, development and disease*. Cambridge: Cambridge University Press．胎児期の環境がいかに遺伝子発現を変えうるか，についての理解が深まる好著．

③阿部彩（2008）『子どもの貧困――日本の不平等を考える』岩波新書．日本における「子どもの貧困」の現実を豊富なデータをもとに検証した好著．「子どもの貧困」の定義や測定方法を基本から習得し，子どもの健康格差に対する現実的な問題意識

を身に付けるために格好の入門書.
④阿部彩（2014）『子どもの貧困Ⅱ——解決策を考える』岩波新書.「子どもの貧困」問題解決に向けて，さまざまな政策を比較検討した政策志向型の内容で，前著の続編．子どもの健康格差への具体的な取り組みを考えるうえで，最新かつ重要な材料を提供している．
⑤Duncan, G. J. and Brooks-Gunn, J. (Eds.) (1997) *Consequences of growing up poor.* New York: Russell Sage．子ども時代に貧困など不利な生活環境のもとに置かれた経験が，その後の発育にどのような影響を及ぼすかを，発達心理学，経済学，社会学など多面的に分析した代表的な論文集．貧困経験の影響がけっして一様でないことが浮き彫りにされる．子どもの健康格差に対する複眼的な視点が身につく点が最も有益．専門分野による問題意識やアプローチの違いが明らかになる点も興味深い．

第5章
ジェンダーと健康

本庄かおり・神林博史

　性別による差（性差）は，セックスとジェンダーに区別される．セックスとは生物学的に決定される性差，ジェンダーは社会的・文化的・歴史的に決定される性差のことである．両者の最も重要なちがいは，セックスが基本的に変更不可能な個人要因であるのに対し，ジェンダーは人々の意志によって変えることができる点である．

　ジェンダーは健康に直接的影響を与えるのに加え，他の社会的・環境的要因と絡み合いながら健康に間接的な影響も与える．健康の男女間格差を理解するには，このようなジェンダーの複雑な影響を視野にいれる必要がある．

　社会的な健康格差に対するジェンダーの間接的な影響のうち，特に重要なものは，教育歴，職業，収入などの社会経済的地位によって媒介される影響である．社会経済的地位の形成には大きな男女間格差が存在するが，こうした格差は人々の意識や行動によってのみ形成されているものではなく，法律や社会保障制度，雇用慣行など広い意味での制度によって形成・維持されている．したがって，健康の性差を縮小するためには，個人の意識を変えるだけでなく，制度への介入が重要である．

　健康に対するジェンダーの影響は，決して女性だけの問題ではない．男性の健康も，女性とは異なる形でジェンダーの影響を受けている．したがって，ジェンダーと健康の問題は，女性だけでなく男性の健康への影響も含めて，社会全体で取り組むべき課題である．

1 はじめに

　男性と女性の間には，体つき・声・色や食べ物の好みなどさまざまな差が存在する．これら性別による差のことを「性差」と呼ぶ．そして性差の基準となる性別（性のあり方）は，大きく2種類に区別することができる．生物学的に決定される性別である「セックス」（sex）と，社会的・文化的に決定される性別である「ジェンダー」（gender）である．セックスの究極的な規定要因は，性をつかさどる染色体である．性染色体の差異が，身体器官や身体構造の男女差を作り出す．とはいえ，性差のすべてを染色体で説明できるわけではない．たとえば，現在の日本では女性のほうが男性よりも平均的に髪が長い．このことは，染色体が髪の長さを決定していると考えるよりは，「男／女ならこれぐらいの髪の長さがふさわしい」という性にかかわる文化的・社会的な決まりごとに人々がしたがった結果と考えるほうが妥当だろう．これがジェンダーによる性差の一例である．ジェンダーによる性差は規範的・制度的な性質をもち，人々の行動や意識に影響する．

　セックスとジェンダーを区別するのは，両者の区別が性差の変更可能性を考えるうえで重要だからである．セックスは生物学的に決定され，基本的に変えることができないのに対し，ジェンダーは社会的・文化的・歴史的に決定されたものなので，人々の意志によって変えることができる．世の中には健康格差も含めてさまざまな男女間の不平等が存在する．それが染色体レベルで決定された変更不可能な（あるいは変更可能性の低い）ものなのか，社会や文化に規定された変更可能な（変更可能性の高い）ものなのかは，不平等の改善を考えるうえできわめて重要である．

　ジェンダーは，それ自体が単独で健康に大きく影響するのに加えて，他の社会要因，たとえば社会経済的地位などと複雑に絡み合う形でも健康に影響する（Moss, 2002）．したがって，社会と健康の関係を検証する際にジェンダーを無視することはできない．そこで本章では，社会的な健康格差が形成される過程において，ジェンダーがどのように関わっているのかを詳しく説明する．

2 ジェンダーと健康

2.1 セックスとジェンダーの定義

セックスとジェンダーの違いについては冒頭で簡単に触れたが，ここで改めて定義しておこう．World Health Organization（WHO：世界保健機構）は，セックスを「女か男かどちらかを示す人間の遺伝的・生理的な生物学的特徴」，ジェンダーを「社会的に決定された女性および男性の役割と責任を意味し，このことは，生物学的差異からではなく，社会の成り立ちによって女性や男性として認識され期待される考えや行動と関連している」と定義している（WHO, 2002a）．生物学的な性であるセックスの本質的な決定要因は染色体であるのに対し，ジェンダーの決定要因は社会や文化である．この2つの概念における最も重要な違いの1つは，セックスが基本的に変更不可能な個人要因として取り扱われるのに対し，ジェンダーはそうではないという点である．ジェンダーは国家，社会，文化，時代，場所によって変化する社会的特徴であり，その健康への影響も社会によって異なる．

2.2 健康への影響

セックスの健康への影響として，これまで最も頻繁に取り上げられてきたのは，生殖システムに関連した健康（リプロダクティブヘルス）である．妊産婦死亡や妊娠・出産に伴う健康障害の発症は深刻な健康影響の1つとして挙げられる．妊産婦死亡率の減少は，2000年に採択された国連ミレニアム宣言の目標の1つとして取り組まれてきた．1990年以降，妊産婦死亡率は全世界で約34%減少したものの，2008年には1年間で約36万人の女性が妊娠・出産を契機に命を落としており，いまだ深刻な健康問題であることに変わりがない（WHO, 2010a）．

一方，ジェンダーの健康影響についてもこれまでに多くの報告がある．教育の機会，経済資源，就業の機会などにおける男女間の不平等により，女性のさまざまな資源へのアクセスや自ら健康を守る機会や能力が限定され，結果的にジェンダーが健康に悪い影響を与えていることはこれまでの多くの報告により明らかである（Doyal, 2001; Sen and Ostlin, 2007; WHO, 2006; 2009c）．また，

社会における性に起因した不平等は，女性の健康のみならず男性の健康にも影響を与える（Sen and Ostlin, 2007）．たとえば米国では，州における女性の平均的な社会経済的地位（政治参加，経済的自立度，職業や収入によって測定される）の高さは，女性だけでなく男女両方の健康度と相関する．つまり，女性の社会的地位が低い州の女性の死亡率は高く，同様に男性の死亡率も高い（Kawachi et al., 1999）．このように，ジェンダーの健康への影響は，単に女性だけにとどまるものではなく，社会全体の課題であるといえる．

セックスとジェンダーの健康への影響は，それぞれが独立して健康に影響するほか，セックスはジェンダーの影響を受けながら，またジェンダーはセックスの影響をはらみながら健康に影響している（Krieger, 2003）．たとえば前述の妊産婦死亡には，出産という生物学的な問題（セックス）に加えて，貧困や女性差別のように妊産婦をとりまく社会的・文化的な問題（ジェンダー）が強く影響している．この2つの影響を厳密に区別し把握することは実際には困難だが，これらを概念的に区別しておくことは性の健康への影響を包括的に理解するうえで重要である．

2.3 ジェンダーの視点：婚姻の健康影響を例に

ジェンダーは健康に直接的に大きな影響を与えるが，それに加えて他の社会要因と健康の関連に間接的・複合的な影響も与える．ジェンダーの健康への影響を分析するためには，ジェンダーの直接的・間接的な影響を総合的に把握しようとする視点が不可欠である．本章では，これを「ジェンダーの視点」と呼ぼう．ここでは婚姻の健康影響を例に，ジェンダーの視点の重要性について考えてみたい．

婚姻が健康に大きな影響を与えていることは，多くの先行研究により明らかにされている（Ross et al., 1990; 近藤, 2006）．たとえば，Lillardら（1995）は1万1112人の男女を1968年から17年間追跡し，婚姻と死亡リスクの関連を男女別に検証した．その結果，既婚者は非婚者（未婚・離婚・死別）と比較して男女とも死亡リスクが低いが，女性では婚姻による健康影響は主に世帯収入の影響によるものであると推察される一方，男性では世帯収入の影響はみられないと報告している．配偶者との死別が本人の健康へ与える影響に関する研

究では，配偶者と死別した女性の死亡リスクが配偶者との死別を経験していない女性と比較して差がないのに対し，男性では死別者の死亡リスクは配偶者との死別を経験していない男性と比較して高いという，男女で異なる結果が報告されている（Ikeda et al., 2007; Moon et al., 2011）．こうした結果は，婚姻の意味や機能が男女で異なる可能性を示唆している．一般に，社会経済的基盤が脆弱な女性にとって，婚姻により得られる経済的安定は大きな恩恵の1つであり，これが健康に影響を与える重要な要因の1つであると考えられる．これに対し，男性にとっては，婚姻によってもたらされるパートナーや家族の協力や支えといった情緒的・社会的サポートの供給が健康に大きく影響することがうかがわれる．このように，婚姻の健康への影響が男女で異なる理由を理解するには，人々を取り巻く環境や社会要因が男女で異なる意味をもつことを踏まえた検討が，必要である．これが「ジェンダーの視点」をもった検討に他ならない．

3 社会階層と健康の関連におけるジェンダーの影響

3.1 社会経済的地位形成におけるジェンダーの影響

　収入，職業，教育歴，といったさまざまな要因により形成される社会経済的地位が健康に影響を及ぼすことは本書の他章で述べられているとおりである．そして，ジェンダーはそうした社会経済的地位の形成そのものに大きな影響を与えている．

　社会経済的地位は，一般に「教育→職業→収入」という経路を通じて形成される．教育は将来における就業機会や収入を規定することから，社会経済的地位の最も基本的な要因に位置づけることができる．一般に，教育歴が高い人は，良い職に就く可能性，高い収入を得る可能性，良い家に住む可能性，良い職場環境を享受できる可能性などが高く，逆に，教育歴が低い人はこれらの可能性が低い．先進諸国においては，近年女性の教育レベルが上昇し，高等教育進学率は男女で差がなくなってきているが（OECD, 2013a），先進国以外の多くの社会では依然として女性の教育歴は男性と比較して低い傾向にある（World Bank, 2013）．また教育歴が社会経済的地位を決定する重要な要因であること

に男女で違いはないが，教育歴が及ぼすその後の職業選択や経済的報酬への影響は性別によって大きく異なる（Lynch *et al.*, 2000）．一般に女性の就業率，フルタイム就業者の割合，管理・専門職の割合，賃金は男性と比較して低く，この傾向は同程度の教育歴の男女を比較してもみられる．

日本においては，四年制大学進学率は戦後一貫して男子のほうが高い状態が続いている（そもそも戦前の大学進学者はほとんどが男子で，女子は例外的だった）．戦後の四年制大学進学率における男女間格差は，最も大きい時期（1970年代から1980年代）には30ポイント近い差があった．しかし近年では，全体的な大学進学率の上昇とともに四年制大学進学率の男女差は10ポイント程度に縮小している．また四年制大学と短期大学進学率を合わせた高等教育進学率をみると，1990年代以降は男女差がほとんどなくなっている．このように高等教育進学率だけを見ると，男女間の教育歴格差は縮小傾向にある．とはいえ，社会全体で見れば，教育歴は平均的に男性のほうが女性より高い．また，OECDの国際比較データによると，(1)大学での専攻には男女間で大きな偏りがあり，理科系（特に工学系）を専攻する女性は少ないこと，(2)「理系女子」が少ないのは多くの国に共通の傾向ではあるが，先進国の中では日本の男女差が特に大きいこと，が明らかになっている（OECD, 2013b）．

次に職業における男女の差について検討しよう．年齢層別の労働力率（各年齢層における職業に従事している人の比率：図5-1）は，よく知られているように，女性の場合M字型カーブが見られる（20代後半から30代にかけて，結婚・出産・育児のため仕事を離れる女性が多いため労働力率が低下する）．2010年のM字型カーブは1970年（M字の谷が最も深かった時期）に比べると，かなり平坦に近づいている．とはいえ，労働力率に男女間で依然として大きな違いが存在していることは明らかである．図5-2は，2010年の国勢調査における各職業従事者の男女比率を示したものである．サービスや事務職に女性が多く，肉体的な負荷の大きい作業系の労働に従事する女性は少ないことがわかる．また，社会的な影響力が大きく高収入な管理的職業（企業の課長職相当以上）従事者が大幅に男性に偏っていることも注目に値する．

雇用形態（従業上の地位）は，被雇用者（誰かに雇われる形で働く）と，自営（自分で自分を雇う）に大別される．そして，被雇用者は正規雇用と非正規

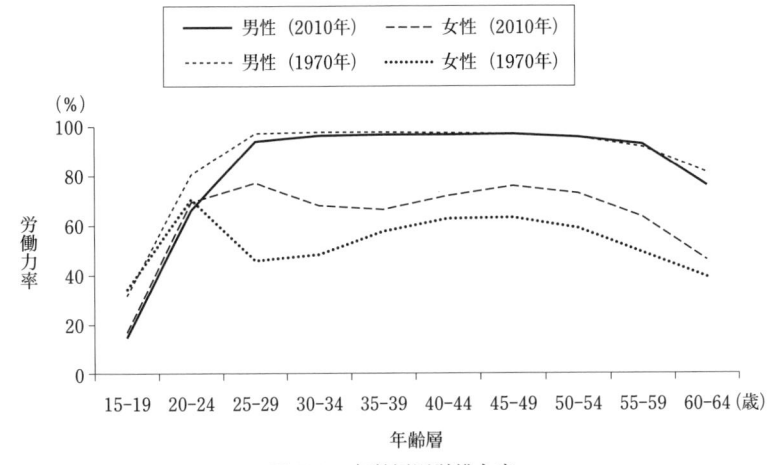

図 5-1　年齢層別労働力率
出典：総務省「国勢調査」．

雇用の2種類に分類される（雇用形態の詳細については第2章を参照）．よく知られているように，非正規雇用労働者は増加の一途をたどっており，女性の非正規雇用比率は近年では 50% を超えている．一方，男性の非正規雇用比率は約 20% 程度で，大きな男女差が存在する．男女間の賃金格差は過去と比べると改善されているが，先進国の中では日本の男女間賃金格差は依然として大きい（OECD, 2013b）．2012 年の「民間給与実態統計調査」（国税庁）によると，男性の平均給与（年収）が 502 万円であるのに対し，女性の平均給与は 268 万円で，男性の 53% にとどまっている．

なぜ，女性の平均賃金は男性よりも低いのだろうか．賃金にはさまざまな要因が影響する．たとえば，教育歴が高く，勤続年数が長く，正規雇用であり，高い役職についている人の賃金は高くなる．しかし，すでに説明したように，これらの要因は女性のほうが男性に比べて不利である．すなわち女性のほうが，(1)平均教育歴が低く，(2)勤続年数が短く（結婚・出産で退職する女性が多いため：図 5-1），(3)平均的な役職が低く（管理職が少ない：図 5-2），(4)低賃金の非正規雇用が多い．さらに付け加えると，(5)女性のほうが労働時間が短い（特に非正規雇用の場合），(6)女性のほうが転職回数が多い（一般に転職は収入を

職業	男性	女性
サービス	32.5	67.5
事務	40.2	59.8
運輸・清掃・包装等	52.7	47.3
専門的・技術的職業	52.9	47.1
販売	57.9	42.1
農林漁業	62.3	37.7
生産工程	70.9	29.1
管理的職業	86.0	14.0
保安	94.4	5.6
輸送・機械運転	97.1	2.9
建設・採掘	97.9	2.1

図 5-2 各職業従事者の男女比率（2010 年）

出典：総務省「国勢調査」.

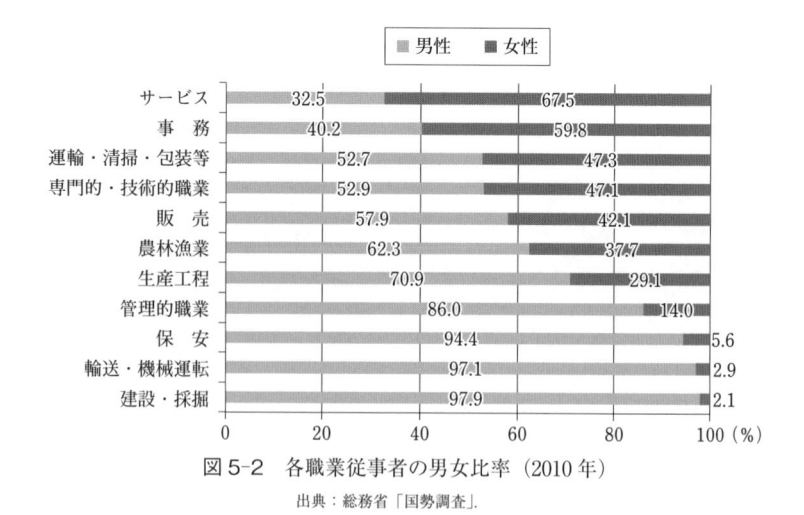

低下させる），といった要因も重要である．これらの要因を同一にしてもなお賃金の男女間格差が存在する場合，それは性差別とみなすことができるが，そもそも賃金を規定する要因自体に大きな男女差が存在し，それらが複合的に女性の賃金を引き下げる方向に作用しているという事実を見逃してはならない．このことは，働く女性の貧困（第 6 章）を考えるうえで非常に重要である．

3.2 社会階層と健康の関連における性差の背景

本書の他章で述べられているように，日本においても欧米と同様に社会的な健康格差が存在することは概ね一致した見解となっている（Kagamimori et al., 2009）．日本で把握された社会的な健康格差には性差が認められることが多く，同様の性差は他のアジア地域においてもみられる（Kim et al., 2010; Park et al., 2007; Zhan et al., 2012）．しかし，欧米の先進国では社会的な健康格差は男女で概ね同じ傾向であることが示唆されている（Mackenbach et al., 2008; Mustard et al., 2003）．健康格差における性差がすべてセックスにより説明できるのであれば，性差の程度が地域や社会によって大きく異なることはないと予想できる．しかし，日本や他のアジア地域において社会的な健康格差における性差が大きいのであれば，そこには社会階層と健康の関連にジェン

ダーが関与している可能性が示唆される．

　では，社会階層と健康の関連に存在する性差はなぜ発生するのだろうか．ジェンダーと健康の関連を考える場合の重要な理論的基盤の1つに社会的役割がある．社会的役割（例：家計の維持，子どもの世話，炊事・洗濯・掃除等の家事担当，町内会への参加など近隣関係，親の介護，等）は男女間の健康格差を生むメカニズムの1つとして多くの先行研究により検証されている．ここでは，なぜ社会階層と健康の関連における性差が発生するのかについて，日本における社会的役割の性差（性別役割分業）に関する理論を中心に話を進めていきたい．

性別役割分業規範（男性稼ぎ手モデル）

　日本における健康格差に顕著な性差が発生する1つの理由として，「男性は外で働いて家計を維持し，女性は家庭を守る」という性別役割分業（以下，これを「男性稼ぎ手モデル」と呼ぶ）が依然として根強いことが考えられる．男性稼ぎ手モデルは，近代社会における産業化（工業化）の進展の中で普及した（斎藤，2013）．前近代社会のように自営業（特に農業）が産業の中心を占める社会では，多くの人の生活の場と仕事の場はほとんど重なっていたため，女性が働きながら家事や育児を行うことはそれほど難しくなかった．しかし産業構造が変化し，工場やオフィスなど特定の場所に出勤する労働のスタイルが広まると——言い換えると，職場と生活の場が分離すると——夫婦の一方が働き，一方は家事育児のために家庭に残ったほうが生活するうえで効率が良い．そして，乳幼児の世話は女性のほうが適しているという通念から，女性が家庭に残り男性が働きに出る形での社会的役割の分業が標準的な形となった．日本の場合，男性稼ぎ手モデルは1960年代から70年代に普及し，専業主婦が女性の「普通の生き方」として定着した．

　男性稼ぎ手モデルは，社会経済的地位の男女間格差が生じる根本的な原因となっている．女性は結婚したら家庭に入るのだから男性ほど高い教育歴は重要ではないし，仮に高い教育歴を獲得するにしても，その教育内容は「良妻賢母」として生きるために必要な知識と技能の習得に向けられるべきである．この通念はすでに時代遅れであるが，こうした価値観がある時期までの高等教育

進学率や専攻の男女間格差を作りだしてきた．さらにその延長として，女性は結婚・出産したら退職するとみなされていたため，企業は女性を幹部候補生として育ててこなかった．その結果として，管理職の女性比率は今なお低い．さらに，結婚した女性が働く場合，家計の補助として働く場合が多いのだから，労働時間が短く給与の低い非正規雇用のほうが女性本人にとっても企業にとっても都合がよく，結果として女性の非正規雇用化が促進されてきた．このような男性稼ぎ手モデルをベースとするライフスタイルや雇用慣行の強固さは，日本社会の最も顕著な特徴の1つであるといえる（白波瀬，2005）．

近年においても，日本における夫の家事時間は欧米諸国と比べてかなり短く（大石・守泉，2011），育児休暇取得率は極端に低い（内閣府，2013）．1970年代以降，女性の家庭外就労が増加したが，その一方で家庭において女性に期待される社会的役割に大きな変化はなく，このことは，既婚女性における仕事と家庭の両立の実現，いわゆる「ワーク・ライフ・バランス」（仕事と生活の調和）をとることを困難にしている．

性別役割分業規範の健康影響

性別役割分業規範（男性稼ぎ手モデル）の健康影響は労働と健康の関連において顕著にみられる．たとえば，日本の長時間労働者の割合は一般に女性と比較して男性で高く，また欧米先進国の男性と比較しても高い（Lee $et\ al.$, 2007）．長時間労働は循環器疾患のリスクを上昇させ，睡眠時間の減少，疲労や心身の不調と関連があることが報告されている（岩崎，2008）．これは男性稼ぎ手モデルの社会規範によって男性が「外」に長い時間拘束されることによる健康影響，つまり性別役割分業規範の健康影響の1つであるといえる．また，雇用形態と精神健康に関する研究では，非正規雇用の健康影響に男女で差があることが示されている．正規雇用労働者と非正規雇用労働者（パートタイムと派遣・契約社員の2グループに区別される）を比較した場合，男性は正規雇用労働者に対しパートタイム労働者の精神健康が悪いのに対し，女性は派遣・契約社員の精神健康が悪い傾向が明らかになった（Inoue $et\ al.$, 2010）．男性のパートタイム労働者の精神健康が悪いのは，低賃金で雇用が不安定なパートタイム労働が男性稼ぎ手モデルと強い葛藤を引き起こしているからではないかと

考えられる．他方，女性の派遣・契約社員の精神的健康が悪いのは，派遣・契約社員として働く女性の正社員との待遇のちがいに対する不満や，正社員としての雇用が実現されないことによる不安や葛藤によるのではないかと推察される．

「ワーク・ライフ・バランス」は性別役割分業とジェンダーおよび健康の関係を考える際に重要な概念である（詳しくは本書第3章参照）．ワーク・ライフ・バランスが良好な状態とは，「性や年齢などにかかわらず，誰もが自らの意欲と能力を持って様々な働き方や生き方に挑戦できる機会が提供されており，子育てや親の介護が必要な時期など個人の置かれた状況に応じて多様で柔軟な働き方が選択でき，しかも公正な処遇が確保されている」（内閣府）という状態のことである．そして，ワーク・ライフ・バランスの悪さは，健康に悪影響を及ぼすことが知られている．

Sekine ら（2010）は日本の地方公務員を対象としたワーク・ライフ・バランスの健康影響に関する横断研究により，女性の精神ならびに身体健康は男性と比較して悪い傾向にあること，女性の家庭が仕事に及ぼす対立（家庭の事情により起こる仕事上の障害など）や仕事が家庭に及ぼす対立（仕事上の責任による家庭生活における妨げなど）が男性と比較して高いこと，そして健康における性差は主に家庭での役割，家庭が仕事に及ぼす対立，仕事が家庭に及ぼす対立などの要因の違いによって説明されることを報告している．つまり，女性の健康度が男性よりも悪いのは，女性の家庭外就労が進んでいるにもかかわらず偏った「家庭における役割や責任」から解放されることはなく，結局，家庭と仕事両立に極めて難しい状況に置かれた女性のワーク・ライフ・バランスの悪さに強い影響を受けている可能性を示唆している．ちなみに，この研究は英国やフィンランドの公務員研究と国際比較されており，日本女性の健康度は三国の中で最も悪いことが報告されている（Chandola *et al.*, 2004）．

ワーク・ライフ・バランスと関連して，家庭における社会的役割の数が健康に影響することも多くの先行研究によって報告されている．家庭における社会的役割数の健康影響に関する主な理論には，1）社会的役割が増えることで担当しなければならない仕事が増え，その結果，健康に悪影響を与えるという役割過重・役割葛藤説（role overload/role conflict）と，2）役割を持つことで

自分自身の存在感，自己肯定感，自尊心を高く持つことができ健康に良い影響を与えるという役割強化説（role enhancement）がある（Arber, 1991; Goode, 1960; Khlat et al., 2000; Sieber, 1974）．日本の家庭内家事分担における大きな男女差を考えれば，家庭における社会的役割数の健康影響が男女で異なることは容易に想像がつく．これまでに実施された先行研究では家庭における社会的役割数が多いほど健康に良い影響があり，男女で比較すると男性でより良い影響がみられている（Takeda et al., 2006; Tamakoshi et al., 2013）．つまり，男性は家庭における社会的役割数増加に伴う負担をあまり伴うことなく役割強化の恩恵を受け取ることが可能であるのに対し，女性は役割数の増加に伴う家事負担を引き受け（役割過重・役割葛藤が大きい），その結果，役割数増加に伴う良い健康影響が抑制されたのではないかと推測される．

　こうしたワーク・ライフ・バランスや家庭における社会的役割の健康への影響は社会階層によって異なることも考えられる．働く女性のワーク・ライフ・バランスが実現できるか否かは，女性の所属する世帯（あるいは夫）の社会階層によっても異なる．たとえば既婚女性が非正規雇用として働く場合，夫の収入がそれなりにあるために多くの収入を得る必要のない女性と，夫の収入が低いので家計の維持のために長時間働かざるをえない女性がいる．そして，前者がワーク・ライフ・バランスを実現しやすいのに比べ，後者はワーク・ライフ・バランスが実現しにくく，生活においてさまざまな困難をかかえていることが指摘されている（Seto et al., 2006）．この場合，世帯あるいは夫の収入が女性のワーク・ライフ・バランス（さらには健康）を左右する要因となっている．また，社会的役割による健康影響は所属する社会階層により異なる可能性も示唆されている．たとえば，Honjoら（2008）が示すように家庭外就労のある女性の家庭における社会的役割数の脳卒中発症リスクへの影響は教育歴によって異なった（図5-3）．高校卒業群では社会的役割数による顕著なリスクの違いはみられなかったが，低教育歴層においては家庭における役割数が2つ以上の女性の脳卒中リスクがやや高く，反対に高教育歴層においては家庭における役割数が1つの群の脳卒中リスクが顕著に高かった．女性では社会階層によって社会的役割数の健康影響メカニズムが異なっていることが推察されるが，男性ではこのような違いは見られていない．

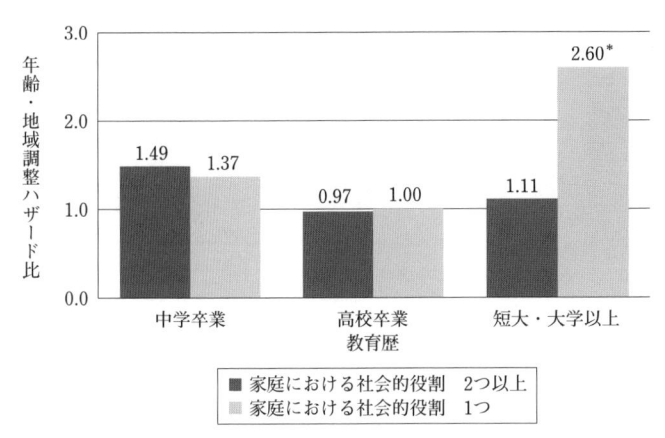

図5-3 就労女性における教育歴と脳卒中発症リスクの関連を家庭の社会的役割数別に層化解析を実施した結果

棒グラフのデータ：
- 中学卒業：家庭における社会的役割2つ以上 1.49、1つ 1.37
- 高校卒業：家庭における社会的役割2つ以上 0.97、1つ 1.00
- 短大・大学以上：家庭における社会的役割2つ以上 1.11、1つ 2.60*

縦軸：年齢・地域調整ハザード比
横軸：教育歴

注：* $p<0.05$.
出典：Honjo *et al.* (2008) "Education, social roles, and the risk of cardiovascular disease among middle-aged Japanese women: The JPHC Study Cohort 1." *Stroke*, 39: 2886-2890 をもとに筆者翻訳．

4 女性の社会階層──階層指標における測定の問題

　社会階層の健康への影響を検証する際の課題の1つに，女性の社会階層をどのように測定するかという問題がある．これまで伝統的に用いられてきた社会階層の指標（特に職業を基準とする階層分類）は，基本的にフルタイム（正規雇用や自営）で働く男性の中での階層構造を想定してきた（原・盛山，1999）．このため，既存の職業ベースの階層分類は，女性に特徴的な階層（専業主婦や非正規雇用）をうまく組み込めていないという問題を抱えている．さらに，古典的な社会階層研究では，女性の社会階層は彼女自身の社会経済的地位ではなく，彼女が所属する世帯の世帯主（基本的に男性が想定されるので，未婚の場合は父親，既婚の場合は夫）の社会経済的地位によって代替されると仮定されてきた（伝統的アプローチ）（Acker, 1973）．この仮定は男性稼ぎ手モデルが支配的な社会ではそれなりの妥当性を持つが，女性の労働参加率の上昇や家族形態の多様化（専業主婦の減少と共働き世帯の増加，シングルマザーの増加など）によって，現実に合わないものとなっている．そこで女性の社会階層を世帯主ではなく，女性本人の社会経済的地位で単純に置き換える（個人アプロー

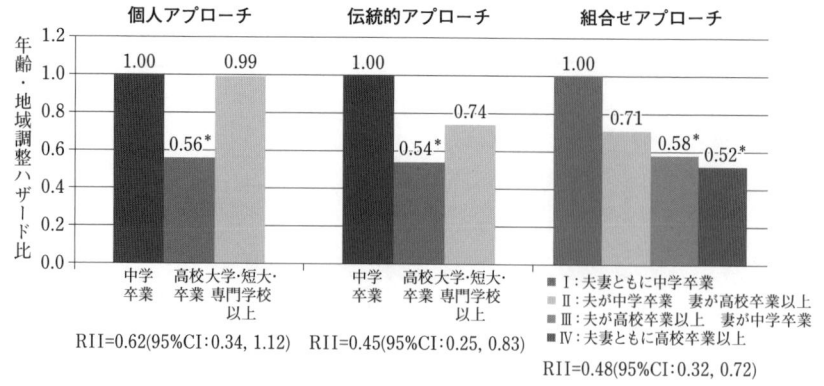

図5-4 3つのアプローチによる既婚女性の社会階層と脳卒中発症リスクの分析結果

注：*p<0.05.
出典：Honjo et al.（2012）"Effectiveness of combined approach for assessing social gradients in stroke risk among married women in Japan." *Journal of Epidemiology*, 22(4): 324-330 をもとに筆者翻訳．

チ）としても，問題は残る．多くの人は世帯を単位として生活しており，同じ世帯に属する人たちの間には，生活水準やライフスタイルの共通性が存在するからである．たとえば非正規雇用で収入の低い女性がいるとしても，彼女の世帯が貧しいかどうかは他の世帯員（特に夫）の収入を考慮しないと判断できない．社会階層と健康の関係を考えるうえで世帯の共同性を無視することはできないので，社会階層の単位を個人と世帯のどちらに設定するかが，分析において重要な問題となる．

たとえば，Honjo ら（2012）は日本の中高年既婚女性 9317 名を対象に教育歴を基にした3つの社会階層測定アプローチ（①個人アプローチ：本人の教育歴，②伝統的アプローチ：夫の教育歴，③組合せアプローチ：本人と夫の教育歴両方）を用いて，脳卒中発症リスクにおける社会階層間格差の比較検証を実施した．その結果，個人アプローチを用いた場合，最も社会階層の低い群と最も高い群はほぼ同じリスクを示し，中央の社会階層群は他の2つのグループと比較して約45%低いというU型の関連がみられた（図5-4左）．これに対し伝統的アプローチを用いた場合は，社会階層が高い群の女性の脳卒中発症のリスクは，低い社会階層群よりやや低い傾向であった（図5-4中央）．また，妻と夫の教育歴を合成した階層指標を作成し用いた組合せアプローチでは，脳卒

中発症リスクは社会階層が高くなるにつれて低くなるという関連がみられた（図5-4右）．把握できる健康格差の大きさでは，個人アプローチで捉えていた健康格差が最も小さいという結果だった．この結果からどのアプローチが一番妥当かという答えは導くことはできないが，少なくとも用いるアプローチによって結果が異なる可能性が示唆される．

　社会階層の単位を世帯とする場合，どのように世帯の社会階層を表現するのがよいのかについては，(1)夫の社会階層で代表する，(2)夫婦の社会階層を比較して高いほうをとる，(3)夫婦の社会階層の平均をとる，などの方法が提唱されているが，いずれの方法にも長所と短所があり，明確な結論は得られていない．(1)は最も扱いが簡単だが，これは伝統的アプローチそのものであり，すでに指摘した問題点がそのまま当てはまる．(2)は，教育歴のように高低の基準が一元的な指標の場合はそれほど問題ないが，職業と雇用形態を組み合わせて考える場合，扱いが難しい．たとえば，単に職業のみで考えれば専門職はブルーカラー職より高く，正規雇用は非正規雇用よりも高く位置づけられる．しかし，夫が正規雇用のブルーカラーで，妻が非正規雇用の専門職の場合，どちらが階層として高いと判断すべきだろうか．(3)は，夫婦の平均をとることが必ずしも適切でない場合が考えられる．たとえば，教育歴がヘルスリテラシーに影響するとして，ある世帯のヘルスリテラシーのレベルは，夫婦の教育歴の平均で決まると考えるよりは，教育歴の高いほうのレベルで決まると考えたほうが妥当かもしれない．ジェンダー（特に女性）と社会階層の関係を分析するうえで，以上の諸問題は無視できない重要なものである．

5　なぜ男女間格差は解消しないのか——制度という壁

　近年，男女平等の理念の浸透や女性の社会進出に伴って，男性稼ぎ手モデルを支持する人は減ってきている．たとえばNHK放送文化研究所が1973年から行っている「日本人の意識調査」では，この30年ほどの間に「（女性は）結婚したら，家庭を守ることに専念したほうがよい」という意見への支持率は低下する一方，「結婚して子どもが生まれても，できるだけ職業をもち続けたほうがよい」という意見への支持が増加した（NHK放送文化研究所，2009）．し

かし，こうした人々の意識の変化の一方で，先にみたように社会経済的地位の男女間格差の改善はあまり進んでいない．その原因は，日本社会に存在する男性稼ぎ手モデルを前提として設計されたさまざまな制度と雇用慣行にあると考えられる．

日本に限らず，男女間で社会経済的な不平等が生じる基本的な原因は，経済システムが男性稼ぎ手モデルと密接に結びついているため，さまざまな面で女性が不利を被りやすいことにある．ただし，そうした格差は男女間の平等化を促進させる政策や制度の導入によってある程度改善できる．日本は他の先進国に比べて職業や賃金の男女間格差が大きいが，それは日本の労働政策や社会保障制度が他国に比べて男性稼ぎ手モデルに強く依存しているからに他ならない．大沢真理によると，日本の社会保障制度の特徴は，(1)「夫は仕事，妻は家庭」という性別役割分業を前提とし，生活はまず家族で支えるものという考え方に依拠する「家族だのみ」，(2)社会保障が男性雇用者のニーズ（「夫は仕事，妻は家庭」に基づく）を中心に世帯単位で制度が設計されている「男性本位」，(3)既存の社会保険制度が大企業の労使にとって有利に設計されている「大企業本位」，の3点にあるという（大沢，2002）．

このような日本の社会保障制度の特徴は，企業の雇用慣行や労働慣行にも大きな影響を与えている．その典型は，終身雇用制や年功賃金制に代表される「日本的雇用慣行」だろう．この制度が適用されるのは男性労働者（特に大企業勤務の大卒ホワイトカラー）であり，女性労働者は基本的に制度の対象外であった．そして，さまざまな制度や慣行が相互に依存しながら男性稼ぎ手モデルを維持する方向に作用するため，人々の意識が変化したとしても，それがただちに社会経済的地位の男女間格差の解消という結果に反映されないのである．

こうした制度や慣習の相互依存関係の例はいくつもあるが，ここでは配偶者控除における「103万円の壁」と，ワーク・ライフ・バランスを無視したビジネス慣行を考えてみよう．

まず103万円の壁だが，パートタイム労働者である妻の年収がこの額を超えると，妻は配偶者控除の要件から外れることになる．このため，妻が年収103万円に満たない範囲でほどほどに働き，家計補助をするのが世帯全体としては合理的になる．類似の問題が社会保険についても存在し，こちらは「130万円

の壁」と呼ばれる．こうした制度の存在は，女性が低収入の非正規パートタイム労働にとどまるインセンティブを作り出す．

次にワーク・ライフ・バランスを無視したビジネス慣行だが，これは具体的には「残業が多い」「夜に商談を行う」「夜や休日に接待を行う」といった慣行のことである（川口，2008）．こうした慣行は明らかに男性社員が「夫は仕事，妻は家庭」の分業の下で働くことを前提としているため，女性社員にとっては非常に働きにくく，働いたとしてもワーク・ライフ・バランスを実現できない．そして，この慣行を廃止したいと望んでも，個人や一企業の努力で事態を改善することは難しい．なぜなら，企業取引は一企業だけで行うものではないからである．取引相手の企業が従来の慣行に従っている限り，そこからある企業が単独で離脱することは経済的損失につながる．それゆえ，ジェンダーの観点から不合理なビジネス慣行が存在するとしても，個々の企業（そしてそこに勤務する個人）がその慣行から離脱することは難しい（川口，2008）．かくして，男性稼ぎ手モデルを前提とし，かつワーク・ライフ・バランスを無視したビジネス慣習が存続し続けることになる．

以上のように，男性稼ぎ手モデルに沿った制度や慣行ができあがってしまうと，それが人々の働き方を方向づけ，男性稼ぎ手モデルを維持する役割を果たす．ここでは2つの例をあげるにとどめたが，実際にはさらに多くの社会保障制度や雇用慣行が男性稼ぎ手モデルを前提に成立しており，それらは互いに密な相互依存関係にある．この傾向は，1985年の男女雇用機会均等法成立以降も根強く日本の労働市場に残存している（上野，2013）．いったんできあがった制度はある種の自己強化機能を持つので，時間がたつほど方向転換が困難になる（Pierson, 2004）．言い換えると，ある制度が時代遅れになって変更が必要だと判明しても，これを一気にリセットして変更することは，現実にはかなり難しい場合がある（かりに日本の公用語を英語に切り替えるとしたら，どれほどの時間とコストと手間が必要になるかを想像してほしい）．また，日本の社会保障制度や雇用慣行が男性稼ぎ手モデルを前提に設計されていることは，制度の前提から外れた人々（たとえば母子世帯）にきわめて不利に働く．日本における母子世帯の貧困率は先進国の中で飛びぬけて高いが，その根本的な原因はこうした制度面の不備にある（詳しくは第6章を参照）．

6 ジェンダーと健康における社会政策への示唆

ここまで健康と社会格差,そしてジェンダーの関連について述べてきたが,最後にジェンダーと健康の関連における社会政策への示唆を示してみたい.

健康格差の縮小は日本における公衆衛生対策の主要目的の1つである(厚生労働省,2012b).社会的な健康格差もそのターゲットの1つであるが,その目的を果たすためにはまず妥当な階層指標を用いた正確な健康格差の把握が必要である.しかし,現在までのところ女性の階層指標としてどのような指標を用いるのがよいのか,そもそも社会階層の単位は個人なのか世帯であるべきなのかについて明確な結論は得られていない.また,女性の社会経済的地位の形成は結婚するのかしないのか,誰と結婚するのか,専業主婦となるか就業を継続するか,子どもを持つか持たないのか,就業するとしてもフルタイムで働くかパートタイムかといったさまざまな場面で選択の影響を受け,より複雑に階層化される.このように複雑化する女性間あるいは男性間の社会格差を正確に捉えるためには,社会経済的地位の形成におけるジェンダーの影響を考慮した指標を開発することが学術的にも社会政策的にも緊要な課題である(本庄・堤,2012).

もう1つ重要なのは,社会制度への介入である.これまで見てきたように,女性は男性と比較して人生のさまざまなタイミングで選択を迫られる機会が多く,生き方の多様性が高い(橘木,2008).またその選択は少なからず社会的役割に関する規範や社会制度の影響を受けている.つまり,彼女たちの選択はある一定の条件のもと(例:103万円以上の収入を得ることが得か損か)における選択であり,まったくの自由な意思や意欲による選択とは異なる.また,先にみたワーク・ライフ・バランスを無視したビジネス慣行などの社会慣習により長時間「外」にしばられている男性も,同様にその影響を受けていることも忘れてはならない.性別役割分業などジェンダーに関わる格差の問題は,個人の意識や行動によってのみ形成されているものではなく,個人,家庭,社会や制度との相互関係によって形成・維持されている.したがって,健康格差ならびに社会格差における性差縮小には,単に個人の意識改革だけではなく,ジェンダーの視点を持った社会制度への介入が重要であることは明らかである.

7 まとめ

　ジェンダーは社会的・文化的・歴史的に決定され，規範的・制度的な性質をもって人々の行動や意識に影響する．それゆえ，その健康への影響も社会によって異なる．本章ではジェンダー格差自体の詳細にはあまり触れず，社会階層と健康の関連におけるジェンダーの影響を中心に話を進めた．それは，社会階層を媒介としたジェンダーの健康影響や，社会階層と健康の関係におけるジェンダーの影響という見過ごされやすいものを示すためである．本章でみたように，ジェンダーは社会階層と複雑に絡み合いながら健康に影響を与えている．人々の性別役割分業に対する意識は急激に変化しつつある．しかし人々を取り巻く社会制度が個人の意識変容に追いつかず，結果として意識と現状に大きなかい離がみられ，それが新たな健康問題を生んでいる可能性がある．本章では女性を取り巻く状況についての解説に多くを費やした．しかし，ジェンダーは社会的に決定された男女の在り様であり，男性もその影響を受けている．ジェンダーと健康は決して女性だけの問題ではなく，男性の健康への影響も含めて，社会全体で取り組むべき課題である．

【Further reading】
① Bartley, M., Sacker, A. and Schoon, I. (2002) "Social and economic trajectories and women's health." In Kuh, D. and Hardy, R. (Eds.) *A life course approach to women's health*. Oxford University Press, pp. 233-248. ジェンダーと社会経済的地位の複雑な関連とその健康影響メカニズムを簡潔にわかりやすく示した良書．
② Krieger, N. (2003) "Genders, sexes, and health: What are the connections —— and why does it matter?" *International Journal of Epidemiology*, 32(4):652-657. セックス，ジェンダー，健康の関連についてわかりやすく説明している．
③ 上野千鶴子（2013）『女たちのサバイバル作戦』文春新書．健康格差を直接扱っているわけではないが，1980年代以降の日本における働き方の男女間格差がどのように変化してきたのかを，政治・制度・雇用慣行・個人の選択の相互作用の観点からわかりやすく解説している．

第Ⅱ部
健康格差のメカニズム

第6章
貧困・社会的排除・所得格差

近藤尚己・阿部 彩

　貧困とは,単に低所得であることを意味するわけではなく,社会参加や他者との交流,社会保障といった制度との接点,労働市場における地位など,さまざまな社会的な不利を内包する概念であり,政治的,社会的価値判断を含む.近年では,社会的排除という言葉で再定義する試みもある.貧困は物質的,心理的,社会的な負荷を与える結果,当事者を不健康にする.また,貧困と関連する概念に(社会経済的な)格差がある.貧困が,社会における個人の位置とそれによって決まる不利を問題とするのに対して,格差を社会問題ととらえるときは,(金銭など)資源の分配に関する社会全体の特性により,そこにおかれた個人が(ときに豊かさなどの個人の属性とは無関係に)受ける影響を問題としている.たとえば,行きすぎた格差は政策の不効率や社会連帯の低下,加えて格差による多様な精神的ストレスをまねき,その影響は富裕層を含めた社会全体へと波及する可能性が指摘されている.貧困や格差が健康に及ぼす影響についての理解は,社会保障や資源分配のあり方に関して重要な政治的含意を持っている.

1　はじめに

　貧困は最も古くから知られている最大の健康リスクといってよいだろう.不十分な栄養の摂取や,不衛生な住環境などが,健康を悪化させる要因となることは容易に想像できる.日本においても,相対的貧困率が16.1%(2012年値.

厚生労働省，2014）であり，国民の7人に1人が貧困状況にあると推測されている．この数値は，OECD 諸国の中でも高く，34 カ国中，上から6番目である（2010 年値．OECD, 2014）．

貧困と隣接する問題が，近年危惧されている経済格差の拡大である．経済格差の拡大は，貧困の増大と同意ではない．経済格差が広がっても，貧困が増加しないこともあるからである[1]．そのため，貧困を問題視しても，格差自体については問題視されない傾向があった[2]．しかし，近年になって，格差の存在そのものが人々の健康に悪影響を及ぼすことが指摘されるようになってきている（Wilkinson, 2005）．日本は，貧困率と同様に，経済格差も大きい国である．OECD 諸国の中で，日本の所得格差は，34 カ国中上から10 番目に高い（2010 年値．OECD, 2014）．かつて「一億総中流」[3]と言われ，平等社会と謳われた日本はすでに存在しない．このような中で，貧困・格差が，人々の健康を脅かしていることが危惧されている．

本章では，現代日本というコンテクストにおける貧困や格差の概念を概観し，そのうえで，それらの健康へ及ぼす影響について，理論と実証の両面から解説する．この中で，近年，欧州連合（EU）をはじめ，諸外国にて一般化されつつある社会的排除の概念を紹介する．次に，貧困・社会的排除・格差が及ぼす健康への影響について，明らかにされつつある事象について説明する．最後に，貧困・社会的排除・格差と健康の関係について，日本のデータを用いた研究を紹介する．

2 概念と定義

2.1 貧困の概念と定義

貧困を定義しようという試みは貧困研究の歴史の中で幾多の社会科学者が行

---

1) たとえば，1990 年代の米国においては，経済格差の1つである所得格差が拡大したものの，貧困率はむしろ下がっている（Luxembourg Income Study HP）．
2) その最も典型的な例は小泉純一郎（元総理大臣）が発した「格差が出るのは別に悪いことだと思わない」という発言であろう（2006 年2月1日，参議院予算委員会）．
3) 「一億総中流」という言葉は，1970 年代に日本の人口が1億を超え，また内閣府による「国民生活に関する世論調査」にて，回答者の8割以上が自分の生活水準を「中流」と回答したことに基づいている．

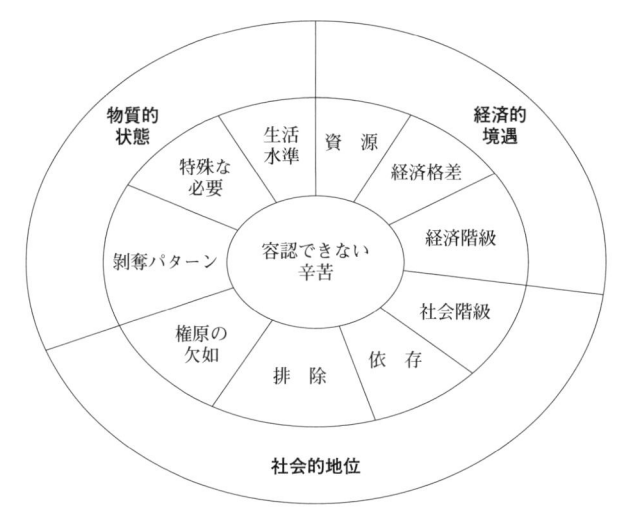

図6-1 さまざまな貧困概念の関係
出典：ポール・スピッカー著／圷洋一監訳（2008）『貧困の概念』，p.25.

ってきた（Spicker, 2007）．しかし，その唯一無二の定義は確立していない．何故なら，「貧困」という言葉自体に「許容されがたい生活水準」という意味が含まれており（岩田，2007），それをどう定義するのかは，価値判断を伴うからである（Lister, 2004）．そのため，貧困の定義は，その時々の時代や社会的背景に影響され，貧困を定義すること自体が政治的な決定でもあるのである．

　また，貧困の概念は，社会学や経済学，政治学などのさまざまな学問で扱われてきた概念に隣接するものである．たとえば，社会学で扱われてきた社会階層の概念や，経済学で扱われてきた生活水準の概念，また，政治学における労働階級の概念などである．それらの関係性は，上記のように図式化される（図6-1）．

　図6-1によると，貧困は，第1に，物質的必要が満たされていない状態であり，低い生活水準や，物質的剥奪（material deprivation）といった言葉で表象される．また，貧困は，社会的地位の低さを表しており，さまざまな人権が満たされていなかったり，社会参加が阻まれている状況，社会制度や人間関係から排除されている状況を指す．最後に貧困とは経済的境遇を指すものであり，生産システムにおける人々の関係，たとえば，非正規労働者などの言葉を使っ

て表される．近年における「貧困」は，このようなさまざまな要素を内包した概念ということができよう．

特に先進諸国における「貧困」の概念について，最も活発に議論を行い，それを政策に結びつけているのが欧州連合である．欧州委員会（EC）による1984年の貧困の定義は，上に挙げた貧困の諸要素を簡潔に表しているので，ここに引用しよう．貧困者とは，「物質的・文化的・社会的資源が限定されているために，居住する加盟国において容認される最低限の生活様式から排除されている個人，家庭，集団と解される」(Lister, 2004)．

この定義から読み取るべき事柄として3つを強調したい．第1に，貧困は，身体的困窮のみを指すだけでなく，「最低限の生活様式」が保てない状況を指すことである．「生活様式」の中には，政治決定権（選挙で投票するなど），社会参加（地域コミュニティや，同窓会，趣味のサークルなどへの参加など）や人間関係（友人とのつき合いや，家族・親族との関係など）などが含まれる．すなわち，社会にて1人の市民（シティズン）として機能できているかが問題となっている．第2に，「容認される」という言葉からわかるように，この貧困概念は，身体的能力など客観的データで裏付けるものではなく，結局のところ，「それではあんまりだ」という人々の規範によって決定されるものであるということである．これは，貧困概念においては「恥」「尊厳を保てる生活」といった個人の主観的な心理状況を重視することとつながっている．第3に，貧困が引き起こされる要因は，低所得（物質的資源）のみではないという理解を内包している点である．そこには，従来，社会学によって論じられてきた職業分類による社会階層，身分制度の名残，人種や国籍等による差別など，さまざまな社会の不公平による生活水準の格差の問題が含まれている．

以上のように，現在，貧困は，社会的側面を多分に含む概念，すなわち「相対的貧困」として理解される場合がほとんどである．貧困研究の父と言われるタウンゼンドは「その社会で慣習になっている，あるいは少なくとも広く奨励されているまたは是認されている種類の食事をとったり，社会的諸活動に参加したり，あるいは生活の必要条件や快適さを保つために必要な生活資源」を欠いている状態を相対的貧困と定義した（Townsend, 1979)．他方，肉体的にサバイバルが不可能であるような生活水準を指して「絶対的貧困」という場合が

あるが，社会科学の研究から見ても，政策の実務上の基準としても実用性が少ないため，近年この用語を用いて貧困問題を扱うことはまれである．

2.2　格差の概念と定義

　格差は，所得格差，資産格差，教育格差，学力格差，健康格差などの多くの文脈で用いられる言葉である．ここでは，最も一般的な所得格差を例にとって，話を進めることとしたい．格差は，文字どおり個人やさまざまな集団（地域，職種，性別，人種など）間の所得の差のこと，あるいは特定の集団内（国や地域など）における所得のばらつきの程度，と定義できる．格差と貧困の違いは，格差は社会全体の分布の偏りのことを示すのに対し，貧困は社会の底辺の人々の状況を示すことにある．たとえば，富裕層がますますリッチとなり，中間層から離れた生活水準になろうとも，相対的貧困率は変わらない．また，貧困は，「許容されがたい」という価値判断が含まれるものの，格差は分布の度合いを示す統計的指標であり，それ自体に価値判断が伴うものではない．

3　測　定

3.1　相対的貧困率

　相対的貧困を計測するために編み出された1つの手法が，所得分布のデータを用いて算出される「相対的貧困率」である．誤解がないように付け加えると，所得が少ないこと（低所得）は，それ自体が「貧困」を意味するわけではない．個人の生活水準は，所得のみで決定されるわけではない．所得がなくても，貯蓄を切り崩したり，自家栽培の農作物を食べたり，家族や友人から支援されながら生活水準を保つことは可能であるからである[4]．しかしながら，データで確認すると，実際の生活水準の多くの側面（生活困窮，教育，健康，人間関係など）は，所得と高い相関関係にあり，所得を調べることである程度生活水準を予測することが可能である．また，所得データは多くの国において整備され

---

[4] その最たる例が高齢者であろう．高齢者は所得が少なくとも，貯蓄を切り崩して生活していることも多く，また，住宅費・教育費などの費用も少ない場合が多いので，所得から推測されるよりも生活水準が高い場合がある．

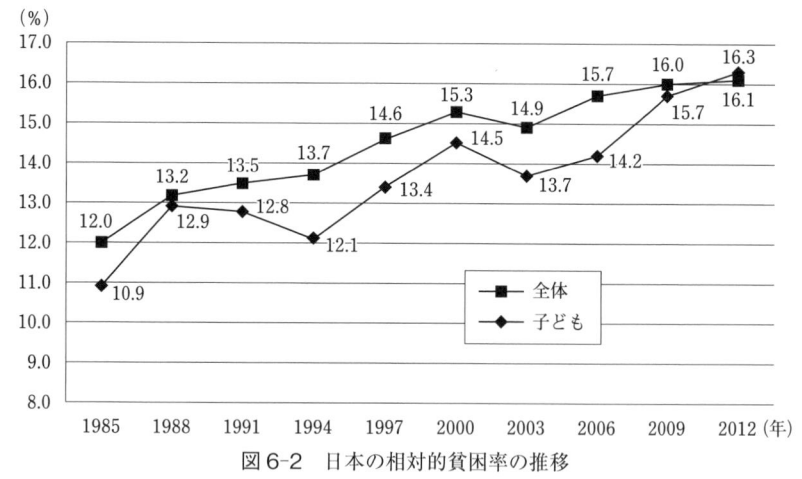

図6-2 日本の相対的貧困率の推移
出典：厚生労働省（2014）『平成25年国民生活基礎調査の概況』．

ており，データの信頼性が高く，国際比較の卓上にも乗りやすい．そのため，所得データを用いた相対的貧困率は，簡易に貧困を測定する方法として，最も一般的に普及している．

所得データを用いた相対的貧困率の定義は，「等価可処分世帯所得の中央値の50%ないし60%以下」というものである．「等価」とは，世帯内の人員数で調整した値という意味で用いられており，世帯内のすべての世帯員の所得を合算した値（世帯所得）を世帯人数で調整した値が，その中央値の50%ないし60%以下である世帯に属する者を貧困者と定義する．

図6-2は，日本における相対的貧困率の推移である．この図から読み取れる点を3つ指摘しておきたい．1つは，日本において貧困の問題がマスコミなどで取り上げられるようになったのは2008年のリーマン・ショック以降であるが，貧困率は1985年時点ですでに10%を超えていることである．すなわち，日本の貧困は，決して「新しい問題」ではない．2つめは，1985年から2012年にかけて，景気のよい時期も存在するのにもかかわらず，貧困率が一貫して上昇していることである．これの意味することは，日本の貧困は構造的な問題であり，景気回復によって解消されるものではないということである．3つめに，社会全体の貧困率の上昇を上回る勢いで，子どもの貧困率が上昇している

ことである．日本の貧困は，かつては高齢者の問題とされていたが，徐々に子ども・若者の問題に移行してきている．

3.2 剥奪指標

　所得データを用いずに貧困を測定する方法も存在する．近年，相対的貧困率を補完する貧困指標として定着してきているのが，剥奪指標（deprivation index）である．剥奪指標は，「1日3回の食事が摂れているか」「電話を持っているか」「靴を持っているか」など実際に個人が享受している生活の「質」を直接的に測る方法である．この中には「友人とお茶を飲むことができるか」「親戚の冠婚葬祭に出席できるか」など人間関係を維持するための項目も含まれる．一般的には10-60程度の項目について，その保有状況を調べ，欠落している項目を積み上げて剥奪指標が作成される．この方法は，独自の社会調査を必要とすることから，なかなか普及が進まなかったが，近年，欧州連合にて，加盟国共通の社会調査（EU-SILC: European Union Survey of Income and Living Conditions）の中で剥奪指標を構築する項目が含まれるようになってからは，国際比較なども活発に行われるようになってきた（OECD, 2008; ユニセフほか，2013等）．また，EUが「貧困と社会的排除にある者」の定義として，所得による相対的貧困率と剥奪指標の組み合わせを採択したことにより，EU加盟国において，それを自国の貧困削減目標として用いる国が多くなっている．日本においても，いくつかの研究において，剥奪指標を用いた貧困の測定が行われている（阿部，2006; 平岡，2001等）．ここには，例として，欧州連合の公式な剥奪指標に用いられる項目のリストを挙げる（表6-1）．

3.3 社会的排除指標

　ヨーロッパ諸国をはじめとする諸外国においては，貧困を「社会的排除（social exclusion）」という概念として捉え直す動きが盛んである．社会的排除の概念は，1970年代にフランスにて発祥し，その後，各国政府および欧州連合，国際連合などの国際機関において社会政策の基礎的理念として確立してきた．特に，欧州連合は，1990年代後半から「貧困と社会的排除指標」の開発にいち早く着手し，それを公式な貧困の定義として取り入れている．

表6-1 欧州連合（EU）剝奪項目リスト

項目（9項目）
1）予期しなかった出費
2）家から離れて年に1回休暇に出かける
3）住宅ローンあるいは家賃，公共料金あるいは分割払い
4）1日おきに肉または魚が付いた食事
5）住宅の冷暖房
6）洗濯機
7）カラーテレビ
8）電話
9）自家用車

出典：European Union.

社会的排除と貧困の最も大きい違いは，「貧困」は，一定の生活水準を保つために必要な資源の欠如として理解されているのに対し，「社会的排除」とは，社会における制度や人間関係などから徐々に人々が排除されていくプロセスを指す．たとえば，雇用を失うことにより，社会保険から脱落し，同僚などとの人的交流が減少し，徐々に，社会から切り離されていくことが社会的排除である．先に述べたように，貧困の議論の中においても，人間関係の希薄さや，人と社会との関係の脆弱性は，その概念に含まれているものの，社会的排除は，それらをより明示的に前面に押し出している点，労働を通じた社会参加に重きを置いている点，社会保険など社会において当たり前となっている制度にカバーされているかを問題とする点，そして，貧困は「排除される側」の問題として貧困を捉えているのに対し，社会的排除はそれを「排除をする側」の問題として捉えている点が新しい．

欧州連合は紆余曲折の道をたどった末，欧州連合統計局（EUROSTAT）による「貧困と社会的排除指標」を用いて各国のモニタリングをすることを義務づけた（高橋，2013）[5]．また，欧州連合の成長戦略である「Europe 2020」では，「包摂する成長（Inclusive Growth）」を掲げ，欧州全体で2020年までに相対的貧困を2000万人削減するという公約を掲げている（EU, 2010）[6]．

---

5) この指標は「ラーケン指標」と名付けられ，2009年には「包括関連指標」として改訂された（高橋，2013）．

6) 2010年の時点において，欧州連合における相対的貧困率は16.4%，剝奪状況にある人の割合は8.1%，働き手が働けない世帯に属する人の割合は10.0%，「相対的貧困または社会的排除」にある人の割合は23.4%であった（高橋，2013）．

日本においては，社会政策の分野において，社会的排除指標を用いた研究がなされている（阿部，2011b；2007a；2007b；日本ソーシャルインクルージョン推進会議編，2007）．疫学研究では，高齢者を対象とした研究で，Saito ら（2012）が(1)相対的貧困，(2)社会的孤立，(3)（個人には対応不可能な理由による）趣味・文化活動への不参加の組み合わせにより社会的排除を定義し，将来の死亡リスクについて男女別に検討している（Saito et al., 2012）．

3.4 格差の測定

前述のように，格差は集団（社会）内における当該指標のばらつき，あるいは偏りの程度を示すものであり，集団（社会）単位で評価するものである．所得格差指標には多くの選択肢がある．たとえば，平均値のばらつき指標である分散や変動係数（分散を平均値で除したもの），平均対数偏差がある．比率をベースとしたものとしては，分位比率や中央値以下の所得割合（総所得に対する中央値以下の人々の所得の和の割合：median share）などがある．より洗練された指標として，ジニ（Gini）係数，タイル指数，アトキンソン指数なども用いられる．最もよく用いられているジニ係数は，所得の低い順に横軸に累積人口割合を，縦軸に総所得中の累積所得割合をプロットしたローレンツ曲線から計算するもので，完全に所得が平等な場合（すべての人の所得が同じ）は0，完全に不平等（1 人が社会の全所得を得て，他は全員所得なし）の場合 1 をとる．

格差指標を用いる際は，それぞれの指標の特徴を踏まえて選択する必要がある．たとえば，ジニ係数には所得分布のかたちを反映しないという欠点がある一方，所得分布全体をみることができる．分位比率は，90% 点対 10% 点（90p/10p）や 90% 点対 50% 点（90p/50p）というように集団内の任意の2つの分位点の比率を表すため，比較する所得レベルを自由に測定できる．また，平均対数偏差は理論上所得分布の両端に対して感度が高い[7]．

---

[7] 格差指標を計算する元となる所得にも，当初所得や可処分所得，個人所得や世帯所得など複数の定義があり，用いる定義により格差指標の推定値も当然異なる．世帯所得を用いる場合，世帯人員数や構成員の特性（子どもの数等）による調整を施した等価世帯所得を用いる場合が多い．所得を世帯人員数の平方根で除する方法がよく用いられる．格差指標の測定法の詳細については，章末の Further reading を参照されたい．

4 貧困・格差と健康とをつなぐメカニズム

4.1 貧困・社会的排除と健康

貧困や社会的排除が健康をむしばむメカニズムについては，これまでの章で扱われてきたように，社会階層論との関係（第1章），職業環境や働き方による影響（第2章，第3章），幼少期の環境（第4章）など，多様な要素が関与している．ここでは，主に，日本の実証研究の成果を紹介しながら，前章までで十分触れられていない事項について論じていくこととする．

物質的困窮

どのように貧困を定義するにせよ，その核としてあるのは，衣食住といった生活に欠かせないモノが「ない」「買えない」という物質的困窮がある．今日の日本においては，飢え死するほどの物質的困窮は少ないものの，慢性的な困窮の影響により，生命が脅かされることは十分に考えられる．第1に挙げられるのは，「食」の困窮である．収入が少なければ，必要なカロリーは摂取できても，バランスよく栄養価の高い食材を入手することが難しくなり，健康が悪化し，結果として寿命を短くする可能性すらある．国立社会保障・人口問題研究所が，全国の保健所を通して行った調査（$n=11{,}000$ 世帯）によると，「過去1年間の間に，家族が必要とする食料が買えなかった経験がありますか」との問いに対して，「よくあった」と答えた世帯は 1.6%，「ときどきあった」としたのは 4.7%，「まれにあった」としたのは 8.5% と，計 14.8% の世帯が食料の困窮経験があると答えている（国立社会保障・人口問題研究所，2013）．特に，困窮度が高かったのが母子世帯（2世代）であり，合わせて3割以上の世帯に食料の困窮経験があった．現代日本といえども，食の問題は存在しているのである．

住環境も，物質的困窮と健康を結ぶ1つの大きい経路である．屋内の温度や湿度の管理，ライフラインへのアクセス，居住面積といった面で劣悪な住環境であることによって健康に悪影響が出ることは十分に考えられる[8]．また，居宅面積が極端に小さい場合は，感染症が世帯内で蔓延しやすいことや，十分な生活スペースが得られないことによる精神的ストレスがかかることが知られて

いる（西浦，2003）．総務省統計局『平成20年住宅・土地統計調査』によると，国交省が定める「最低居住面積水準」[9]を満たしていない住居は，住居総数の6.7%であり，特に貧困世帯が多く住んでいると考えられる民営借家では17.4%と高い数値となっている．家族専用の風呂またはシャワーがない住居は全体の1%であった（同左）．筆者（阿部）が行った一般市民2000人を対象に行った「2008年社会生活調査」（2008年）によると，「住宅の不備により健康を害した家族がいる」と回答した率は2.0%であった．

さらに，緑地や治安，生鮮食料品を扱う店舗へのアクセスといった建造環境（都市環境）も健康に大きく影響する（詳しくは第9章で扱う）．

サービスへのアクセスの問題

次に検討しなければならないのは，医療，福祉，教育，消費など，健康に対して直接，間接に影響を与えるさまざまなサービスへのアクセスの問題である．ここでは，健康に直接かかわる，医療サービスへのアクセスについて，日本の現状を取り上げる．日本においては，国民皆保険が達成されて半世紀がたっており，制度的にはすべての国民が公的医療保険にカバーされることとなっている．しかし，公的医療保険は，個人が保険料を支払うことが前提となっているため，当然であるが，保険料が支払えない場合にはカバーされない仕組みである．現行の制度では，国民健康保険の保険料を滞納すると，保険証が取り上げられ，「資格証明書」が発行されることとなっている．保険証が取り上げられると，窓口の自己負担が100%となるため[10]，医療サービスが必要であっても受診を抑制することが報告されている（大津ほか，2013）．最近のデータでは，

---

[8] 記憶に新しい事例として，さいたま市で2012年2月に起きたアパートで3名が餓死した事件がある．料金の滞納により電気や水道が止められていた．また，白色ペンキに長く鉛が使用されていた欧米諸国では，貧困地区で古いペンキの塗り替えが進んでおらず，住環境における鉛など有害物質による子どもの発達への影響も指摘されている（Brooks-Gunn, J. and Duncan, G. J. (1997) "The effects of poverty on children," *The Future of Children*, 7(2): 55-71）．

[9] 単身者 $25\,m^2$，2人以上の世帯 $10\,m^2 \times$ 世帯人数 $+ 10\,m^2$．子どもは，3歳未満は0.25人，3歳以上6歳未満は0.5人，6歳以上10歳未満は0.75人として算定され，4人を超える場合は5%控除．

[10] その7割分は，後に，滞納している保険料を全納すれば取り戻すことができるが，実質的には滞納保険料を相殺されるため，多くの場合は返ってこない．

全国で27.8万世帯に資格証明書が交付されている（厚生労働省「平成24年国民健康保険実態調査」）．

公的健康保険にカバーされていても，自己負担を払うことができないために，医療サービスが必要であっても受診を控える場合もある（近藤ほか，2012: 88）．日本における受診抑制の実態については，大規模調査[11]やレセプト・データを用いた研究[12]によって明らかにされつつある．これらの研究結果をまとめると，受診抑制は，高齢者よりも勤労世代に多く発生しており，本人申告によると4割から5割の人々が「医療サービスが必要と感じたのに受診しなかったことがある」としている（表6-2）．また，所得階層別に受診抑制を分析している研究の結果からは，低所得層ほど受診抑制の発生率が高いことが示されている（日本福祉大学健康社会研究センター，2009；日本医療政策機構，2008；内閣府政策統括官室（経済財政分析担当），2006；川添・馬場園，2007）．

これらの受診抑制は，すべて金銭的な理由で起こっているわけではない．受診抑制の理由まで掘り下げて訊いている調査からは，金銭的な制約と時間的な制約の2つが最も多い理由として挙げられている（近藤ほか，2010；平松ほか，2009；阿部，2013a；国立社会保障・人口問題研究所，2013）．しかし，経済的な制約と時間的制約はオーバーラップすることも指摘されている．阿部（2013a）は，東京近郊の4地域の25歳から50歳の男女1万3920人を対象とした「まちと家族の健康調査」（2010年）を用いて，受診抑制の理由の重なりを分析している．その結果，時間的制約を抱えている人の約4割は経済的制約も抱えており，貧困者の多くは時間的な制約があるとしている（阿部，2013a）．この調査は対象者が東京近郊に住む勤労世代であるということもあり，情報の制約や，地理的・身体的アクセス（医療機関が遠い，身体的に医療機関に行くのが大変等）は，ごくわずかであった．

---

11) 受診抑制についての設問が含まれている調査の例として，日本医療政策機構『日本の医療に関する2007年世論調査』（2007年）と『日本の医療に関する2008年世論調査』（2008年），国立社会保障・人口問題研究所『社会保障実態調査』（2007年），同『生活と支え合い調査』（2013年），東京都老人総合研究所・ミシガン大学の共同プロジェクト「全国高齢者パネル調査」（菅，2007），日本版総合社会調査（JGSS）（埴淵，2010；村田，2010），JAGES調査（日本福祉大学健康社会研究センター，2009）が挙げられる．

12) 遠藤・駒村（1999），本多（2003），内閣府（2005），内閣府政策統括官室（経済財政分析担当）（2006），川添・馬場園（2007），豊川ほか（2012），川越（2013）等．

表 6-2 受診抑制の発生割合：先行研究

文献	データ	対象者	受診抑制の定義	受診抑制を経験した割合
阿部 (2013a)	J-SHINE (2010) 第1ウェーブ (全4地区)	25-50歳 東京近郊4都市		47.2%
豊川ほか (2012)	J-SHINE (2010) 第1ウェーブ (2地区のみ)	25-50歳 東京近郊2都市		55.4%
日本福祉大学健康社会研究センター (2009)	AGES 2006	高齢者 (65歳以上)	「過去1年間に必要な治療を控えた」	11.5%
埴淵 (2010)	JGSS 2008	20-89歳	過去1年間に病気やけがをした者の中で，「病気やケガがあるにもかかわらず，治療を受けない，もしくは延期した」	42.6%
国立社会保障・人口問題研究所 (2009)	『社会保障実態調査』(2007) 世帯票	全世帯	過去1年間に「健康ではなかったが，医療機関にいかなかった」	世帯単位で2.0%
日本医療政策機構 (2007)	『日本の医療に関する2007年世論調査』(2007)	20歳以上男女 (50地点×80名)，回答数1,318 (回答率33%)	「費用がかかるという理由で過去12カ月以内に具合が悪いところがあるのに医療機関にいかなかった」	高所得・高資産層 16%，中間層 25%，低所得・低資産層 40%
日本医療政策機構 (2008)	『日本の医療に関する2008年世論調査』(2008)	20歳以上男女 (50地点×80名)，回答数1,082 (回答率27%)	「費用がかかるという理由で過去12カ月以内に具合が悪いところがあるのに医療機関にいかなかった」	高所得・高資産層 18%，中間層 29%，低所得・低資産層 39%

出典：阿部 (2013a).

心理的影響

　貧困であることが健康を脅かすいま1つの大きな要因は，心理的影響である．他の人々と比較して，自身の経済状況や社会的ステータスが劣ると認識することは，主に競争的心理に基づき精神的な負荷になる．劣等感やねたみ，フラストレーションといった負の心理作用は，精神的ストレスを生み出し，不健康な行動を起こす要因となる．ランシマンはこれを，「相対的剥奪感 (sense of relative deprivation)」と名づけている (Runciman, 1966). ランシマンによれば,「大まかに言って, 人はある財 X (筆者注：たとえば所得) について, (i) X を持っておらず, (ii) 他人が X を持っていることを知り, (iii) X をほしいと思い, (iv) X を得ることが可能だと感じるとき, 人は相対的剥奪感をもつ」. このような, 他者との比較や社会構造との関係性による行動や意思決定を「社会比較 (social comparison)」という (Festinger, 1954)[13].

先述したように, 貧困は, しばしば, 人々を社会における制度や人間関係などから排除していく. このように社会的排除状況に追い込まれていくことは, 慢性的なストレスの源である. 典型例としては, 生活保護受給者は社会的排除の 1 つの形として理解されているが, 近年の「生活保護バッシング」からも明らかなように, 常に, 社会から後ろ指を指されている状況にあり, 慢性的なストレスに晒されているといえよう[14].

このようなストレスの増大は直接的および間接的に健康をむしばむ可能性がある. まず, 精神的ストレスは人々の選択行動に影響を与え, 生活習慣を変えることで, 間接的に健康に影響を与える. たとえば, 将来の健康の維持のための選択肢 (たとえば健康診断受診や健康的な食料品の購入) よりも, 即時に得られる情緒的な欲求満足 (たばこやアルコールなどの嗜好品) を求めやすくなる. アルコールや薬物依存はその典型例といえよう.

ストレスは, また, より直接的に生物学的なリスクを高めることも知られており, そのメカニズム解明に向けた先端的研究が進められている. 社会的なストレスへの曝露に対する生体反応については次章で詳しく扱う.

4.2 所得格差と健康

ここまでは, 貧困層と, 中間層および富裕層の人々との間の健康格差と, 格

---

[13] 典型例としてはヴェブレン「有閑階級の理論」に見られるような富裕層の顕示的消費行動がある (Veblen, 1899).
[14] 123 ページで述べた貧困研究における「剥奪指標 (deprivation index)」は, 「相対的剥奪 (relative deprivation)」という概念に基づいている. これは, 社会全体において「当たり前」とされる物品やサービスを金銭的な理由で持てないことを意味するもので, ここで議論している相対的剥奪感 (sense of relative deprivation) とは区別される (ただし,「相対的剥奪」により引き起こされる心理作用の 1 つとして「相対的剥奪感」がある, という点で両者は関連している).

差が生じるメカニズムについて議論した．そして，貧困層においては，物質的困窮，医療サービスへのアクセスの問題，労働環境や心理的ストレスによって，健康が害されていることを指摘した．ここからは，所得格差自体が社会全体に及ぼす影響について論じていきたい．ここで踏まえておくべきこととして，貧困が，社会における個人の位置とそれによって決まる不利を問題とするのに対して，格差は，（金銭など）資源の分配に関する社会全体の特性により，ときに個人の社会経済状況とは無関係に，そこにおかれたすべての人が受ける影響を問題としている，という点を強調しておく[15]．

所得格差仮説

近年，所得格差自体が富裕層も含めた社会全体の健康状況を悪化させるという説，すなわち「所得格差仮説」が脚光を浴びている（Wilkinson, 1996）[16]．

この説を理解する前段階として，所得と健康との関係について説明しよう．図6-3に示したように，一般的には，所得は高ければ高いほど健康状況もよくなるが，その上昇の度合いはある水準で頭打ちとなってくる．すなわち，所得が低い段階では，所得が1単位上昇することによって得られる健康維持のための財やサービスの効果が高く，実際に健康改善の効果が大きいが，高所得になるほど，いくら財やサービスを投資してもそれほど健康は改善しなくなることを示している[17]．

この図をもとに，今，所得の平均値がまったく同じ X である2つの社会を想定しよう．議論を単純化するために，この2つの社会はともに構成員が2人のみと仮定する．社会Aは，X_1 と X_4 の2人の個人によって構成され，社会Bは X_2 と X_3 の2個人によって構成されているとしよう．所得格差が大きい社会A（X_1 と X_4 の社会）と所得格差が小さい社会B（X_2 と X_3 の社会）の健康状態の平均値を見ると，明らかに所得格差が小さい社会Bのほうがよい

---

15) 所得格差と貧困率は必ずしも連動する指標ではないものの，一般的には，所得格差の大きい国ほど，貧困率も高いため，不健康な人も多くなる．しかしここで問題にしているのは，格差が大きな社会で生活している人すべてに対する文脈的な（contextual）影響である．

16) 所得格差の直接影響をはじめに論じたウィルキンソン以降，「所得格差仮説」あるいは「ウィルキンソン仮説」と呼ばれることがある（Wilkinson, 1996）．

17) 経済学でいう，収穫逓減の法則である．

図6-3 所得分布と健康の関係

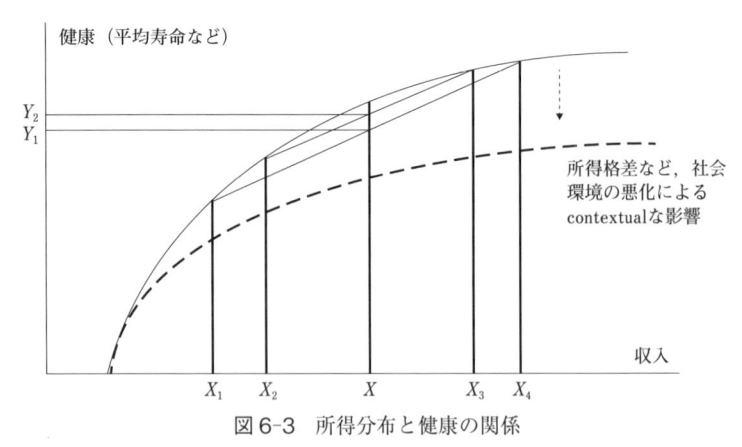

出典:Rodgers (1979) *Population Studies*, 33:13-16 から筆者改変.

ことがわかる.つまり,所得と健康とが曲線線形であるために,個人レベルの所得と健康との関係のみによって,所得格差が大きい社会では健康の平均値も低いことを説明できる[18].これは単に低所得者ほど不健康であることを反映しているに過ぎず,所得格差仮説の本質ではない.所得格差仮説は,格差という社会全体の特性による,あらゆる人への影響を示すものであり,図6-3中に矢印で示したように,所得と健康との関係性の曲線を押し下げる(所得の効果を総じて減弱させる)ような影響を意味している.スブラマニアンとカワチはこれを所得格差の「汚染効果」と呼んでいる(Subramanian and Kawachi, 2004).

所得格差仮説のメカニズム

所得格差自体がその社会に住むすべての人々の健康を悪化させるメカニズムは,概ね3つに分けられる.すなわち,①政策の不効率と所得再分配機能の低下,②社会連帯の低下,そして③社会比較による相対的剥奪感の増大である[19].

---

18) 社会の中での相対的な所得水準ではなく,所得の水準そのもの(=絶対所得)で説明できることから,Wagstaff and van Dooslaer (2000) は,これを「絶対所得仮説」と呼んだ.ただし,所得水準がよい集団ほど健康であるという関係性はもはや立証されたといってよく,もはや仮説ではないといっていい (Subramanian and Kawachi, 2006).なお,ここでの「絶対所得」は,貧困の定義における「絶対的貧困」とは関係ない.

132　第II部　健康格差のメカニズム

説明しよう．

　まず，1つめについては，社会保障や公共投資といった制度を通して行われる政府の再分配の機能が，格差が拡大することによって低下することである．多額の税を納める富裕層は政治的影響力も強いが，自身が必要としない（中-低所得層向けの）社会保障や公共投資（公立学校・一般水準の病院など）へ税収を利用することに反対する．また，富裕層は，格差が広がるほど，自身の便益や既得権利保護のためのロビー活動などのために，本来であれば生産のために投資されるべき資本を無駄に消費することとなる（Stiglitz, 2012）．そのため，たとえ民主主義の国であっても，所得格差が大きいと，より富裕層が好む政策が実現するようになり，政府の再分配効果が減少する．実際に，Gilens (2006) は，膨大な数の世論調査のデータをもとに，所得階級別の政策選好とそれらが実際にどれほど実現したかを分析しており，高所得層の政治選好が実現する確率は，中間層，貧困層よりも高く，しかも，その上昇の度合いは線形ではないことを立証している．

　2つめについて，所得格差の拡大は，多様な利害関係をもった集団を多数生み出すことになる．集団間の利害の摩擦は，社会の連帯，個々人や集団同士の協力関係を劣化させ，協調行動を起きにくくさせる[20]．また，相対的剥奪感は集団単位で行動化されることも知られており，たとえば犯罪やテロリズムといった反社会的行動の原動力となる（Smith *et al.*, 2011）[21]．治安や集団同士の摩擦，政治の混乱は社会の構成員にとって大きな負担となる．

　3つめの相対的剥奪感の増大のメカニズムは，前節に述べた相対的貧困の心理的影響と関連する．所得格差が拡大すれば，人々の持ち物にも格差が生じ，当然，目に見える暮らしぶりの違いが顕著になる．その結果，自分の所得は変わらなくても，相対的剥奪感が増加することになる[22]．結果として，健康が悪

---

[19] 第1章において社会階層と健康との関係に関するメカニズムとして紹介された「唯物論的メカニズム」「政治動学的メカニズム」「心理認知メカニズム」とそれぞれ関連する．
[20] これらの議論は第11章で論じるソーシャル・キャピタルと密接に関係している．
[21] 2012年にニューヨークで起きたOccupy Wall Street事件は記憶に新しい．以来米国で議論が続いている．
[22] たとえば，それまで同クラスの車を持っていた隣人が，より高級な外車を買えば，相対的剥奪感を覚えるかもしれない．

化する．実は，相対的剥奪感は貧困者の問題だけではなく，所得水準にかかわらず，だれにでも（富裕層にも）起こり得る．そのため，所得格差仮説を説明するのである．つまり，ひとことで「社会」といっても，私たちが日々活動しているのは，近隣，職場，学校，世代など，特定のより小さい単位の社会＝コミュニティである．そして私たちは，所属するそれぞれのコミュニティの中で，日々，他人と自分とを比べて（社会比較して）一喜一憂しているのである．これは，たとえ誰もが羨むような地位にある者であっても無縁でなく，その人が，何を（自分が所属するどのコミュニティを）気にして「社会比較」するかによっては，富裕層であってもそのようなストレスに苛まれるのである[23]．社会比較をする際に想定する集団のことを「準拠集団（reference groups）」と呼ぶ．所得格差の心理的影響について検討する際には，準拠集団は何かを明確にすることが重要となる（石田，2011）．

加えて，格差が大きい社会においては，富裕層も自分の地位から脱落した際に失うものが大きい．そのため，脱落してはいけないという不安感とストレスに晒されることとなる．それが健康の悪化にもつながることも考えられるであろう（Wilkinson, 2005）．

5 実証研究の到達点

5.1 健康格差の実態および貧困の健康への影響に関する実証研究

このような要因が複合的に絡まり合った結果，社会経済状況による健康の格差は必然的に発生する．欧米においては，社会経済階層による健康の格差の存在は，かねてより指摘されており，膨大な研究の蓄積がある（浦川，2013；近藤克則，2013；近藤尚己，2013；杉澤，2013）．日本でも，健康格差の存在は明らかである．教育歴や所得といった社会経済状況が不利な人ほど，がんや循環器疾患などの主な死因による死亡リスクが高いことが，大規模な長期縦断研究で明らかにされている（Fujino, 2007; Fujino and Iso *et al.*, 2005; Fujino and Tamakoshi *et al.*, 2005; Fujino *et al.*, 2002; Hirokawa *et al.*, 2006）．喫煙や運動

---

[23] たとえ大企業の経営者であっても，経営者同士でつくる団体内での業績や豊かさには必ず差がある．

不足，健康診断未受診といった健康リスクとなる行動も，社会経済状況が悪い個人ほど取りやすい傾向が知られている（第8章で詳しく扱う）．ただし健康格差の大きさは米国や英国など欧米諸国と比較すると，特に職業や教育歴による格差は既存のデータ上は小さく（Kagamimori et al., 2009），かつ，第2章で詳しく扱ったように，近年の経年比較データからは日本における健康格差の状況が90年代ころから大きく変化し，近年では欧米とは異なるパターンを示している可能性も示唆されている（Wada et al., 2012）．

また，子どもの健康格差のエビデンスも蓄積されつつある．地域単位の集計データを用いた分析では，市町村レベルの比較において所得の高い地域ほど，う蝕の有病者率が少ないことが報告されている（駒村，2009；相田，2010）．また，阿部（2013b）は，7歳の子どものデータを用いて，所得データで見る貧困層と非貧困層の間において，入院経験，ぜんそくなどの疾病において，子どもの健康格差が存在することを確認した．

多くの場合，所得や教育歴と健康との関連は直線的ないし曲線的であり，一定水準以下の場合のみ健康リスクが増大する，といったような「閾値」はみられない．このため健康の社会経済格差を，健康の「勾配（gradient）」という言葉で表すことがある（Marmot, 2004=2007）．これは，前述のように，社会経済状況が健康に及ぼす影響は物質的・心理的・社会的に複合的なメカニズムによるからだと考えられる．

以上のように，社会経済状況の違いによるさまざまな健康アウトカムの格差の記述的データについては相当程度の蓄積がある．一方で，物質的困窮や社会的排除といった，今日的な貧困の概念に依拠して，貧困が健康のどういった側面にどの程度の影響を与えるかを明らかにした研究はほとんど見られない．日本では，本章第3節で取り上げたSaitoら（2012）が，高齢者の社会的排除と死亡リスクの関係について縦断データを用いて分析している．その結果，社会的排除の構成要素のうち，相対的貧困は男性の死亡リスクを上昇させるが，女性の死亡リスク上昇は予測されなかったとしている．しかし相対的貧困に社会的孤立が加わると，女性の死亡リスクは一挙に上昇するとしている（Saito et al., 2012）．

このような研究が少ないことは，ひとえに測定の難しさを原因としていると

いえよう．たとえば，物質的な剥奪状況を把握するには調査票の多くのページを割いて情報収集する必要がある．社会的排除についても，前述のように概念についての合意形成が不十分であり，Saito ら（2012）のように便宜的に作成した尺度を用いた一部の試験的な研究は見られるものの，今後のさらなる研究が待たれている．

5.2 社会の特性としての格差が健康に及ぼす影響に関する実証研究

次に，所得格差仮説，すなわち，格差の大きな社会が，個人の社会経済状況にかかわらずどのような健康影響をどの程度及ぼすかについての研究は，どこまで進んでいるのであろうか．Kondo らのメタアナリシスがある．死亡との関係を調べた9つの縦断研究と，主観的健康感との関連を調べた19の横断研究を統合したこの研究では，一定水準以上の所得格差は，死亡リスクを有意に上昇させる可能性が示された（Kondo and Sembajwe et al., 2009; Kondo et al., 2011）．また，所得格差を評価する範囲が広いほど（市町村単位よりも，都道府県や国単位のほうが）その影響が強い可能性も示唆された．関連して，所得格差の拡大により増大することが考えられる相対的剥奪感と不健康（死亡リスクや主観的健康感が悪いこと）との関連も報告されている（Åberg Yngwe et al., 2012; Kondo and Kawachi et al., 2009; Kondo and Kawachi et al., 2008; 近藤ほか，2012）．これらは，準拠集団内において，当該個人より高所得者との所得差の総和，という形でランシマンの相対的剥奪感の概念を計量化した指標であるイツザキ係数（Yitzhaki, 1979）を用いた研究である．これまでの研究の多くは，相対的剥奪感が大きいほど健康アウトカムが悪い，という関係を支持しており，またその関連は男性のほうが強い，といった傾向も観察されている．ただしこれらには否定的なデータも散見され，やはりさらなる研究が必要である（Adjaye-Gbewonyo and Kawachi, 2012）．

6 さいごに

本章では，現代社会における貧困や格差の概念を整理し，また，近年，ヨーロッパにおいて社会政策の基礎概念となった社会的排除の概念を紹介した．そ

のうえで，貧困・社会的排除，そして格差が，どのように人々の健康に影響を及ぼすのか，その経路について解説した．貧困とは，低所得であることを意味するわけではない．貧困とは，社会参加や他者との交流，社会保障といった制度との接点，労働市場における地位など，さまざまな社会的な不利を内包する概念である．本章を読み終えた読者の中には，本章と第Ⅰ部の各章，社会階層，職業階層，ワーク・ライフ・バランス（労働環境），幼少期の環境，性，といった社会の切り口と，貧困・社会的排除，そして，格差という切り口に重なる点が多いことに気づいたであろう．これは，当然と言えば当然のことである．社会階層や職業階層は，所得で測る貧困と高い相関があり，また，貧困者は劣悪な労働環境にいることが多く，さらに，性別と貧困も密接な関係にある．

健康という観点から，貧困をみる時，重要なのは，このようなさまざまな不利が複合的に個人の健康をむしばんでいるという理解であろう．加えて，所得格差仮説に関する議論においては，貧困と格差に起因する健康問題は，貧困層だけではなく富裕層も含めた社会全体の問題である，という示唆も得られよう[24]．

【Further reading】
①岩田正美（2008）『社会的排除 —— 参加の欠如・不確かな帰属』有斐閣．
②ルース・リスター著／松本伊智朗監訳（2011）『貧困とはなにか —— 概念・言説・ポリティクス』明石書店．
③川上憲人・小林廉毅・橋本英樹編（2006）『社会格差と健康 —— 社会疫学からのアプローチ』東京大学出版会．所得格差仮説について第3章に詳しい解説がある．
④イチロー・カワチ（2013）『命の格差は止められるか —— ハーバード日本人教授の，世界が注目する授業』小学館101新書．
⑤小塩隆士（2010）『再分配の厚生分析 —— 公平と効率を問う』日本評論社．所得格差や貧困が健康や幸福に与える影響について，経済学の視点を中心に議論している．格差の評価法の解説も詳しい．

---

[24] これらの議論を受けて，第12章では政治哲学的な側面からの議論を深める．このように健康を軸に多面的に掘り下げることで「社会はどうあるべきか？」という大きな問いへの取りかかりとなることと期待している．

第7章
社会的ストレスと脳神経機能

大平英樹・笠井清登・西村幸香

　ストレスへの曝露は，脳神経系の構造や機能を変容することにより生得的な脆弱性とあいまって精神疾患を発症させる一方で，判断能力の低下や不健康な行動を助長することにより身体的疾患の発症のしやすさにも影響する．社会階層の格差は，こうしたストレスへの曝露が脳神経機能に与える影響によって媒介される可能性がある．近年，脳の構造や機能を非侵襲的に測定できるさまざまな神経画像技法が進歩してきたことにより，こうした問題を実証的に検討できるようになった．今後は，基礎的研究の進展とともに，ストレスの影響を緩和することで疾患を予防し，健康を増進するための介入法の開発が期待される．

1　はじめに

　ストレスが健康を阻害することは，もはや常識であるとも言ってよいだろう．疫学的研究により，ストレスは，心臓病，脳卒中，糖尿病，ガン，感染症，などのリスクを高めることがわかっている（e.g. Steptoe and Kivimäki, 2012）．ストレスと疾患の関連を媒介する要因の1つとして，食事，喫煙，飲酒，運動などの健康に関連した行動が挙げられる．すなわち，ストレスが，偏った食事，過度な喫煙や飲酒，運動不足などを助長することにより，疾患リスクを上げることが実証されている（McEwen, 2012）．さらに，ストレスは身体的疾患だけでなく，統合失調症やうつ病などの精神疾患の原因ともなる．
　こうした現象の背後には，ストレスによって引き起こされた脳神経の構造や

機能の変容があることが明らかになってきた．この問題が重要なのは，ストレスによる脳神経の構造や機能の変容が，社会の階層化が健康の格差を生む現象を媒介している可能性が考えられるからである（McEwen, 2012）．現代において，特に先進国においては，ヒトが経験するストレスの大部分は，飢えや不衛生な生活環境などの物理ストレスではなく，職場や家庭の境遇，人間関係，金銭問題などの社会的ストレスである．脳神経の構造や機能を検討することで，それらの社会的ストレスが身体的疾患や精神疾患を発症させるメカニズムの一端を解明できるのではないかという期待が高まっている．

そのような問題意識のもと，本章では，ストレスが健康に関連する行動や精神疾患の発症に及ぼす作用について，その背後にある脳機能メカニズムに関する最近の知見を紹介する．

2 脳神経の構造と機能へのストレスの影響

2.1 ストレスによる行動の変容

目標志向行動と習慣行動

ストレスは，目標志向行動（goal-directed action）と習慣行動（habit action）と呼ばれる行動の様式に影響する（Schwabe and Wolf, 2011）．目標志向行動とは，ある状況下において目標を設定し，それを実現するために能動的に行為することを意味する．一方，習慣行動とは，繰り返し遂行されて自動化された行為をすることである．たとえば，健康のためにカロリーや栄養バランスに配慮して食べるものを選ぶのは目標志向行動であり，いつものように好みのフライド・チキンとフレンチ・ポテトを食べるのは習慣行動である．

上記の例からもわかるように目標志向行動は努力を必要とする．その反面，柔軟性が高く，新奇で変化する状況にも速やかに対処できる．これに対して習慣行動は，努力を必要としない自動化された反応なので実行が容易である．しかし反面，柔軟性には欠け，状況の変化に対応することが困難になる．動物やヒトは，この2つの行動様式のバランスを取ることで，環境からの要求に対処し適応している．私たちの認知的資源は限られているので，周囲に起こる事象をすべて熟慮して行動を決めることはできない．そのために，繰り返し行った

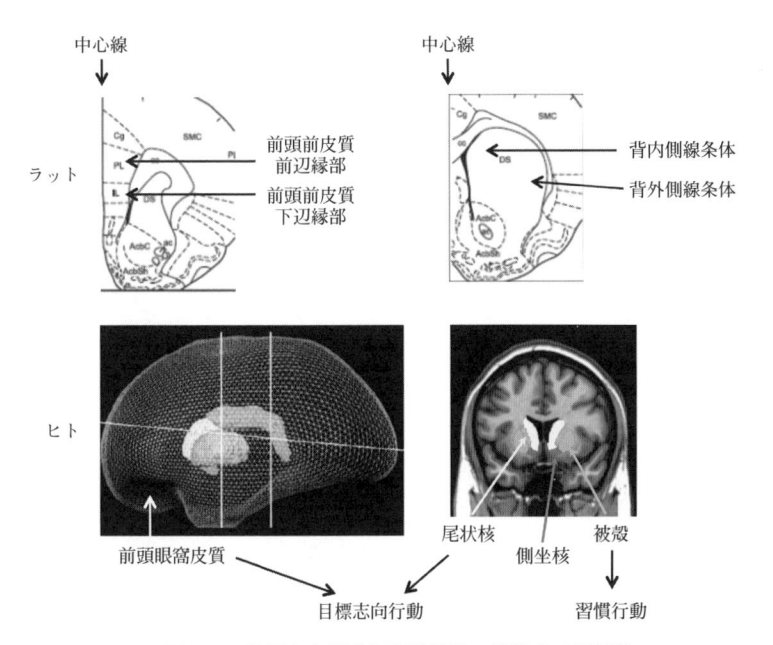

図7-1 目標志向行動と習慣行動に関連する脳部位

行動は次第に自動化され習慣となる．習慣は環境が安定している時は有効だが，環境が変化した場合には新たな適応方法を発見せねばならず，その場合には目標志向行動への切り替えが必要となる．

動物研究により，これら2つの行動様式の神経基盤がほぼ同定されている (Balleine and O'Doherty, 2010)．目標志向行動は前頭前皮質（prefrontal cortex）の前辺縁（prelimbic）部と下辺縁（infralimbic）部，そして背内側線条体（dorsomedial striatum）により担われており，習慣行動は背外側線条体（dorsolateral striatum）により担われている．これらの部位に対するヒト脳の相同部位はそれぞれ，前辺縁部・下辺縁部前頭前皮質は腹内側前頭前皮質（ventromedial prefrontal cortex）・前頭眼窩皮質（orbitofrontal cortex），背内側線条体は尾状核（caudate），背外側線条体は被殻（putamen）である（図7-1）．

ストレスによる習慣行動の促進

長期間水に浸して拘束することによりラットにストレスを負荷すると，習慣行動が優勢になる（Schwabe and Wolf, 2011）．代表的なストレス・ホルモンである糖コルチコイドと，交感神経α2アドレナリン受容体を刺激するアゴニストを同時に投与した場合にも，同じ効果が生じる（Schwabe et al., 2012）．このことから，ストレス負荷により，交感神経−副腎髄質（Sympathetic-Adrenal Medullary: SAM）系と視床下部−下垂体−副腎皮質（Hypothalamic-Pituitary-Adrenocortical: HPA）系が持続的に活動し，これらにより分泌されたカテコラミンと糖コルチコイドが脳に作用した結果，習慣行動が促進されるのだと推測されている．

さらに，ストレスに曝露されたラットでは，目標志向行動を担う前頭前皮質や背内側線条体の萎縮と，習慣行動を担う背外側線条体の膨張が観測されており，これらが習慣行動を優勢にすることが示唆されている（Dias-Ferreira et al., 2009）．糖コルチコイドは脳−血管障壁を突破可能であり，前頭前皮質や線条体にはその受容体が密に存在する．またカテコラミンは脳−血管障壁を突破できないが，求心性の迷走神経により孤束核（nucleus tractus solitarii），青斑核（locus coeruleus）を経由して脳内のノルアドレナリン系を賦活させる．これらの持続的過活動により前頭前皮質や背内側線条体の目標志向行動回路を構成するニューロンの細胞死（アポトーシス）がまず生じ，その低下した機能を代替するために，背外側線条体の習慣行動回路のニューロンやシナプスが増加したのであろうと推測される．

2.2 精神疾患とストレス

統合失調症やうつ病などの精神疾患は，ストレスなどの環境要因が脳に作用するだけでなく，非常に多くの遺伝要因の関与が想定されている．しかしながら，同じ遺伝子を持つ一卵性双生児では，二卵性双生児の発症一致率より高値を示す一方で，2人とも同じ精神疾患を発症する率は100％でないこと，また，第一度近親（親・子・兄弟）に精神疾患罹患者を有する場合には発症リスクが増加する一方で，発症者の多くは第一度近親に精神疾患罹患者のいない孤発例であることから，精神疾患の発症には，遺伝と環境の両方が複雑に影響すると

考えられている.

1977年に,ZubinとSpringによって統合失調症の「脆弱性―ストレスモデル」が提唱され,統合失調症は誰にでも同じように生じるのではなく,個体によって脆弱性の違いがあり,その個人のストレス耐性の閾値を超えたストレスがかかると発症すると考えられた.ここで挙げられている脆弱性とは,個体各々に備わっている疾患へのなりやすさを示す.つまり,ある疾患に対する脆弱性をあまり持っていない場合には,大きなストレスがかかっても健康を保てるが,その疾患への脆弱性を持つ場合には,日常生活のストレスに加えてライフイベントなどの大きなストレスが加わると耐えられる閾値を超えてしまい,症状が現れる.

このように,精神疾患の成因・病態を探る生物学的研究では,本人が持つ脆弱性とストレスを含む多彩な環境要因が引き金となって生じる状態の両方を考慮に入れる必要がある.たとえば,心的外傷後ストレス障害 (PTSD) の脳異常は,従来,動物実験の結果から発症後のストレス応答による細胞傷害が想定されていたが,ベトナム戦争帰還兵一卵性双生児のMRI研究で,海馬の異常は発症前から存在する脆弱性要因であることが明らかになっている (Gilbertson *et al.*, 2002).

さらに,脆弱性とそれ以外のリスク要因は必ずしも独立の関係になく,罹患者および脆弱性を持った人が,リスク要因をより選択する可能性もあり,注意深く検討する必要がある.

近年では,遺伝と環境の相互作用について検討されるようになっている.ある疾患に対して強い脆弱性を持つ人は,持たない人と比べて,その疾患で指摘されている環境リスク要因への曝露の影響をより強く受ける (van Os *et al.*, 2008). さらに,統合失調症では,都市居住の影響は人生早期で強く,人生の後半になるほど小さくなる一方,現在の都市居住は不安・抑うつと関連している (Peen *et al.*, 2010; Pedersen and Mortensen, 2001) など,生涯発達や疾患間の影響の違いも考慮されている.

2.3 遺伝と環境の相互作用の例

ニュージーランドのDunedin Multidisciplinary Health and Development

Study は，精神疾患の診断に該当する成人の約半数はすでに 10 代前半までに何らかの精神科診断基準に該当するとの報告など，多数の重要な知見を見出している．この調査では，対象者の 97% から DNA 採取が行われ，うつ病罹患において，ライフイベントの影響は 5-HTT 遺伝子多型によって異なる（Caspi et al., 2003）など，遺伝と環境の相互作用についても検討されている．

また，小児期の養育環境についても，動物モデルを用いて，遺伝要因との相互作用が検討されている．Niwa ら（2013）によると，統合失調症多発家系の遺伝子解析によって発見された遺伝子 DISC1 を持ったマウスについて，ヒトの思春期にあたる時期の隔離飼育によって，成熟後に刺激に対する反応性や情動，注意などの障害，ドーパミン作動神経系の異常が認められたという．一方，こうした異常は，隔離飼育後に通常の集団飼育に変更しても，マウスの成体期まで持続した．また，遺伝要因を持っていても，集団飼育したマウスでは，成熟後の行動障害は見られず，脆弱性を持つ人であっても，その後の環境が保護的に作用して顕在発症を予防できる可能性を報告している．

2.4 精神疾患における社会的ストレスの関与

さまざまな社会的ストレスのうち，精神疾患研究では，統合失調症と都市環境との関連がもっともよく検討されている．1939 年の Chicago State Hospital 研究では，統合失調症の初回入院患者を対象とした有病率調査において，低所得者の多い地域で高率である一方，市街地外の富裕住宅地では低値を示す（ただし躁うつ病では居住地区による違いなし）という報告に基づき，統合失調症の社会要因として，社会的孤立が主張された．ただ，統合失調症の発症によって社会経済的地位が低くなること，自身の精神障害のために社会下層への流入が考えられることも指摘され，どちらか一方で説明できないことから，両方が相互に影響すると想定されている．

一般的には，高等教育や雇用，ヘルスケアへのアクセスの良さに恵まれて，都市は地方よりも健康によい条件を備えているが，それらの利便性は都市居住者全員に均質に提供されるわけではないため，どの程度享受できるかは人によって異なる．特にメンタルヘルスについては，リスク要因としての検討が多い．Peen ら（2010）のメタ分析では，都市居住者は地方居住者と比べて，精神疾

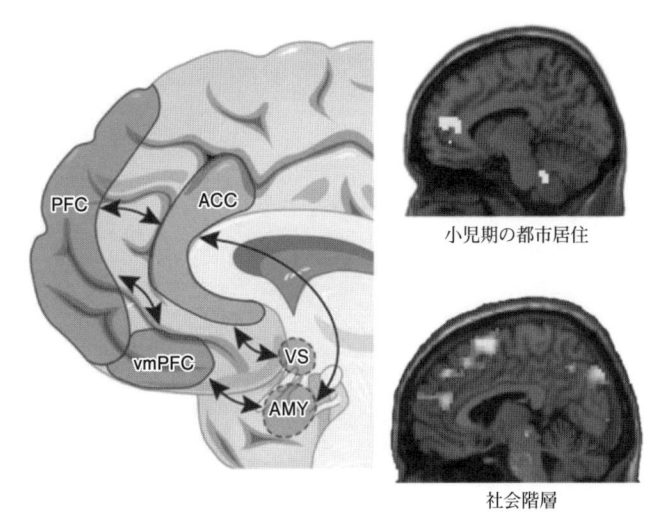

図 7-2　社会環境のリスク要因と対応する脳領域の例
注：PFC：前頭前皮質，vmPFC：腹内側前頭前皮質，VS：腹側線条体，ACC：前部帯状皮質，AMY：扁桃体．
出典：Meyer-Lindenberg and Tost (2012) をもとに筆者翻訳．

患の罹患率が 38% 増加，気分障害は 39% 増加，不安障害も 21% 増加しており，潜在的交絡要因の調整後もその影響は残ることが示された．都市環境の背景要因について，社会経済的困難，環境汚染，毒素，感染症，薬物乱用などさまざまな環境要因の関与が検討されたが，必ず都市居住はリスクとして残る．また，都市環境への曝露年数と発症率は用量依存的に関係し，移民研究においても，2 世代目のほうが都市居住の影響がより強く出ることから，都市居住は代表する環境リスク要因とされ，最近の総説では，背景として社会的ストレスへの曝露増加が考えられている（Meyer-Lindenberg and Tost, 2012, 図 7-2）．

3　脳神経機能の測定方法

1990 年代になり脳を画像化する技術が開発されたことにより，脳神経機能に関する研究は飛躍的に発展した．ここでは，代表的な画像法である機能的磁気共鳴画像法（functional magnetic resonance imaging: fMRI），陽電子断層

撮影法（positron emission tomography: PET），近赤外分光法（near-infrared spectroscopy: NIRS）を取り上げる．

3.1 fMRI

　人体に多く含まれる水原子は，強い静磁場の中ではコマのようなスピン運動を行う．ここに電磁波を照射するとスピンの軸が倒れるが，照射をやめると徐々に元の状態に戻り，この時電磁波を放出する（核磁気共鳴）．組織により水原子の密度などが異なるため，核磁気共鳴で得られる信号に差が生まれる．これを利用して組織を画像化するのが磁気画像法（MRI）である．ここで得られる画像は，動きのない静画像である．これを利用して脳の構造画像を得ることができる．

　脳の機能，つまり働きを画像化するには，神経細胞が活動すると，酸素を供給するために脳血流により酸化ヘモグロビンが局所的・一時的に増加する現象を利用する．酸素を手放した還元ヘモグロビンはごく弱い磁性を持つため，磁場はわずかに乱され，MRI 信号は弱められる．しかし神経細胞の活動の後，数秒して酸化ヘモグロビンが流入してくると，磁場を乱していた還元ヘモグロビンが少なくなり，弱められていたMRI信号の強さが強くなる（BOLD (blood oxygen level dependent) 効果）．これを画像化するのが fMRI であり，局所における酸化ヘモグロビンの増加から，間接的にそこでの脳活動の上昇（賦活（activation）と呼ぶ）を推定しようとする方法である．

　fMRI は放射線被曝などの侵襲性がなく，現在最もよく利用される脳機能画像法である．最近の装置では空間分解能は 1 mm 程度であり，時間分解能は 2 秒程度である．これまでは，何らかの課題を行った場合の脳画像と課題を行わない統制条件での脳画像の差分を取ることで賦活を検出しようとする方法がよく用いられたが，現在では課題を行わない安静状態で画像を撮像し，脳活動のネットワークを解析する方法も利用される．

3.2 PET

　PET による画像法では，陽電子を放出する核種をトレーサーとして静脈注射により体内に投与する．放出された陽電子は体を構成する原子中の電子と対

消滅し，2つのガンマ線が正反対の方向へ一対で放射される．よって，人体の周囲を取り巻くように配列された検出器が同時に2つのガンマ線を検出したならば，それらの検出位置を結ぶ直線上のどこかで対消滅が起きたと考えられる．そこで，この情報を集めてコンピュータ画像処理を施すことにより，トレーサーの分布を示す3次元画像を作成する．

PETではさまざまな核種が利用可能であるが，脳機能の測定には^{15}Oや^{18}Fがよく用いられる．^{15}Oは半減期が2分と最も短いので，課題の遂行による脳中の局所脳血流量の増加や減少を測定することができ，fMRIほどの時間分解能はないものの，脳の賦活を評価できる．^{18}Fは半減期が110分と比較的長いので，脳組織における糖代謝を測定することにより，安静状態の脳の活動水準を評価するために利用される．

また，ドーパミンやセロトニンなどの神経伝達物質の，受容体やトランスポーターなどの分子に結合する薬物を核種で標識して投与することにより，それらの分子の脳内における密度の分布をPETで画像化することができる．この方法は分子画像法（molecular imaging）と呼ばれ，近年よく利用される．

3.3 NIRS

NIRSとは，近赤外光が生体を通過する際にヘモグロビンより吸収されることを利用して，生体の血液量を非侵襲的に測定する方法論である．この方法を脳に適用すると，頭表から2-3 cmの範囲の脳血液量変化を測定でき，脳賦活を簡便にとらえることができる．

波長700-1000 nmの近赤外光は，他の波長領域の光と比べて骨や皮膚などの生体組織への透過性がある程度高い一方で，ヘモグロビンにはよく吸収される．NIRSは，血液中のヘモグロビンの吸光係数が，ヘモグロビンの酸素化状態と照射光の波長によって異なることを利用して，複数の波長を用いて分光計測を行い，酸素化ヘモグロビン（oxyHb）と脱酸素化ヘモグロビン（deoxyHb）の濃度，さらにその和である総ヘモグロビン（totalHb）を算出する．

NIRSは，①完全に非侵襲で，②時間分解能が高く，③装置が小型で移動可能であり，④自然な姿勢で検査可能である，といった長所がある一方で，①空

間分解能が低く，②脳深部は測定できない．また，測定データは③相対的な変化であり，④頭皮や筋肉，頭蓋骨の関与も含まれるため，課題デザインに工夫が必要，などの短所が挙げられる．

精神疾患患者を対象とした検討では，言語流暢性課題遂行中の前頭葉 NIRS 波形パターンの違いに注目し，課題中の賦活の大きさと検査全体を通した賦活のタイミングから，疾患鑑別アルゴリズムを開発している．この2指標を用いて，大うつ病性障害，双極性障害（うつ病エピソード），統合失調症について，精神科医による臨床診断と 7-8 割程度一致することが示されている（Takizawa et al., 2014）．

4　社会的ストレスと脳神経機能に関する実証研究

4.1　ストレスと行動

ストレスは脳機能の変容を介して習慣行動を促進する

PET による神経画像法を用いて，ストレスが脳機能と行動に及ぼす影響を検討した筆者らの研究（Ohira et al., 2011）では，代表的な社会的ストレスである職業性ストレスを測定する JCQ 日本語版を用いて，高いストレスに曝露されている男性参加者と，比較的ストレス水準が低い男性参加者を，年齢をマッチングしてそれぞれ 10 名抽出した．この研究では，確率逆転学習（stochastic reversal learning）と呼ばれる実験課題が用いられた．これは一種のギャンブルである．参加者は提示された2つの選択肢のうち1つを選ぶ．選択肢の一方は有利で，70％ の確率で 100 円の利得が，30％ の確率で 100 円の損失がもたらされる．他方は不利で，30％ の確率で同金額の利得が，70％ の確率で損失が与えられる．参加者はこのルールを知らないので，多数回の試行により自らルールを発見し利得をめざす．この段階を初期学習と呼ぶ．ある時点で，それまでの選択肢とギャンブルの結果の関係が突然予告なしに逆転される．それまで有利であった選択肢が不利になり，それまで不利であった選択肢が有利になる．参加者は，それまで有効であった選択方略を制止し，新たなルールを再学習せねばならない．この段階を逆転学習と呼ぶ．

目標志向行動と習慣行動を反映する指標として，直前の試行と次の試行で，

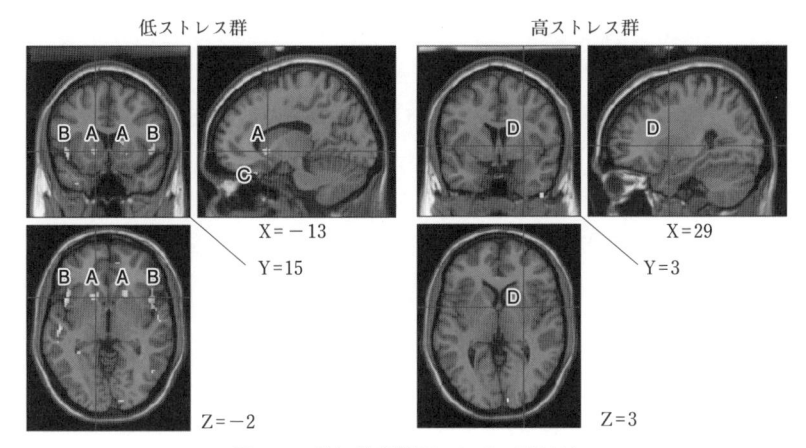

図 7-3 逆転学習課題における脳賦活
注：A：尾状核，B：島皮質，C：前頭眼窩皮質，D：被殻．
出典：Ohira et al. (2011) をもとに筆者翻訳．

選択を変更した率を分析した．低ストレス群では，逆転学習に移行すると選択変更が増加しているが，これは刺激と結果の関係が逆転されたことにより参加者は状況が不確実であることを知り，探索的な行動が優勢になったためであると理解できる．これは目標志向行動が優位になったのだと考えられる．これに対して高ストレス群では逆転の導入により，むしろ選択変更は減少し，前と同じ選択を続ける傾向が強まっている．これは習慣行動の顕れであると解釈することができる．

逆転学習時の脳活動には，両群で全く異なるパターンが見られた．低ストレス群では，尾状核の前部，前頭眼窩皮質，島皮質に賦活が観測されたのに対し，高ストレス群では右側の被殻にのみ賦活が観測された（図 7-3）．ヒトの尾状核はラットの背内側線条体に，ヒトの前頭眼窩皮質はラットの下辺縁部前頭前皮質に相当し，これらは目標志向行動に関連する脳部位である．ヒトの被殻はラットの背外側線条体に相当し，これは習慣行動に関連する脳部位である（図 7-1）．つまり，ヒトでの研究の結果は動物研究とよく整合しており，ヒトでもストレスは脳の機能変容を介して習慣行動を導くことが示唆された．

ストレスの影響は可逆的か？

　Soaresら（2012）も，同様な問題を検討している．参加者は，12時間絶食した状態で実験に臨んだ．彼らは，MRIスキャナ内で，上述の実験（Ohira et al., 2011）と似たギャンブル課題を，チョコレート・ミルクやトマト・ジュースなどの食物を報酬として遂行した．参加者には2つの選択肢が与えられ，一方は高い確率で，他方は低い確率で，食物を得ることができる．空腹の参加者は速やかにこのルールを学習し，高確率で食物が得られる選択肢を多く選ぶようになった．その後，1つの食物（たとえばチョコレート・ミルク）を飽きるまで好きなだけ参加者に食べさせた．その後，再度同様なギャンブル課題がスキャナ内で行われた．目標志向行動が優勢であれば，飽食によって価値が下がった食物をもたらす選択肢を選ぶ頻度は少なくなるはずである．これらの課題を遂行中の脳活動がfMRIによって評価され，同時に脳部位の容積がMRIの構造画像によって測定された．

　この研究でストレスとして扱われたのは，医学生である参加者の医師資格試験である．参加者たちは，前ストレス期間，慢性ストレス期間，後ストレス期間の3つの時点で実験に参加した．前ストレス期では飽食した食物をギャンブル課題で選択する頻度は顕著に減少した．これは目標志向行動の顕れである．ところが同じ課題を慢性ストレス期に行うと，飽食してもその食物を選び続ける傾向が顕著となり，習慣行動への移行が観測された．ストレスから解放された後ストレス期では，再び目標志向行動の回復が見られた．

　これと対応して，前ストレス期と後ストレス期では，課題中に目標志向行動と関連する尾状核と内側前頭前皮質が賦活するが，ストレス期には習慣行動と関連する被殻が賦活することが示された．この結果は，上述した研究結果（Ohira et al., 2011）とよく整合している．さらに，構造画像により，ストレス期には尾状核の体積減少と被殻の体積増加が認められた．これは上述した動物研究の知見（Dias-Ferreira et al., 2009）と一致している．しかも重要なことに，後ストレス期では，これらの脳部位の体積変化が前ストレス期と同じ水準に戻っていた．この結果から脳には可塑性があり，ストレスによる影響を受けて変容しても，少なくともある程度はそこから自発的に回復することが示唆される．

4.2 精神疾患に関する実証研究

都市環境とストレス反応の神経基盤

上述のように，精神疾患と都市環境については関連が指摘されているが，Lederbogen ら（2011）はその神経基盤について検討した．ドイツ人大学生を対象としたこの研究では，実験的に急性ストレスを負荷した際の脳活動をfMRIで測定し，また，これまでの都市居住歴についても尋ね，脳活動と都市居住の関連を調べている．その結果，現在都市に住んでいる人の方が，中規模な街や田舎に住んでいる人よりも，ストレス反応を反映する扁桃体（amygdala）の賦活が高く，都市居住者はストレス反応性が高まっていることが示唆された．また同論文では，小児期に住んでいた場所の都市度が高いほど，前部帯状皮質吻側部（perigenual anterior cingulate cortex）の賦活が高いという知見も示している．前部帯状皮質吻側部は，うつ病患者で活動が高まることが知られており，この部位の賦活は，扁桃体と並んでストレス反応や，それに伴う不快感情を反映する．つまり，小児期の都市居住経験により，成長した後のストレス反応性が高まっていることを示唆している．これらの結果は，扁桃体の異常が指摘される気分・不安障害では現在の都市居住と関連し，統合失調症では小児期の都市居住の影響を受けるという疫学的知見の相違を説明するものであり，都市環境という確立された環境リスク要因が脳に与える影響について，疾患やライフステージによって異なるメカニズムを説明できる可能性を示している．

QOL

Quality of life（QOL，生活の質）は，世界保健機関（WHO）によると，「個人が生活する文化や価値観の中で，目標や期待，基準または関心に関連した自分自身の人生の状況に関わる認識」に基づく「身体的側面，心理的側面，自立のレベル，社会との関係，信念環境などという重要な側面との関わりといった複雑なあり方を取り入れた広範囲の概念」と定義され，個人の幸福を考えるときに重要な概念とされている．

WHO が開発した調査票 WHO-QOL26 と前頭葉機能との関連について，健常成人を対象として検討したところ，言語流暢性課題遂行中の左前頭前野の oxyHb 平均変化量と WHO-QOL26 平均スコア得点が有意な正の相関を示して

いた（Satomura et al., 2014）．また，健常成人を対象として，WHO-QOL26を用いて構造MRIとの関連を検討した研究では，左吻側外側前頭前野の局所灰白質体積が小さいほどWHO-QOL26平均スコア得点が高いことが報告されている（Takeuchi et al., 2014）．統合失調症患者を対象としたSQLS（Schizophrenia Quality of Life Scale）と構造MRIの検討では，統合失調症患者の主観的なQOLの低下は，右背外側前頭前皮質などの体積減少と関連するとの報告もあり（Ubukata et al., 2013），QOLと前頭葉との関連が示唆されている．

職業性ストレス

東京大学医学部附属病院精神神経科は，新学術領域「社会階層と健康」計画研究A02の班員として，疫学調査と脳画像検査を融合し，社会経済要因が脳機能に及ぼす影響のメカニズムを明らかにするため，「まちと家族の健康調査（J-SHINE，代表：橋本英樹（東京大学大学院医学系研究科教授））」協力者のうち，脳画像検査への協力が得られた者に対してNIRS調査を実施している．

先行して実施した2市の精神疾患既往のない独身者79名について，Karasekの仕事の要求度―コントロールモデルに基づく職業性ストレス質問票JCQ（Job Content Questionnaire）と実行課題遂行中の前頭葉NIRS信号との関連を検討した．その結果，仕事のストレイン指標を構成する要素のうち，女性では仕事の心理的要求度，男性および全体では仕事の自由度とNIRS信号が有意な相関を示しており，職業性ストレスと前頭葉機能との関連を見出している（Kawasaki et al., in press）．

5 研究知見の社会的示唆

5.1 健康に影響する行動

習慣行動は快適な状態をもたらすような選択を熟慮なしに誘導するために，非健康的な行動につながりやすい．運動をせず，栄養が偏り高カロリーの食品を多く摂取するような生活スタイルがその典型である．ストレスは，脳機能を変容させて習慣行動を促進することで，こうした非健康的な生活スタイルを助長し，疾患のリスクを高める．さらに，習慣行動は依存症とも関連が深い

(Schwabe et al., 2011).習慣行動に関連する被殻は脳内報酬系の中核であり,ストレスによりこの部位の機能が促進されることで,報酬への動機づけを強める.この結果,ニコチン,アルコール,違法薬物,などへの依存性を高めてしまう.

それゆえ,健康増進や疾患予防の観点からは,習慣行動への固執を抑制し,目標志向行動との適切なバランスを維持することが重要である.その意味で,Soares ら(2012)の研究結果は示唆的である.ストレスにより変容してしまった脳も,ストレスから解放されれば自ら回復可能であるという知見は朗報だろう.今後,強いストレスに長期間曝露されても脳の自発的回復が可能であるのか,あるいは認知行動療法などの介入法によって脳の回復を促進することができるのか,などを検討することが急務であろう.

5.2 精神疾患の克服の重要性

メンタルヘルスは,いきいきと自分らしく生きるための重要な条件の1つである.これからの社会の目標は,ライフステージに沿ってメンタルヘルスを向上させることであり,この実現が最終的に社会全体の幸福度の上昇にもつながる.精神疾患は,疾患の生命・生活への損失の指標である DALYs(障害調整生命年(disability-adjusted life years))[1]や経済損失がきわめて大きく,その病態解明と予防・治療戦略の確立は最重要課題である.精神疾患の大半が思春期までに発症し,衝動性制御障害の90パーセンタイルが18歳までに,薬物乱用の50パーセンタイルが19歳までに,社会恐怖症の75パーセンタイルが15歳までに,それぞれ始まる(Kessler et al., 2005).精神疾患別・年代別にみたDALYs の推移は,思春期から急激に増加し,労働力の中心となる年代への影響が非常に大きい(Whiteford et al., 2013, 図 7-4).この年代のメンタルヘルスに影響する要因の検討とそれに基づく支援方法の開発は喫緊の課題である.

---

[1] 疾病により失う命の年数(years of life lost: YLL)と疾病に基づく障害の年数換算(years lived with disability: YLD)を足したものであり,WHO などが政策優先度を検討するために用いる,疾患の総合的な指標

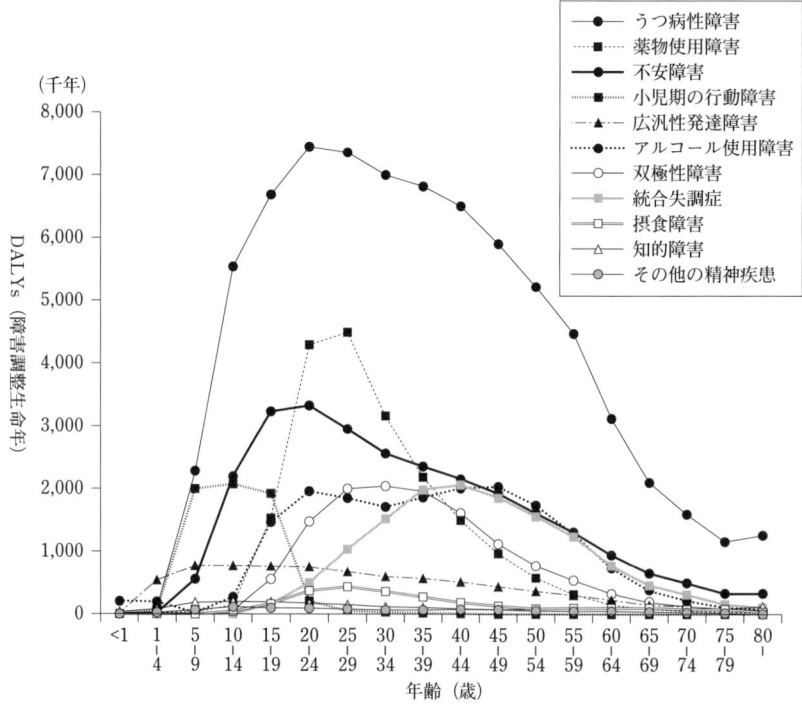

図 7-4 疾患別・年代別にみた DALYs（障害調整生命年）の推移
出典：Whiteford *et al.* (2013) をもとに筆者翻訳．

6 まとめ

　本章では，社会格差と関連の深い社会的ストレスがどのように脳神経の構造や機能に影響を与えるか，またそれが行動の変容や精神疾患にどのように結びつくかをみてきた．こうした研究はまだ端緒についたばかりであり，現在までのところ，基礎的研究が中心である．今後，社会的な健康格差における脳機能の役割を明確にするための研究が進み，社会的な健康格差を改善するための疾患の予防や健康の増進に役立てるために，基礎的研究において得られた知見を有効に応用していくことが求められる．

【Further reading】
　脳画像研究や手法の解説については，①宮内哲「脳を測る —— 改訂 ヒトの脳機能の非侵襲的測定」『心理学評論』56巻3号，414-454頁（2013年）が，最新の情報や研究知見も含めた詳細な解説をしている．

　精神疾患については，②金生由紀子・下山晴彦編『精神医学を知る —— メンタルヘルス専門職のために』（2009年，東京大学出版会）を挙げる．本書は，メンタルヘルスにかかわるさまざまな人たちを対象とした精神医学の入門書であり，また，心と脳を含む身体とを統合して考えるという精神医学全体に通じる考え方を理解することができる．

第8章
生活習慣の社会格差と健康

福田吉治・宮木幸一

　生活習慣病が主要な健康問題となっている現在において，生活習慣は，社会的な健康格差を説明する主要な要因である．社会経済要因から生活習慣への経路は，個人要因（ミクロレベル），個人間・小集団要因（メゾレベル）および環境要因（マクロレベル）に区分して考えることができる．生活習慣の社会格差の実態は，国内でも全国規模あるいは限定された集団で明らかにされつつあり，総じて，喫煙，不健康な食生活・栄養摂取等，疾病の発症や死亡のリスクとなる生活習慣は，社会経済的地位の低い者により認められる傾向がある．生活習慣に伴う社会的な健康格差を縮小させるためには，生活習慣の社会格差を生み出す機序の解明，介入理論・モデルの構築，実証研究による介入効果のエビデンスの蓄積を行う必要があり，個人のみならず，集団，社会，環境に対して重層的なアプローチが求められる．

1　はじめに──健康格差の背景としての生活習慣

　社会格差の拡大が問題視されるに伴い，社会経済状況（Socioeconomic Status: SES）に伴う健康水準の違い，いわゆる"健康格差"が注目されている．SES が健康に影響するメカニズムの仮説として，主に，物質的影響，精神的影響，行動・文化的影響の3つが考えられる．物質的影響とは，SES が低いために健康を維持するのに必要な物やサービスを購入・利用できず，罹患率や死亡率が高くなるものである．精神的影響は，SES が低いことによる精

神的・心理的なストレスによって神経内分泌系等への影響が生じ，循環器疾患を含むさまざまな疾病・不健康状態が生じることをいう．行動・文化的影響とは，社会階層による行動文化様式（喫煙，飲酒など）の違いが健康を規定するというものである．おそらく，これらは複合的に働き，また，対象となる集団や健康問題によって重要なメカニズムが異なるであろう．

本章では，行動・文化的影響，特に，生活習慣（健康行動）に注目し，SESと生活習慣の関係，その機序，疾病や死亡等の社会格差における生活習慣の寄与，そして，これらを考慮した社会的な健康格差を縮小する方法について述べる．

2 SESから生活習慣への説明経路

複雑なSESからの経路（生活習慣および保健サービス利用の違いを生み出す機序）は，個人要因（ミクロレベル），個人間・小集団要因（メゾレベル）および環境要因（マクロレベル）に区分して考えることができる．この区分は，SESと生活習慣との関連の説明にも有効である行動科学や健康教育・ヘルスプロモーションの理論にも共通する．個人の生活習慣および健康は，個々人の問題だけではなく，環境や社会制度を含む多様なレベルの要因が相互に関連しあう，つまり，エコロジカルなモデル（Ecological ModelあるいはSocial Ecological Model）として整理することが，対策を考えるうえでも必要となる（Emmons, 2000; Sallis et al., 2008; Sorensen et al., 2004）．図8-1に，対策の例として禁煙・たばこ対策をあげたが，喫煙および禁煙に寄与する修飾要因がレベル別に示されている．

2.1 個人要因：ミクロレベル

個人要因として，SESによる個人の知識，態度，信念等が生活習慣の確立と保健サービスの利用を規定する．教育歴，職業階層，所得が高いほど，健康行動を決定するとされる「ヘルスリテラシー」や「自己効力感」は高くなる．教育機会が多ければ，健康に関連する知識が習得され，ヘルスリテラシーが向上し，健康的な生活習慣への態度が高まる（杉森，2006）．

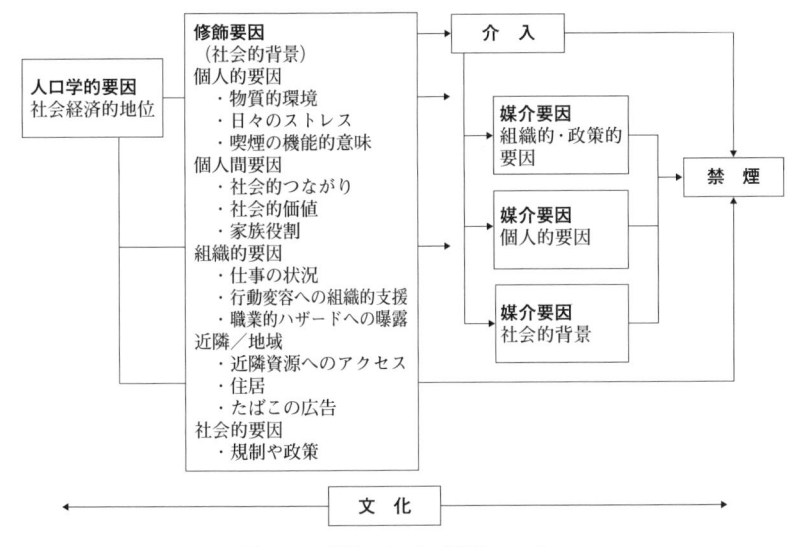

```
                                    ┌─────────┐
              ┌──修飾要因──────┐  ┌→│ 介 入   │
              │ (社会的背景)    │  │ └────┬────┘
┌─人口学的要因─┤ 個人的要因      │  │      │
│ 社会経済的地位│  ・物質的環境   │  │ ┌──媒介要因───┐
│              │  ・日々のストレス├──┤ │ 組織的・政策的│
│              │  ・喫煙の機能的意味│  │ 要因         │──┐
│              │ 個人間要因      │  │ └─────────────┘  │
│              │  ・社会的つながり├──┤                    │   ┌────┐
│              │  ・社会的価値   │  │ ┌──媒介要因───┐  ├──→│禁 煙│
│              │  ・家族役割     │  │ │ 個人的要因   │──┤   └────┘
│              │ 組織的要因      ├──┤ └─────────────┘  │
│              │  ・仕事の状況   │  │                    │
│              │  ・行動変容への組織的支援│ ┌──媒介要因───┐  │
│              │  ・職業的ハザードへの曝露│ │ 社会的背景   │──┘
│              │ 近隣／地域      │  │ └─────────────┘
│              │  ・近隣資源へのアクセス│
│              │  ・住居         │
│              │  ・たばこの広告 │
│              │ 社会的要因      │
│              │  ・規制や政策   │
└──────────────┴─────────────────┘
              ←─────────── 文 化 ───────────→
```

図 8-1　禁煙・たばこ対策のモデル

出典：Sorensen *et al.*（2004）より筆者作成.

　個人要因について，ブルデューによる階層による慣習行動を説明する「文化資本」と「ハビトゥス」の理論は興味深い（ブルデュー, 1990）．文化資本（cultural capital）は，「家庭環境や学校教育を通して各個人のうちに蓄積されたもろもろの知識・教養・技能・趣味・感性など」を指し，所得等の「経済資本」とともに人々の慣習行動を規定する．そして，慣習行動を生成するのがハビトゥス（habitus）で，「もろもろの性向の体系として，ある階級・集団に特有の行動・知覚様式を生産する規範システム」と定義される．階級や属性による文化資本の違いによって，彼らの性向であるハビトゥス，そして，具体的な慣習行動・生活習慣の差違がもたらされる．

　行動を経済学的な視点から分析する「行動経済学」も個人レベルでの健康行動を説明するものとして注目されている（Just and Payne, 2009; セイラー・サンスティーン, 2009）．人の行動は，理論的判断よりも感情や直観に影響を受けることが多いとされる．将来に消費することよりも現在に消費することを好む「時間選好」が肥満や喫煙と関連することを示す研究もある（Khwaja *et al.*, 2007; Smith *et al.*, 2005）．このような行動経済学をもとにした行動規定要

因にも SES が関連しているだろう．また，近年の脳科学研究は，成育環境が脳の発育に与える影響とそれが後の行動に与える影響を検討している．たとえば，人生早期の苦境（虐待や世帯の貧困など）の経験者は，成人後に喫煙，飲酒，複数の性的パートナーを持つなどの依存的行動をとりやすい（Felitti *et al.*, 1998）．行動経済学や脳科学については，第 7 章で詳しく取り上げている．

2.2　個人間・小集団要因：メゾレベル

個人間・小集団要因は，生活習慣や保健サービスの利用は，家族，友人・知人，地域や職場等の人との関係性などが関与するというものである．

行動科学での社会的認知理論（Social Cognitive Theory）および社会的学習理論（Social Learning Theory）は，個人が所属する社会から受ける影響をモデル化しており（Glanz *et al.*, 2008），SES による生活習慣の違いの説明の一助になる．これらの理論では，個人的要因と環境との相互影響，特に，信頼できる他者の経験を通じて学習する観察学習（Observational Learning）を行動の規定要因と位置付ける．個人の行動は，特に身近で信頼する他者の影響を受ける．

生活習慣はその集団による特徴を持ち，集団の価値観や社会的規範は個人の生活習慣に強く関連する．生活習慣は集団内で，そして，人と人とのつながりの中で広がっていく．それは，まるで人から人に伝播し，拡大する感染症のようでもある．近年，ネットワーク分析によって，肥満や喫煙が人とのつながりの中で広がっている様相が明らかになり，Social Contagion Theory（社会伝染理論）と呼ばれる考え方が示された（Christakis and Fowler, 2013）．他方，同じ行動をとる者同士が集団を形成しやすいという説明も可能である．

2.3　環境要因：マクロレベル

個人や集団を取り巻く環境や制度は，生活習慣や保健サービスの利用を強く規定する．

保健サービスに伴う金銭的および時間的コストは，直接的に経済的格差により結びつく．たとえば，健康診断・検診では，企業内での実施が行われ，費用の補助のある大企業と，自治体等の機会を利用する中小企業や自営業等では，

金銭的および時間的コストが異なり，受診率の違いをもたらす．

産業保健分野では，安全衛生対策，予防サービス，保健指導，喫煙対策（禁煙支援，受動喫煙対策），メンタルヘルス対策などにおいて企業の規模や業種によって取り組みの程度が異なり，職種や事業所規模での生活習慣や保健サービス利用の格差につながっている．取り組みの違いの背景として，産業医の選任基準などの産業保健の関連法規，職域によって区分された医療保険などの制度的な仕組みがある．

地域の環境も社会的な健康格差に関連している．第9章に詳しいが，walkability や built environment，食環境などの居住地の環境，あるいは SES による棲み分け（residential segregation）は，身体活動や食行動等の生活習慣の SES による違いを説明する要因の1つでもある．

3 関連する測定方法

3.1 生活習慣（健康行動）の把握

循環器疾患やがん等の慢性疾患が生活習慣に起因することが明らかになるにつれ，健康調査や疫学調査に健康に関連する生活習慣が含まれるようになった．

いわゆる「ブレスローの7つの生活習慣」（日本では「森本の8つの生活習慣」がよく知られる）は，健康行動を調査するきっかけとなった．いくつかの基本的な健康行動の実践を質問し，その回答により点数化することが一般的で，Health Practice Index（HPI）と呼ばれることもある．若干の相違はあるものの，後述する「国民生活基礎調査」などでも，基本的な健康行動は現在も広く調査されている．

喫煙については，主に2種類の質問がある．世界保健機関（WHO）の喫煙者の定義に則り，喫煙本数100本あるいは喫煙歴6カ月以上を加味したもの（過去の「国民健康・栄養調査」など）と単純に現在の喫煙状況に基づくもの（「国民生活基礎調査」など）がある．その他，飲酒，運動，健康診断受診等については，「国民生活基礎調査」や「国民健康・栄養調査」等の全国規模の質問票が参考になる．身体活動量を測定する質問票として，International Physical Activity Questionnaire（IPAQ）やその短縮版があり，日本語版も作

成されている（村瀬ほか, 2002; Craig et al., 2003; Lee et al., 2011）．喫煙のみならず，これらの生活習慣の把握においては，質問の仕方が異なることによる結果の違い，自己申告によるバイアスに注意する必要がある（Murray et al., 2002; Wong et al., 2012）．

　喫煙や飲酒の依存度を測定する質問票がある．ニコチン依存度を調べるFagerström（ファーガーストローム）の質問票は，禁煙指導の保険診療対象の判定にも用いられている．飲酒については，久里浜式アルコール症スクリーニングテスト（KAST）（現在は，新バージョンとなっている），世界的に広く使用されるAUDIT（Alcohol Use Disorders Identification Test）やCAGEがある（Allen et al., 1997; 尾崎ほか, 2005）．なお，睡眠については，Pittsburgh Sleep Quality Index（PSQI）が広く用いられている（土井ほか, 1998）．

　食生活や栄養摂取量を把握する食事調査法には，食事記録法（秤量記録法，目安量記録法），陰膳法，24時間思い出し法などがある（日本栄養改善学会, 2008）．FFQ（食事摂取頻度調査：Food Frequent Questionnaire）は，示された食品リストについて，ある一定期間内の摂取頻度と1回あたりの平均的な摂取量を回答するものである．DHQ（自記式食事歴法質問票：Self-administered Diet History Questionnaire）やその簡易版であるBDHQも広く用いられている（Kobayashi et al., 2012）．

　ヘルスリテラシーについては，受療行動と関連する機能的なヘルスリテラシーを測定するTOFLA（Test of Functional Health Literacy in Adults）があり，その後も包括的なあるいはより特化したヘルスリテラシーの尺度の開発が進められている（Parker et al., 1995; Sørensen et al., 2012; Ishikawa et al., 2008; 杉森, 2006）．

3.2　関連する調査

　全国等を規模とした調査においても，生活習慣とSESとの関連を分析することができる．代表的な「国民生活基礎調査」と「国民健康・栄養調査」について述べる．なお，国の統計調査については，統計法に則った所定の届出と審査を経れば，個票データを用いた分析が可能である．

　「国民生活基礎調査」は，全国の世帯および世帯員を対象とし，3年ごとに

大規模な調査，中間の各年には小規模で簡易な調査を実施している．調査は，世帯票，健康票，介護票，所得・貯蓄票からなる．世帯票および健康票は，層化無作為抽出した約5500地区内の全世帯（約30万世帯，約75万人）を，所得票・貯蓄票は，前記の調査地区からさらに無作為抽出した2000単位区内の全世帯（約4万世帯，約10万人）を調査客体としている．世帯票にて職業等の基本的属性，健康票にて基本的な健康行動や健康状態，所得・貯蓄票にて世帯所得を把握することができ，これらの関係性を分析できる．

「国民健康・栄養調査」は，「国民生活基礎調査」により設定された単位区から無作為抽出した300単位区内の世帯（約6000世帯）およびその1歳以上の世帯員（約1万8000人）を対象としている．調査項目は，身長，体重，腹囲，血圧，血液検査，歩数などの身体状況調査，栄養摂取状況調査（1日），身体活動・運動，休養（睡眠），飲酒，喫煙などの生活習慣調査からなる．SESの指標については十分でないが，「国民生活基礎調査」と突合させることもできる．また，2010，2011年度には，所得が調査項目として加えられた．

米国においては，Behavioral Risk Factor Surveillance System（BRFSS），若年を対象としたYouth Risk Behavior Surveillance System（YRBSS），日本の「国民健康・栄養調査」に該当するNational Health and Nutrition Examination Survey（NHANES）が行われ，国民全体の生活習慣の把握とともに，基本属性別の比較などによって生活習慣の社会格差のモニタリングにも活用されている（いずれも米国CDCのホームページを参照）．

4 実証研究の紹介

4.1 国内における基礎的研究

SESと生活習慣との関連については，疾病の罹患や死亡と異なり，横断研究でも把握することができることから，日本人においても比較的多くの研究成果が蓄積されている．

前述した「国民生活基礎調査」など，国を代表するとされる大規模な調査を用いることで全国的な傾向を把握することができる．Fukudaらは，「国民生活基礎調査」の健康票，世帯票，所得票を連結させ，主に世帯所得による生活

習慣の違いを体系的に分析した（Fukuda et al., 2005a; 2005b; 福田，2012a）．その結果，所得が低いほど，多くの不健康な生活習慣の保有率が高く，特に，喫煙と健康診断（がん検診を含む）は SES との関連が明確であることが示されている．喫煙については，性や年齢階級による違いが認められるのも特徴である．喫煙や健康診断の受診は，所得に加えて，事業所の規模との関連は顕著で，事業所の規模が大きいほど，喫煙率は低く，受診率は高い．

同じく国民を代表するとされる「国民健康・栄養調査」には，従来所得や教育歴といった SES が調査票に含まれていなかった．2010 年と 2011 年の調査には世帯所得が含まれ，喫煙，運動，欠食等の生活習慣が所得と関係していることが示されている．このような国民を代表する調査は，全国的な健康格差のモニタリングの点でも重要である．

個々の研究者・グループが行った調査においても，日本人の SES と生活習慣との関連が検証されている．職業・教育歴・所得と喫煙（Nakamura et al., 1994），教育歴と前述したブレスローの 7 つの生活習慣（Anzai et al., 2000），教育歴・職業階層と喫煙・飲酒（Martikainen et al., 2001），教育歴・職業と喫煙・飲酒・身体活動（Nishi et al., 2004），所得と受動喫煙（Kaneita et al., 2006），職業階層と睡眠などがある（Sekine et al., 2006c）．これらの研究では，総じて不健康な生活習慣は低い SES の集団に高い割合で認められる傾向にある．しかし，Takao らによる職業階層・教育歴と身体活動では，事務従事者が，管理的・専門・技術的職業従事者あるいは生産工程従事者等よりも余暇的身体活動時間が多いことが報告されているように（Takao et al., 2003），SES と個々の生活習慣との関連は複雑で，今後も研究の蓄積が必要である．

4.2 食生活・栄養に関する研究

SES と食品・栄養摂取の関係についての海外の研究が先行している（福田，2012b）．多くの研究で，高い SES の者に野菜と果物，食物繊維，ビタミン類，カルシウム，鉄分の摂取が多く，脂質の摂取が少ないこと，低い SES の者に穀物類，肉や魚の加工品，脂肪が多いことなどが認められている．

日本における SES と栄養摂取の関係についての知見は限られる．先駆的には，Murakami らによる研究がある（Murakami et al., 2009a; 2009b）．たとえ

ば，妊婦を対象にした調査では，食物繊維，コレステロール，ビタミン類など，いくつかの栄養素で教育歴と正の関係が示されているが，職業および所得との関連は認められていない．Fukuda らによる「国民生活基礎調査」と「国民健康・栄養調査」を連結して分析した研究では，家計支出が高いほど，推奨された栄養所要量を摂取していることが示されている（Fukuda and Hiyoshi, 2012b）．

　文部科学省特定領域研究「社会階層と健康」の職域コホート J-HOPE（Japanese Study of Health, Occupation and Psychosocial factors related Equity）を用いて，塩分摂取および血圧と SES との関連が検討された（Miyaki et al., 2013a）．教育歴や世帯年収が大きくなるにつれて食塩の摂取量が階段状に減少するという負の量反応関係が認められた．

　Miyaki らは，J-HOPE のサブコホートにおいて，うつ病との関連が注目されている葉酸の摂取量との関連を検討した（Miyaki et al., 2012）．抑うつが疑われた群ではそうでない群に比べて，仕事のストレインが高く，職場のサポートが少なく，葉酸の摂取量が少なかった．葉酸の摂取量は性・年齢・各種ストレス指標・SES で調整したうえでも有意に抑うつ度と負の相関が認められ，多重ロジスティック回帰分析では葉酸摂取量が 100 μg/1000 kcal/day 増えると抑うつのリスクが約 2 割減少することが示された．次に，この抑うつと SES の関係において，葉酸摂取量が果たす間接的な役割について，構造方程式モデリング（Structural Equation Modeling）を用いて検討したところ，教育歴や世帯所得が大きくなるにつれて葉酸の摂取量が階段状に増加していた（図 8-2）（Miyaki et al., 2013b）．さらに，共分散構造分析により，葉酸摂取量という食習慣がこれらの因果関係の媒介要因として働いていることが判明した（図 8-3）．特に葉酸を介した間接効果は教育年数が K6 スコア（抑うつの尺度）に及ぼす直接効果の半分以上を占めており，葉酸摂取が媒介要因として重要な働きをしていると考えられた．寄与度は小さいが，世帯年収と抑うつとの関係においても葉酸の間接効果を認めている．

　抑うつと栄養との関連では，単一の栄養素での解析のほかに食パターンによる分析も行われた（Suzuki et al., 2013）．SES と仕事のストレス要因を含めた多変量での調整をしたうえで，バランスのとれた日本食パターンは一貫してう

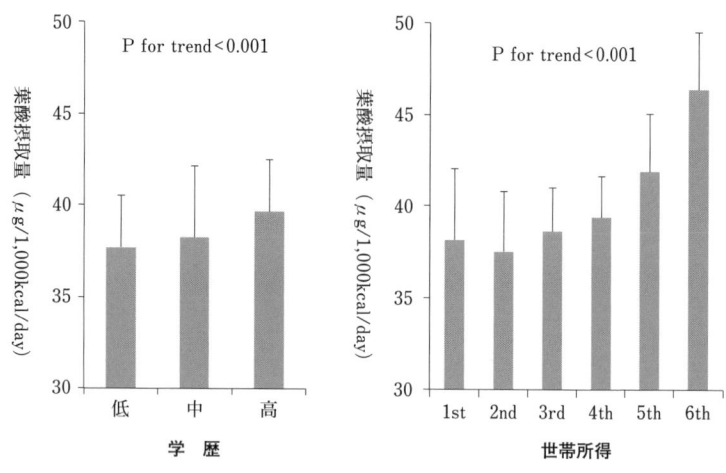

図8-2 教育歴および所得と葉酸摂取量

注：総エネルギー補正した葉酸摂取量により対象者全員を三分位でグループ化。K6スコアは年齢，性別，ジョブストレイン，職場での支援，教育年数，職位，世帯所得で補正．
出典：Miyaki et al.（2013b）を筆者翻訳．

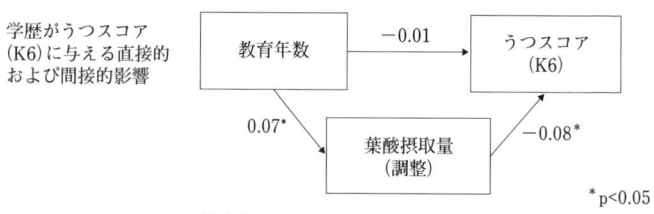

学歴がうつスコア（K6）に与える直接的および間接的影響

教育年数 →(−0.01)→ うつスコア（K6）
教育年数 →(0.07*)→ 葉酸摂取量（調整） →(−0.08*)→ うつスコア（K6）

*p<0.05

教育年数のK6への直接的および間接的効果の標準化係数は，それぞれ−0.01と−0.0056．AIC=38.054

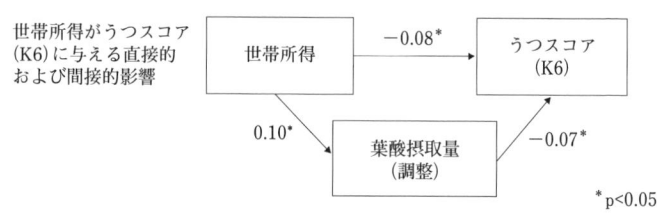

世帯所得がうつスコア（K6）に与える直接的および間接的影響

世帯所得 →(−0.08*)→ うつスコア（K6）
世帯所得 →(0.10*)→ 葉酸摂取量（調整） →(−0.07*)→ うつスコア（K6）

*p<0.05

世帯所得のK6への直接的および間接的効果の標準化係数は，それぞれ−0.08と−0.007．AIC=56.826

図8-3 教育歴および世帯収入とうつスコアに関する葉酸摂取量の媒介効果

出典：Miyaki et al.（2013b）を筆者翻訳．

つ症状に対して保護効果を示した．日本食パターンの効果は，active strain（要求度・高，裁量度・高）でサポートが少ない時に顕著であった．

4.3 生活習慣病のリスクファクターと死亡・罹患との関連

生活習慣を起因とする疾病やそのリスクファクター（たとえば，循環器疾患とその危険因子）も SES と関連していることが予想される．「国民生活基礎調査」と「国民健康・栄養調査」を用いた分析では，女性においては，家計支出が低いほど，肥満，高血圧，脂質異常などの循環器疾患のリスクファクターの保有率が高いが，男性においてはその傾向は明らかではない（Fukuda and Hiyoshi, 2013）．男女によるこの違いについて十分な説明はないが，SES やストレスへの生物学的な反応の違い，健康行動についての文化的背景，体型についての価値観の違いなどが影響しているのかもしれない．

SES と生活習慣が関連していることはある程度明らかになっているが，それは，死亡や罹患の SES の違いをどの程度説明するのであろうか．海外では，教育歴などの SES による死亡や罹患の違いが，生活習慣によってどの程度説明できるかを定量化した試みは多い（van Lenthe et al., 2002; Skalická et al., 2009）．日本での研究は限定され，Honjo らは，循環器疾患の死亡の教育歴および職業との関連を分析する中で，喫煙，飲酒，身体活動，肥満を含む一般的なリスクファクターを調整しても，死亡との関連の強さはほとんど変化しないことを示している（Honjo et al., 2010）．女性の既婚者を対象にした研究でも同様な結果が認められている（Honjo et al., 2012）．生活習慣の社会格差が，最終的な健康アウトカムである疾病発症や死亡の格差をどの程度説明するかは今後の重要な検討課題である．

4.4 SES と生活習慣の経路に関する研究

SES による生活習慣や保健サービスの利用の格差を縮小させるためには，格差の実態把握に加えて，経路についての研究が求められる．

前述した従来からの行動科学の理論を用いて，SES による生活習慣の格差を説明する試みとして，行動の説明要因（construct）と SES との関連が分析される．たとえば，計画的行動理論（Theory of Planned Behavior）に基づく

親の歯科保健関連行動（van den Branden *et al.*, 2012）や野菜・果物の摂取（Lien *et al.*, 2002），自己効力感と高齢者の身体活動（Clark 1996），ステージ理論（汎理論モデル）に基づく禁煙（Velicer *et al.*, 1995）の研究がある．

SES と生活習慣との媒介要因については，心理的要因やストレス（産業ストレスを含む），物的および社会的資源の影響を検証した研究がある（Lahelma *et al.*, 2010; Lallukka *et al.*, 2008; Mulder *et al.*, 2011; Borrell, 2005; Diez Roux *et al.*, 2007）．部分的に媒介しているものから，ほとんど媒介していないものまで，結果は必ずしも一致はしていない．また，ヘルスリテラシーや健康に関する知識は，教育歴や所得および生活習慣との関係は認められるものの，生活習慣や健康状態の SES による違いを説明するには十分ではない（Tokuda *et al.*, 2010; Howard *et al.*, 2006; Dewalt *et al.*, 2004）．これらの媒介要因の検証について，特に日本人を対象にした研究が求められる．

食事・栄養摂取を規定する要因と SES との関係も検討されている．先に紹介したブルデューの理論において，飲食行動は社会階層（階級）に異なる慣習行動や趣味（テイスト）の典型として記述されている（ブルデュー，1990）．経済的な状況は，スーパーマーケットへのアクセス，野菜や果物等の健康に好ましい食のアクセスと関連し，食品の価格は質量あたりのエネルギー量などの栄養学的な食の質にも関わる（Black and Macinko, 2005; Drewnowski and Darmon, 2005）．「フードデザート（food desert）」，「食の砂漠」，「買い物弱者」の言葉に代表されるように，社会的弱者は，好ましくない食環境におちいりやすく，十分な量あるいは適切な質の食を得ることができない（Walker *et al.*, 2010; Hilmers *et al.*, 2012）．ただし，海外では個人の SES や環境と食との関係は明確に認められるものの，日本での知見は限定的で，今後の研究成果の蓄積が求められる．

5　格差を考慮した健康づくりに向けて——政策への示唆

これまで述べてきたように，社会的な健康格差において生活習慣は 1 つの重要な要素となっている．したがって，社会的な健康格差を縮小させるためには，社会経済状況を考慮した生活習慣および生活習慣病対策が必要となる．健康増

進施策における健康格差の扱いとともに，介入のための理論や考え方を整理した．

5.1 わが国の健康増進政策における健康格差

わが国では，1978年から，国民健康づくり運動として，生活習慣病対策が進められている．これらの施策の中で，健康の社会的決定要因が考慮され始めたのは，2000年からの「健康日本21」からとしてよい．その中で，ヘルスプロモーション（オタワ憲章）の考え方が紹介されている．ヘルスプロモーションは，個人を取り巻く環境，所得，教育，雇用などの健康決定要因に対応するものとされている．しかしながら，数値目標の設定が注目され，あるいは，日本における健康格差のエビデンスが乏しかったこともあり，健康格差の縮小が政策目標として掲げられたのは，2012年の「健康日本21（第2次）」まで待つことになる．

「健康日本21（第2次）」では，これまでの健康寿命の延長とともに，健康格差の縮小が目的とされた．また，社会環境の改善の1つとして，ソーシャル・キャピタルが取り上げられている．その基礎資料として，日本人を対象とした研究成果がレビューされている．格差については，都道府県等の地域格差の縮小が主な目標で，個人のSESによる格差はさほど強調されていないが，国の政策に健康格差や健康の社会的決定要因が取り上げられたことは，この分野の研究の発展が政策に寄与した点で大きく評価すべきであろう．

保健サービスの格差是正も必要である．事業所の規模，職種等による保健サービスの違いが，1次予防および2次予防の行動に影響していることが示唆される．主に企業規模で規定される産業保健の制度，医療保険の種類によって異なる保健サービスなど，基本的な制度の改変を考慮しなければならないこともある．

5.2 ヘルスプロモーションとポピュレーションアプローチ

ヘルスプロモーション（オタワ憲章）は，「人々が自らの健康とその決定要因をコントロールし，改善することができるようにするプロセス」と定義される．そして，目標実現のための5つの活動方法のなかで，「健康を支援する環

境づくり」と「地域活動の強化」は,健康の社会的決定要因への介入として位置づけられる.

Roseによって紹介された「ポピュレーションアプローチ」は,「ハイリスクアプローチ」に対比する考え方として日本でも広く浸透している (Rose, 1994). ハイリスクアプローチが,リスクの高い者に対して介入するのに対して,ポピュレーションアプローチは集団全体への介入を行う.したがって,ポピュレーションアプローチでは,集団に属するすべての者がその恩恵を受け,リスクの低下が期待される.個人の社会経済状況に関係なく,リスクを低下させるための社会環境を変えることがポピュレーションアプローチの特長である.

ヘルスプロモーションやポピュレーションアプローチに代表されるように,生活習慣への介入には,重層的な取り組み(いわゆる Social Ecological Model)が必要となる(Emmons, 2000).個人レベル,集団レベル,コミュニティレベル(地域,学校等),社会・政策レベルでの介入を組み合わせることが求められる.健康の社会的決定要因やヘルスプロモーションの考え方は,Healthy Cities Project, Health Promoting Hospital, Health Promoting School などのセッティングアプローチ(生活の場での包括的な健康政策)あるいは健康影響評価(HIA)とも関連している.

5.3 新たな介入モデル

Frieden は,"Health Impact Pyramid"(健康影響ピラミッド)を提唱した(Frieden, 2010).介入を 5 つに分け,集団への影響を検討している(図 8-4).最下層は「社会経済的要因への介入」で,集団への影響が最も大きいとされる.その上に,「無意識の意思決定を健康的なものにするように環境を変える」「効果が継続する予防」「治療」「カウンセリングと教育」と続き,上にいくほど集団への影響は少ないとされる.これは米国で提唱されたもので,そのまま日本にあてはまるとは限らないが,より下にある介入方法が格差縮小に寄与すると思われる.

Frohlich らは,ポピュレーションアプローチが格差を縮小することについて懐疑的な論説を行った(Frohlich and Potvin, 2008; 福田,2008).ポピュレーションアプローチは,集団のすべての人のリスクを同様に下げることを仮

```
集団への影響
小 ↑
        カウンセリング(相談)と教育
           治 療
         効果が継続する予防
         (スクリーニング，予防接種など)
       無意識の意思決定を健康的なもの
       にするように環境を変える
大 ↓
     社会経済的要因への介入
```

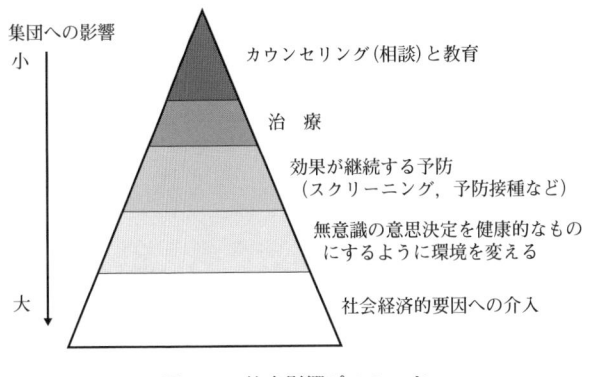

図 8-4　健康影響ピラミッド

出典：Frieden（2010）を筆者翻訳.

定しているが，介入前のリスクが低いほうがリスクの低下が大きく，介入前のリスクが高いほうがリスクの低下は小さいことも起こりうる．その場合，集団全体のリスクの平均は低下するが，格差（分布）は拡大する．たとえば，ポピュレーションアプローチとされるメディアキャンペーンやイベントにおいては，健康に関心の高い者（リスクの低い者）が反応しやすく，本当にリスクを下げてほしい者（リスクの高い者）が反応しにくいことは経験的に理解できる．そこで，ハイリスクアプローチ，ポピュレーションアプローチとも異なる第3の方法として"Vulnerable Population Approach"（弱者集団アプローチ）が提唱された．これは，リスクの前段階である vulnerability（脆弱性）に注目し，リスクの集積しやすい，社会的に不利な立場にある者への重点的な介入の必要性を指摘するものである．

近年，社会的な健康格差および健康の社会的決定要因とともに述べられる機会が多いのが"A Ladder of Intervention"（介入のはしご）である（図8-5）（大島，2013）．「介入せずに現状をモニターする」から「選択させない」まで，介入のレベルを区分している．上の段階ほど，介入効果が強く，したがって，個人の社会経済状況に影響を受けない．しかしながら，上の介入ほど，倫理的な問題を含めて，その実施は容易ではなく，さまざまな議論が必要となる．

薬物依存に関連して，"Social Immunization"（社会的予防接種）という考え方がある（Akhter and Levinson, 2009）．先に述べたように，喫煙や肥満が，

```
高
↑
介入のレベル
↓
低
```

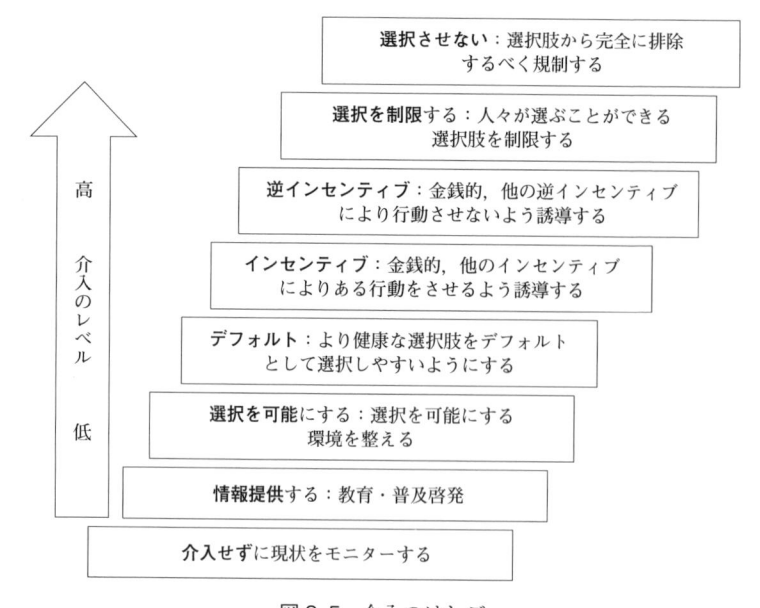

- 選択させない：選択肢から完全に排除するべく規制する
- 選択を制限する：人々が選ぶことができる選択肢を制限する
- 逆インセンティブ：金銭的，他の逆インセンティブにより行動させないよう誘導する
- インセンティブ：金銭的，他のインセンティブによりある行動をさせるよう誘導する
- デフォルト：より健康な選択肢をデフォルトとして選択しやすいようにする
- 選択を可能にする：選択を可能にする環境を整える
- 情報提供する：教育・普及啓発
- 介入せずに現状をモニターする

図 8-5　介入のはしご

出典：大島（2013）より筆者改変.

個人のつながりや社会的ネットワークを通じて"感染"するのであれば，感染を予防するための"免疫"を獲得させるのが，社会的予防接種の目的である．たとえば，喫煙では，幼稚園，小学校，中学校，高校，大学，社会人と，ライフステージに応じて，免疫力を高めるための健康教育等を行う必要がある．社会的予防接種を行う時期や内容について厳密な接種基準を作ることは難しいが，多くの生活習慣に応用可能な考え方であろう．

6　まとめ

　ライフスタイルとは，個別な健康行動ではなく，生活，行動あるいは思考の様式といった生活諸側面の社会的・文化的・心理的な違いを総じて表現した言葉であり，個人や集団の社会的な特性によって特徴化されるものである．社会疫学研究の進展によって，SES とライフスタイルおよび個々の生活習慣の関係が定量化され，理論づけられつつある．低 SES の者は，喫煙や不健康な栄

養摂取等の健康リスクとなる生活習慣を持ちやすいことが一般的であるが，SESと生活習慣との関連は多様で，SESから生活習慣形成への機序，生活習慣が疾病罹患や死亡に与える影響は必ずしも明確になっているわけではない．

　その複雑で，いまだ不明瞭な関連性の中で，生活習慣への介入もまた途上である．少なくとも，これまでの研究成果と経験から，個人へのアプローチでは限界があり，個人のSESの考慮のみならず，生活習慣を規定する集団，社会，環境に対して重層的にアプローチする必要があることは明らかである．ポピュレーションアプローチ，健康を支援する環境づくり，継続した健康教育，SESそのものへの介入，保健サービスの格差をなくす制度構築などを組み合わせることで，生活習慣，そして，そこから生じる健康の格差の縮小に寄与するだろう．

【Further reading】
①Okechukwu, L. D., Davison, K. and Emmos, K. (2014) "Changing health behaviors in a social context." In Berkman, L. D., Kawachi, I. and Glymour, M. (Eds.) *Social epidemiology*. 2nd edition. Oxford Univesity Press, pp. 365-395. 本書は，社会疫学や社会的な健康格差を学ぶ者にとって必携書ともいえる．その中で，健康行動の社会格差を扱った章である．
②Sallis, J. F., Owen, N. and Fisher, E. B. (2008) "Ecological model of health behavior." In Glanz, K., Rimer, B. K. and Viswanath, K. *Health behavior and health education*. Jossey-Bass, pp. 465-485. 健康行動と健康教育の教科書の中で，社会経済的要因を含めた健康行動のEcological Modelを解説した章．他の章を含めて，行動科学の理論などの基本的事項を学ぶことができる．
③福田吉治（2012）「健康格差社会と栄養」『国民の栄養白書2012年版』日本医療企画, pp. 45-55. 生活習慣の例として，食生活と栄養に関する国内外の知見をまとめたもの．本書および本章で引用している日本人を対象にした論文（本章の執筆者である福田と宮木の論文を含む）は，個別な研究例として参考になる．

第9章
都市環境と健康

井上 茂・中谷友樹

　社会要因と健康との関連はさまざまな視点から研究されているが，本章では都市環境，特に地域の建造環境（Built environment）に注目する．都市構造，緑地や健康関連施設の配置といった建造環境と地域住民の健康に関する研究は，特に身体活動領域に多い．近年，人々の身体活動量の減少が指摘されているが，その背景にはモータリゼーションの進行や，居住地周辺の地域環境の変化があると指摘されている．地域環境の研究は，都市計画学，交通工学，地理学等との連携によって進められており，地域の世帯密度，混合土地利用度，道路の接続性，歩道，緑地・運動施設などへのアクセス，といった環境指標が住民の身体活動，肥満者割合などと関連していることが報告されている．これまでに多くの横断研究が実施されてきたが，今後は縦断研究や社会実験を活用した介入研究などが求められる．さらに，これらの研究成果を政策に反映させ，地域の環境整備を進めるためには，都市計画部門，都市交通部門などの他部門との協働を進めていく必要がある．居住地域における環境資源の配分が社会階層を反映して不平等になっているという指摘もあり，都市計画や法制度の設計といったマクロな視点を持ち，対策を講じることも重要である．

1　はじめに

　社会階層，所得配分，社会構造などの社会要因と人々の健康との関係についてはさまざまな研究が行われ，議論されている．それでは人々が居住する地域

の物的な環境（建造環境 Built environment），たとえば都市計画や都市交通網のあり方，健康関連資源の配置（運動・余暇を楽しむことができる運動施設・公園・緑地等へのアクセス，新鮮な食品を提供する食品小売店の配置，たばこを販売する自動販売機の数など）などは人々の健康にどのような影響を与えているのだろうか．このような都市環境と健康との関連については，特に身体活動領域において研究が盛んである．すなわち，どのような都市環境に居住する者が活動的な生活習慣を送り，健康を享受しているのかという問題である．そこで本章では，身体活動に関する話題を中心に都市環境と健康との関連を考える．

2 都市環境と健康・身体活動

2.1 心理的要因から地域環境へ

適度な身体活動が健康に有益なことはすでに多くの研究によって明らかにされている（Lee *et al*., 2012; U. S Department of Health and Human Services）. すなわち，活動的な生活を送る者は死亡率が低く，虚血性心疾患，脳卒中などの動脈硬化性疾患の罹患率が低く，ある種の癌（乳癌，大腸癌など）の罹患率が低い．さらに，うつ症状，認知機能，体力や身体機能などへの効果も報告されている．しかし一方で，身体活動を十分に実施している者の割合は必ずしも高くない（Hallal *et al*., 2012;「国民健康・栄養調査」）．日本では運動習慣者の割合は30%程度，1日1万歩以上歩行する者の割合は20%程度で推移している（「国民健康・栄養調査」）．WHOは死亡に対する人口寄与危険割合の大きさから身体的不活動を第4のリスク（1位高血圧，2位喫煙，3位高血糖，5位過体重・肥満）と位置づけている（Global Recommendations on Physical Activity for Health）．身体活動の推進は公衆衛生上の重要課題である．

身体活動の推進を効果的に進めるためには，身体活動の規定要因を明らかにする必要がある．なぜある人は活動的であり，ある人は非活動的なのだろうか？　このような疑問に対して，従来の研究で関心が持たれていたのは，個人の心理であった．たとえば，健康信念モデル，社会認知理論，トランスセオレティカル・モデルなどがあげられる．これらの理論やモデルは健康教育に広く

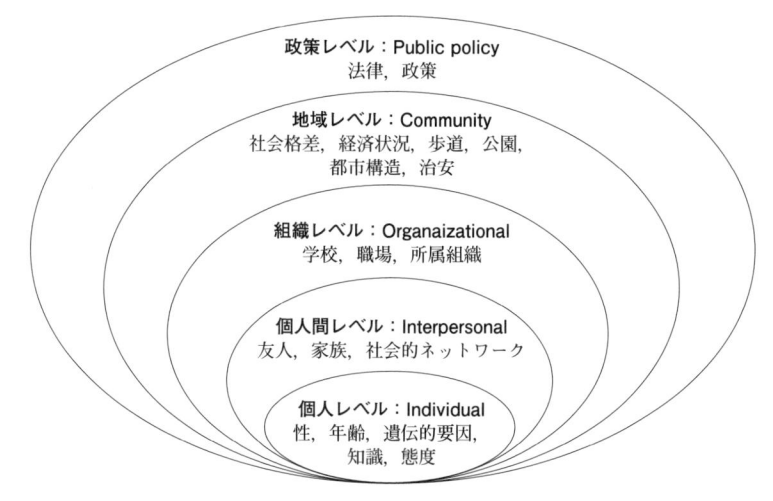

```
                政策レベル：Public policy
                   法律，政策
              地域レベル：Community
              社会格差，経済状況，歩道，公園，
                 都市構造，治安
            組織レベル：Organaizational
               学校，職場，所属組織
          個人間レベル：Interpersonal
            友人，家族，社会的ネットワーク
         個人レベル：Individual
          性，年齢，遺伝的要因，
             知識，態度
```

図9-1　社会生態学モデル

行動（身体活動）に影響する要因は多階層的であり，効果的な介入を実施するためには各階層の要因へ働きかける必要があると考える．
出典：Sallis *et al.*（2008）より筆者作成．

活用されている一方で，大規模な集団レベルでの身体活動推進を目指す枠組みとしては限界があることも指摘されている．Sallis らは従来の行動心理学の限界点として，①介入効果が弱ないし中程度の効果に留まること，②これらの理論に基づいたプログラムを実施しても，参加率が必ずしも高くないこと，③プログラムの効果を長期間継続させることが難しいこと，などを指摘している（Sallis *et al.*, 2008）．

このような中，1990年代後半より，社会生態学モデル（Social Ecological Model）と呼ばれる考え方が注目されるようになった（Sallis *et al.*, 2008）．図9-1はその概念を表している．このモデルによると，人々の行動に影響する要因は多階層的であり，階層としては個人レベル（性，年齢，遺伝要因，生理的要因，心理的要因），個人間レベル（家族，友人，社会的ネットワーク，社会要因），組織レベル（学校，職場），地域レベル（経済状況，都市構造），政策レベル（法律，政策）などがある．従来の行動心理学は個人レベルのみを視野に入れていたことになるが，社会生態学モデルは個人の外側にある要因にも注目している．このモデルの重要なポイントは，効果的な介入を実施するために

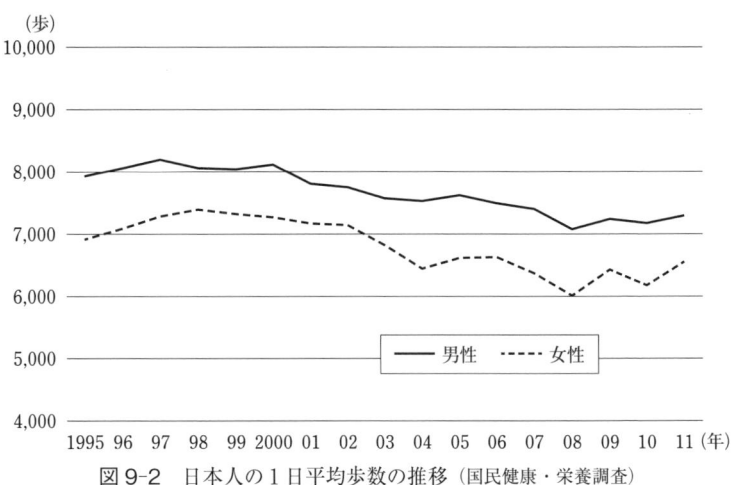

図 9-2　日本人の 1 日平均歩数の推移（国民健康・栄養調査）

日本人の 1 日平均歩数は男女とも減少傾向にある．
出典：「国民健康・栄養調査」より筆者作成．

は多階層的な要因への働きかけが必要であることで，そのためには社会要因や都市の環境要因に対する理解も重要となる．特に，身体活動はある特定の場，環境下で実施される行動であり，都市環境と身体活動の関連に多くの関心がよせられるようになった．

2.2　都市環境の変化と身体活動の推移

都市環境の変化が人々の身体活動にどのような影響を与えているのかという観点から，近年の歩数の推移，社会の変化を観察すると興味深いことが分かる．「国民健康・栄養調査」によると近年，日本人の平均歩数は男女ともに減少傾向にある（図 9-2）（「国民健康・栄養調査」）．歩数調査は 1995 年より同じ方法で実施されているが，1997-98 年頃をピークに，その後 1000 歩近い減少が認められている．短期間にかなり減少したといえるだろう．そして，このような減少傾向は調査対象者の年齢調整を行っても変わらなかった（Inoue et al., 2011）．

それでは，これと一致した期間にどのような社会的変化が起こったのだろうか．因果関係に言及することは困難だが，要因となりうる社会環境の変化とし

て，インターネットの普及や大規模小売店舗立地法の制定（大店立地法，2000年）とそれにともなう都市構造の変化（中心市街地の衰退）が挙げられる．総務省の「通信利用動向調査」においてインターネットの人口普及率の調査が始まったのは2001年である．これによると普及率は当時の46.3%から2011年の79.1%にまで増加した（『情報通信白書 平成24年版』）．今日，インターネットで余暇時間を過ごしたり，買い物をしたりすることはごく一般的である．大店立地法は大型資本による大規模小売店の出店を活発化したとされている．これに伴って特に地方都市や郡部では中心市街地が衰退し，徒歩と公共交通を利用した旧来の消費活動から，自動車以外ではアクセスしにくい郊外の大型店舗を中心とした消費生活へと，人々の買い物行動が変化したとされている．自宅近隣の商店街の衰退は，身体活動のみならず食習慣にも影響を与えており，自動車を持たない高齢者などが日常生活の買い物に困窮する現象は「買い物難民」「食の砂漠（Food desert）」などの言葉で表現されている．このような危機的状況に対して，2006年に都市計画法，中心市街地活性化法が改正され大型店舗の出店は再び制約を受けるようになったが，都市構造の変化の立て直しは容易ではなく，衰退した中心市街地が残された状態が続いている．

　生活スタイルの変化は国土交通省が実施している交通行動の調査（パーソントリップ調査）からも明らかである（「金沢都市圏パーソントリップ調査 2009」）．金沢都市圏では徒歩分担率（移動手段として徒歩を用いる割合）は1974年の37.2%から2007年の16.1%にまで低下し，自動車分担率（移動手段として自動車を用いる割合）は38.8%から67.2%にまで増加した（図9-3a）．また横断的にみると，このような自動車依存の傾向は地方都市においてより顕著である（図9-3b）．車で通勤し，買い物に車を利用する自動車依存的な生活習慣は，特に地方において定着しており，都市環境の変化が人々から歩く機会を奪っている．

3　身体活動に関連する都市環境の測定

　身体活動に関連する都市環境の評価方法は現在のところ，おおよそ以下の3種類に分類される．①質問紙による評価（Questionnaire），②観察チェックリ

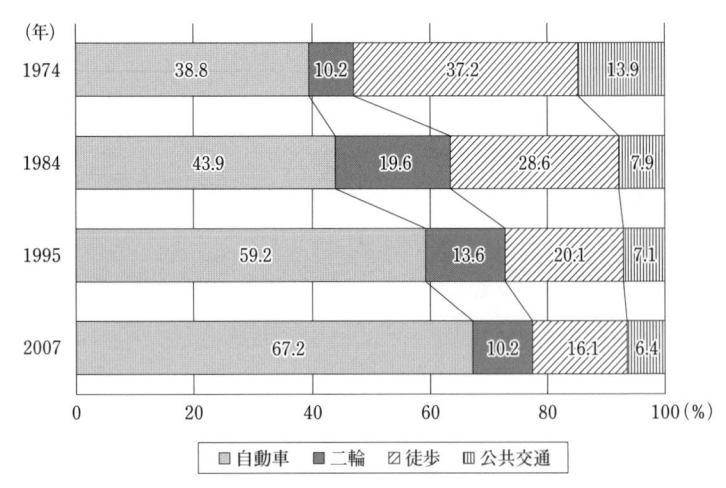

図 9-3a　金沢都市圏における交通手段の推移

金沢都市圏では交通手段として自動車による移動の割合が増加し、徒歩による移動の割合が減少した。
出典:「金沢都市圏パーソントリップ調査 2009 報告書」より筆者作成.

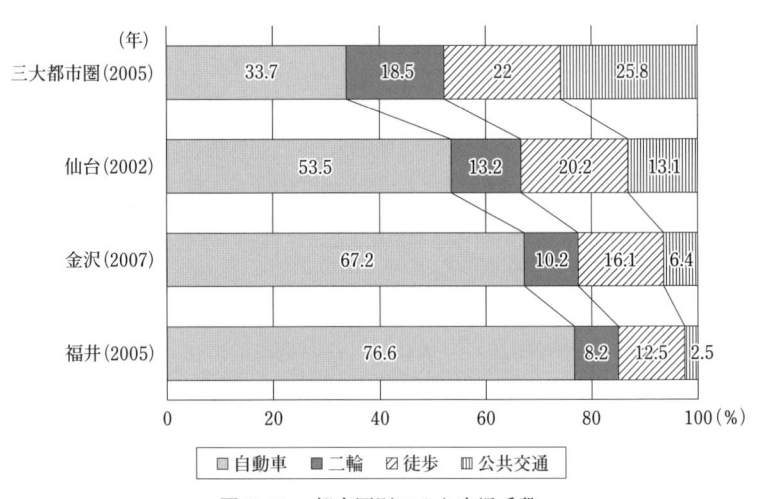

年	自動車	二輪	徒歩	公共交通
1974	38.8	10.2	37.2	13.9
1984	43.9	19.6	28.6	7.9
1995	59.2	13.6	20.1	7.1
2007	67.2	10.2	16.1	6.4

図 9-3b　都市圏別にみた交通手段

地方都市は大都市圏と比較して自動車依存傾向がある。交通手段として自動車による移動の割合が大きく、徒歩による移動の割合が小さい。
出典:「金沢都市圏パーソントリップ調査 2009 報告書」より筆者作成.

年	自動車	二輪	徒歩	公共交通
三大都市圏(2005)	33.7	18.5	22	25.8
仙台(2002)	53.5	13.2	20.2	13.1
金沢(2007)	67.2	10.2	16.1	6.4
福井(2005)	76.6	8.2	12.5	2.5

ストによる評価（Audit tool），③地理情報システムによる評価（GIS：Geographic Information System），である．このうち，質問紙による評価は主観的評価（Subjective measure），観察チェックリストとGISによる評価は客観的評価（Objective measure）と呼ばれている．また，それぞれの方法を用いて評価された環境は認知的環境（Perceived environment），客観的環境（Objective environment）と表現されている．身体活動領域の研究では社会環境の中でも特に，歩道，運動施設，都市の構造といった環境の物的側面に関心が高く，建造環境（Built environment），物的環境（Physical environment）といった用語もよく用いられる．

3.1 質問紙による評価

広く研究に活用されている質問紙としては，国際身体活動質問紙環境版（International Physical Activity Questionnaire Environmental Module: IPAQ-E）（基本項目7，推奨項目4，オプション項目6，合計17質問項目）(Sallis *et al.*, 2009; Inoue *et al.*, 2009)，近隣歩行環境質問紙（Neighborhood Environment Walkability Scale: NEWS）（8尺度，合計54質問項目）(Saelens *et al.*, 2003; 井上ほか, 2009) などがある．これらは自宅周辺の近隣環境を評価しようとするものだが，この他に職場環境の評価を目的とした質問紙等も開発されている (Prodaniuk *et al.*, 2004)．評価項目は，都市計画領域の専門家との協力で開発されてきた経緯があり (Saelens *et al.*, 2003)，保健領域ではなじみのない都市計画の指標が含まれている（世帯密度，混合土地利用度：土地利用区分の混在の程度，交差点密度：目的地まで最短距離でいける道路ネットワークの指標，など）．表9-1にIPAQ-Eの一部（基本項目＋推奨項目）を示した．

質問紙による評価は比較的簡便に行えるため多くの研究で用いられている．客観的評価では測定が難しい景観や治安，交通安全などについても簡便に評価が行える．しかし，特に横断研究では，環境が良いから（運動施設があるから）運動を行っているのか，運動を行っているから良い環境（運動施設）を認知しているのかがわからないといった因果の逆転の問題がある．また，身体活動を行っているから環境の問題点（たとえば交通の危険個所）に気がついているという場合もある．すなわち，環境の認知と実際の環境は必ずしも一致しな

表 9-1　国際身体活動質問紙環境版（IPAQ-E）

環境項目	質　問　文	回　　答
	全体の説明：以下の質問は，あなたの家の近所，すなわち自宅から 10-15 分程度で歩いて行くことができる範囲内の環境に関する質問です	
1. 住居密度	あなたの近所の住宅は主にどのようなタイプのものですか．あてはまる番号に○をつけてください	選択肢：「一戸建て」「2-3 階建てのアパート」「一戸建てと，2-3 階建てのアパートが混じっている」「4-12 階建てのマンション」「13 階建て以上のマンション」
	以下の文章は，歩くことや自転車に乗ることに関係する，近所の環境について述べたものです．あなたの近隣環境にどの程度あてはまりますか？　もっともあてはまる欄 1 つに○をつけてください	
2. 商店街等へのアクセス	日用品を買うためのお店や，スーパーマーケット，商店街などが，自宅から簡単に歩いていける範囲にたくさんある	
3. 公共交通機関へのアクセス	バス停，駅などが自宅から歩いて 10-15 分以内にある	
4. 歩道	近所のほとんどの道路には歩道がある	
5. 自転車道	近所には，自転車専用レーン，歩道兼用の自転車レーンなどのように自転車が通行できるレーンがある	
6. 運動場所へのアクセス	近所には，公園，広場，ウォーキング道路，自転車道路，グラウンド，公営プール，体育館など，無料あるいは安価に利用できるレクリエーション施設がいくつかある	選択肢：「全くあてはまらない」「ややあてはまらない」「ややあてはまる」「非常によくあてはまる」
7. 治安	近所では犯罪の危険が高く，夜間に外を歩くのは安全とはいえない	
8. 交通安全	近所では交通量が多く，外を歩くことに危険を感じたり，歩くことが楽しくなかったりする	
9. 役割モデル	近所では運動したり，体を動かしている人を多く見かける（ここで「運動」や「体を動かす」とは，買い物，通勤などで歩いたり，ウォーキング，ジョギング，サイクリングや，その他のスポーツをすることを意味します）	
10. 景観	近所を歩くと，興味をひかれるもの（きれいな景観，楽しい景観など）がたくさんある	
11. 自動車・バイクの保有	あなたの家には車やバイクが全部で何台ありますか	（　　　）台

出典：Inoue（2009）より筆者作成．

い場合がある．質問紙の妥当性という意味で問題である．しかし一方で，環境そのものを評価するのではなく，「住民が環境をどう認知しているのかを評価している」という立場に立てば，環境の主観的評価を高めることで身体活動を推進できるかもしれないという見方もできる．

3.2 観察チェックリストによる評価

チェックリスト等を用いて評価者が環境を観察する方法である．街路（Pikora et al., 2002），遊歩道（Troped et al., 2006），公園（Kaczynski et al., 2012）などを評価の対象とする観察ツールが開発されている．たとえば，Systematic Pedestrian and Cycling Environmental Scan (SPACES) と呼ばれるチェックリストは（Pikora et al., 2002），①道路の機能（表面性状，幅，交通状況，接続性），②安全（街灯，交差点），③景観（街路，周辺），④目的地（周辺施設：店，公園，交通機関など）を，街路のセグメント単位で評価するツールである．

これらのツールは研究に活用できるのみならず，住民や行政職員が活用すれば問題点の発見や，環境改善につなげることができる．いわゆる参加型研究において有用性が高く，今後の開発，活用が期待される．日本でも自治体職員に地域環境評価を依頼した研究が行われており，地域内の身体活動環境の把握と身体活動推進対策の参考資料になったとする報告が認められる（岡田ほか，2011）．

3.3 地理情報システム (GIS) を用いた環境評価

GIS は地理的な位置や形状を含んだ情報の作成，地図表示，空間的な解析を行うために開発された情報処理環境である．かつては高性能なワークステーションが必要だったが，現在では，通常のパーソナルコンピュータでも，GIS ソフトウェアの導入によって比較的容易に運用が可能となった．この GIS を利用して身体活動に関連する近隣環境を評価する指標として，居住地の近隣とみなされる範囲を対象に，人口密度，道路・交差点の状況，商店，公園，運動施設，駅やバス停の分布といった情報を集計する指標が提案されてきた．GIS では，バッファーと呼ばれる機能により，基点となる地点から等距離圏の領域を

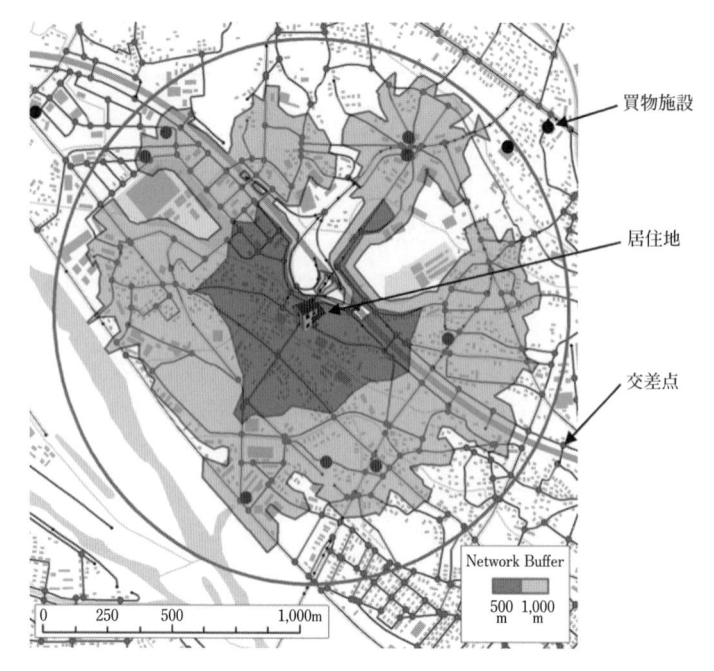

図 9-4 GIS を用いた地域環境の評価

円は自宅周辺から直線距離で 1 km の範囲であり，その中にある灰色の多角形領域は道路に沿って移動できる 500 m 圏（濃灰色領域）および 1 km 圏（薄灰色領域）である．自宅周辺の徒歩で移動な範囲にある買い物場所や公園，居住者の密度などを集計して客観的環境評価指標が計算される．
出典：中谷友樹（2012）「地理情報システムを利用した健康づくり支援環境の研究」『ESTRELA』218：2-9.

特定できる．この機能を利用して，調査対象者 1 人 1 人の居住地から一定の距離の範囲（たとえば 500 m，1 km など）を求め，その範囲内の環境を評価するといったことが行われている（図 9-4）（中谷，2012）．この場合の距離は，歩行可能な道路など移動経路に沿った経路距離（ネットワーク距離）に基づくことが多い．

たとえば，Frank らは，GIS を用いた地域の歩行環境の指標であるウォーカビリティ指標（Walkability index）を提案した．それは，各調査対象者の近隣について，住居密度（residential density），混合土地利用度（land-use mix），交差点密度（intersection density）の 3 つの個別要因指標の標準化得点を合成した指標である（Frank *et al.*, 2005）．米国のアトランタ都市圏を対象とした

事例では，居住地の歩行環境の合成指標および個別要因指標のいずれでみても，指標の値が高い居住地ほど，車への依存度が低く，歩行量は多く，肥満者の割合が小さくなる関連が確かめられている（Frank *et al.*, 2004; 2005）.

こうした指標が成立した背景には，欧米でモータリゼーションの発達を受けて成立した都市スプロールへの批判的な視点がある．欧米都市の郊外では，強い排他的な土地利用規制もあって，住宅機能に特化した広大で低密度な住宅地が拡大したが，そこでは車での移動が前提であるがために，交差点の少ない入り組んだ道路が住宅地の中を走ることになった．この低密度で，土地利用が画一的で，道路の接続性に欠ける「歩けない郊外」の拡大が，身体活動の低下を導き，肥満者の割合が大きく増加する「肥満の流行」（obesity epidemic）を生じせしめた要因の1つと考えられたのである（中谷，2011）．ウォーカビリティ指標とは，この「歩けない郊外」の度合いを評価していると考えてよい．

同様なGISを利用した環境指標による研究事例は日本ではまだ乏しく，高齢者の歩行量や定期的な運動習慣を評価した研究では，定期的な運動習慣と公園への近接性で弱い関連性が認められているものの，歩行量とGISを用いた環境指標との関連性は認められなかった（Hanibuchi *et al.*, 2011）.

GISを用いた評価は客観性が高く，活用できる既存情報があれば新たな調査を行うことなく，地域評価を行える点が強みである．一方，必要な情報がない場合や，あったとしても購入に膨大な費用がかかる場合もある．また，景観，安全性といった指標化しにくい要因もある．たとえば，安全性について何らかの指標（例：地域の犯罪件数）が作成されても，それが本当に測定したいものをうまく反映できているかどうかを判断することは容易でない．

3.4 評価する環境の空間的な広がりについて

環境評価では，取り扱う空間の広がりをどう定義するのかも重要な問題である．現在までに実施されている研究の多くは，「自宅近隣」を評価の対象にしているが，質問紙による評価では，「自宅から歩いて10-15分程度の範囲」といったように近隣の範囲を設定している場合が多い．GISを用いた評価では，前述のように，自宅から一定距離の範囲（たとえば500 mバッファー，1 kmバッファーなど）を，暗黙裏に実質的な徒歩での移動圏として評価対象範囲に

設定する．しかし，本来ならば調査の目的によって最適な環境の空間的な広がりが存在するはずである．毎日行う散歩や歩行のための道路環境を評価する場合と，週末だけに行う水泳のためのプールへのアクセス（自宅からの距離）では，影響する環境の広がりが異なるかもしれない．日本とオーストラリアとを比較した研究では，オーストラリア人の歩行が自宅から歩いて10分以内の距離にある商業施設等の目的地の数と関連していたのに対して，日本人では自宅から11-20分の距離にある目的地の数とも関連していたことが報告されている (Sugiyama et al., 2012)．さらに，勤務地など生活の基点が居住地とは別に存在する場合には，身体活動の機会を評価すべき地域の範囲は，自宅周辺に限定されない．そのため，どのような範囲を評価の対象として含めるべきかという問いは，今後の効果的な介入につなげるためにもさらなる研究が必要な問題である．

4 都市環境と身体活動の関連

都市環境と身体活動・健康との関連を検討した研究は，横断研究を中心に数多く行われており，繰り返し系統的レビューが行われている (Saelens et al., 2008; Wendel-Vos et al., 2007; Bauman et al., 2012)．Saelensらはレビューのレビューを行い，最終的に一定した結論の得られている環境要因として，①（商業施設，サービス等への）アクセス・近接性，②混合土地利用度，③人口あるいは住居密度，④景観，⑤歩道，⑥道路の接続性，⑦安全性，⑧近隣のタイプ，を指摘している (Saelens et al., 2008)．米国の2地域で実施されたSallisらの研究によれば，歩行に適した環境とそうでない環境とでは週あたり35-49分間，身体活動時間が異なり，良好な環境では過体重・肥満者の割合が少なかったという (Sallis et al., 2009)．地域環境と身体活動との関連は，環境や文化的背景が異なる国や地域によって異なるかもしれない．Sallisらは世界11カ国の共同研究としてIPAQ-E（表9-1）を用いた研究を行い，7項目中5項目（混合土地利用度，公共交通機関，歩道，自転車道，運動場所）で人々の身体活動と認知されている地域環境との間に関連が認められたことを報告している (Sallis et al., 2009)．またこれらの研究成果より，国によって環境と身体

表9-2 近隣の地域環境と目的別にみた歩行との関連 (n = 1,473)

	買い物等の日常生活における歩行	余暇時間の歩行
	OR（95% CI）	OR（95% CI）
住居密度	2.09（1.56, 2.81*）	0.94（0.70, 1.26）
混合土地利用：多様性	1.69（1.25, 2.30*）	0.93（0.68, 1.27）
混合土地利用：アクセス	2.11（1.56, 2.84*）	1.01（0.75, 1.36）
道路の連結性	1.43（1.07, 1.91*）	1.05（0.79, 1.40）
歩道・自転車道	1.26（0.96, 1.65）	1.47（1.11, 1.93*）
景観	1.28（0.97, 1.69）	2.22（1.66, 2.97*）
交通安全	0.87（0.65, 1.17）	1.48（1.10, 2.00*）
治安	1.05（0.80, 1.39）	1.07（0.81, 1.42）

注：OR：オッズ比，CI：信頼区間，調整変数：性別，年齢，居住都市，仕事の有無，教育歴，*：$p < 0.05$．
オッズ比が1以上の場合，仮説に一致した関連があることを示している．すなわち，歩行にとって好ましいと想定された環境において当該歩行がよく実施されていることを示している．
出典：Inoue et al.（2010）より筆者作成．

活動との関連性は若干異なるものの，おおよそ共通した原則があると述べている（Sallis, 2011）．日本を対象とした研究も認められ，一部に欧米の研究とは異なる結果（たとえば，高密度地域において女性の余暇歩行が抑制される傾向）が認められるものの，大きくは同様な結果が得られている（Inoue et al., 2010; 2011）．

興味深いことに，地域環境と身体活動との関連は，対象者の特性（性別や年齢）や身体活動のタイプ（運動か生活活動か，どんな運動種目なのか，あるいは同じ歩行であっても余暇時間に行う散歩・ウォーキングなのかそれとも買い物等の日常生活歩行なのか，など）によって異なっている．表9-2は日本の4都市で実施された研究結果を示したものだが，日常生活における歩行と関連していた要因が住居密度，混合土地利用度，道路の接続性であったのに対して，散歩・ウォーキングでは関連していた要因は歩道・自転車道，景観，安全性であった（Inoue et al., 2010）．また，高齢者では日常生活の歩行と散歩・ウォーキングに関連する環境要因の違いが不明確になる傾向がある（Inoue et al., 2011; Shigematsu et al., 2009）．オーストラリアではこれらの研究知見を整理して都市計画分野に提言を行う文書がまとめられている（表9-3）（"Position statement: The built environment and walking."）．

表 9-3　都市環境に関する科学的根拠の要約

一貫して移動歩行との関連が認められている要因
- 商業施設や公共交通などの目的地への近接性
- 混合土地利用度の高い土地利用計画
- 道路ネットワーク
- 人口密度
- Walkability が高いこと（上記要因の複合指標）

一貫して余暇時間に実施する歩行（散歩・ウォーキング）と関連が認められる要因
- ビーチ，運動施設，公園へのアクセス
- 歩道等の歩行者インフラ
- 景観

小児の歩行と関連が認められる要因
- 公園への近接性
- 良好な歩行者インフラ
- 交通の安全性
- 両親の影響

歩きやすい近隣の町づくりと関連する要因
- 地域レベルの都市計画，土地利用政策とその実施（土地利用区分の規制，道路ネットワーク，住居および雇用密度）
- 街路レベルの都市計画，土地利用政策とその実施（街灯，安全な横断歩道，歩道の連続性，交通緩和策，景観対策）
- 国，地方自治体レベルでの政策と都市計画ガイドライン

出典：Heart Foundation's National Physical Activity Advisory Committee（2009）より筆者作成．

これまで実施されてきた研究の限界点として，そのほとんどが横断研究であることが挙げられる．身体活動を行うものが良好な環境を選んで居住している可能性がある．また，特に質問紙を用いた研究では身体活動を実施している者が地域の身体活動・運動資源をよく認知している可能性などが指摘されている．今後は縦断研究によるエビデンスの蓄積が求められる．

5　政策への示唆

地域の建造環境と身体活動・健康に関する研究成果をどのように活かすことができるのか，あるいは今後の研究はどうあるべきか，などについて，①環境に配慮した身体活動推進対策，②身体活動推進のための環境整備，の2つの視点から述べる．

5.1 環境に配慮した身体活動推進対策

　これまで，生活習慣指導者や行政担当者，研究者は地域環境や地域の社会資源にどの程度注意を払ってきただろうか．運動できる場所（公園，道路，体育館，プールなど）はどこにあるのか，そこでどんな運動ができるのか，利用できる時間や費用はどうか，指導者はどこにいるのか，どんな運動プログラムが提供されているのか，運動サークルはないか，といったことについて，どの程度の知識を持ち合わせているだろうか．さらにいえば，身体活動に直接関係しない情報，たとえば，人が多く集まる地域活動（地区の集会，祭り，各種行事など）も身体活動推進，健康増進に活用できる可能性がある．

　保健指導で運動を勧めてみたがあまり気乗りしない返事が返ってきたとする．しかし対象者の自宅が体育館の隣にあるとしたら，もうひと押し，強く運動を勧められるかもしれない．ウォーカビリティの低い地域では「普段から日常生活で歩くように心がけましょう」といった指導があまり役立たず，はっきりと「余暇時間を活用して運動しましょう」と指導することが重要かもしれない．これらの例は，環境について知ることで指導方法や対策が変わる可能性を示唆するものである．保健指導を行う者は，地域の身体活動・運動資源を調べる，指導される者の自宅周辺の運動資源について話し合う，居住地域の地図を見ながら運動指導を行う，などの方法によってより良い指導が行える．

　対象者と地域環境について話し合うことはまた，指導者自身が地域環境・身体活動資源を把握することにもつながる．これによって，行政機関等に環境改善の提言を行うことが可能になるかもしれない．さらに，GISと関連したインターネット地図の技術を用いれば，ネット上で身体活動・運動資源に関する情報を集めたり，運動できる場所を地図で公開したりすることができ，双方向に市民参加型の仕組みを考えることも可能である（中谷，2012）．地図やSNS（ソーシャル・ネットワーク・システム）を活用した集合的な情報の蓄積と交換は，健康な環境づくりにあたって今後評価すべき方法論の1つと思われる．

5.2 身体活動に配慮した地域環境の整備：特に多部門協働の重要性

　地域の建造環境そのものを整備することは困難で難しい課題と感じるかもしれない．確かに，保健医療部門が歩道を整備することは困難だろう．しかし身

近な地域に目を向けると，日々工事が行われ，環境は変化し続けている．環境を作り変える予算を持ち，実施している部門がある．この変化を良い方向に向けるためにはそれらの部門との協働が必要である．

多部門協働がヘルスプロモーションの推進にあたって重要であることは繰り返し強調されてきた．2010 年に WHO は Health in All Policies という政策理念を提唱した（Adelaide Statement on Health in All Policies）．これは，健康の問題を解決するために，保健医療の枠組みに留まらない他の多くの部門との協働が必要であることを強調した理念である．2010 年に国際身体活動公衆衛生会議でまとめられた「身体活動のトロント憲章」では，優れたエビデンスに裏づけられた「7 つの投資（身体活動推進対策）」が示された（Global Advocacy Council for Physical Activity, 2010; 井上ほか，2011; 岡ほか，2013）．7 つの投資とは「学校」「都市交通」「都市計画」「医療」「マスメディア」「地域社会」「スポーツ」における身体活動推進であり，これらの部門と協働することの重要性が強調されている．そのためには，同じ価値観を持って協力できる政策・事業を見つけ出す必要がある（Global Advocacy Council for Physical Activity, 2010; 井上ほか，2011）．都市計画部門では，コンパクトシティ，歩いて暮らせる街づくり，人々の交流，魅力的な景観の形成，といったことが話題となっている．都市交通では公共交通等の利用促進による渋滞緩和・環境対策（モビリティ・マネジメント），コミュニティサイクル，自転車道の整備などが重要な課題である．一見接点がなさそうな農政であっても遊休農地の利用促進といった話題がある．これらはすべて身体活動の推進と方向性・価値観の一致した事業である．このように，あらゆる部門と協働する可能性について考慮することが有効と考えられる．

多部門協働による環境整備の実例として，WHO 地域安全推進協働センターが中心となって進めているセーフコミュニティが参考になる（日本セーフコミュニティ推進機構ホームページ）．これは，事故などによる外傷予防を目標とした「安心安全まちづくり」のコミュニティ事業であり，行政，地域住民を巻き込んで環境改善を図る手法である．その具体的な方法や目標は個々のコミュニティによって異なるが，いずれの場合も外傷リスクに関連する各種の指標を継続的に記録すると同時に，行政の各部門・地域住民・関連団体の部門協働に

基づいて，地域環境を含むコミュニティ診断と外傷リスク低減の取り組み，環境改善を実施し，さらにその結果を評価する取り組みである．

5.3 社会格差と都市環境

ところで，世界的にみれば，ここで取り上げた都市環境と健康の関連は，マクロな社会構造に起因する社会的な健康格差と必ずしも独立した問題ではない（中谷，2011）．たとえば，米国の大都市のインナーシティ部にみられる貧困地区は，安全な公園などの運動機会に関連する地域の資源を欠き，また食の砂漠化として問題視される状況が最も顕著に生じているとされている．これらは，健康に有用な環境資源の社会的配分が，居住者の社会階層を反映して不平等なものとなっている状況と考えられる．健康づくり支援環境を整備する国家的な制度設計の面では，社会格差に起因する居住地域の分化や都市計画の法制度といったよりマクロな視点と，地域での環境づくり活動の実践というよりミクロな視点とを，あわせて視野にいれておくことが肝要である．

6 まとめ

人々を取り巻く都市環境は身体活動，健康に影響を与えている．日本を含めて世界中でモータリゼーションが進行し，居住環境や商業環境を含むさまざまな生活空間の変容が人々から身体活動の機会を奪っていると懸念されている．食習慣においても自動車利用を前提とした都市構造の変化が食の砂漠化と呼ばれる現象を引き起こしている．身体活動環境に関する研究では環境評価手法が整備され，多くの横断研究が行われてきたが，今後は因果関係の解明や介入手法の確立につながるような縦断研究が求められる．対策としては，より良い環境の整備を進めるための多部門協働が不可欠である．協力が必要な部門にはこれまであまり保健医療部門との協力関係がなかった都市計画部門，都市交通部門などが含まれている．また，居住地域における環境資源の配分が社会階層を反映して不平等になっているという指摘もあり，都市計画や法制度の設計といったマクロな視点を持つことも重要である．

【Further reading】
①Sallis, J. F. *et al.* (2008) "Ecological models of health behavior." In Glanz, K., Rimer, B. K. and Viswanath, K. (Eds.) *Health behavior and health education: Theory, research, and practice.* 4th edition. Jossey-Bass, pp. 465-486. 人々の健康行動に影響する要因は多階層的であり，心理的要因に注目するだけでは行動変容の推進に不十分であるとする生態学モデルの考え方が分かりやすく示されている．
②Diez Roux, A. V. and Mair, C. (2010) "Neighborhoods and health." *Annals of the New York Academy of Sciences,* 1186:125-145. 近隣を単位とする居住地域の環境の具体的な要素とさまざまな疾病・健康行動との関連性をめぐって展開されている最近の研究の動向を手際よく俯瞰している．
③中谷友樹（2011）「健康と場所 —— 近隣環境と健康格差研究」『人文地理』63(4)：360-377．地域環境と健康の関連性を問う研究動向について，その歴史的な経緯や背景に着目した整理がなされている．

第Ⅲ部
社会連帯の形成

第10章
社会保障制度

小林廉毅

　社会保障 (Social Security) は，社会の構成員である人々を対象にして，疾病や障害，失業などのさまざまなリスクに対して備える社会的な仕組みである．歴史的，文化的な背景などから，社会保障の具体的な姿は国によって異なるが，第2次世界大戦後，先進工業国は年金制度や公的医療保険，種々の福祉施策などによって社会保障を充実させてきた．しかし，1970年代のオイルショック以降，成熟期経済への移行と急速に進む高齢化のもとで，社会保障の効率化と制度の再構築が大きな課題となっている．わが国の社会保障は，1950年の社会保障制度審議会の勧告に基づき，社会保険，公的扶助，社会福祉および公衆衛生の4本柱で進められてきた．具体的な制度・施策として，第1に所得を失った時の保障として年金保険，雇用保険，生活保護，第2に疾病や要介護の状態に備える医療保険，公費医療，介護保険，第3に国民全体の衛生状態や医療水準の底上げおよび向上のための公衆衛生および医療，第4に社会的弱者に対する施策として障害者福祉，母子福祉，老人福祉などが挙げられる．他の先進工業国と同様，経済の低成長と急速に進む少子高齢化のもと，わが国の社会保障についても，高度経済成長期の「1970年代モデル」から，高齢化の進行，家族・地域の変容，非正規雇用の増加などに対応した全世代型の「21世紀型日本モデル」への改革が求められている．

1 はじめに

　社会保障（Social Security）のラテン語の原義は，社会的に憂いや心配がないことだといわれる．しかし，国によって社会のありようが異なるためだろうか，社会保障の具体的な姿は国によって異なっている．理想的な社会保障の代名詞といわれる「ゆりかごから墓場まで」は，生まれてから亡くなるまでの一生にわたる手厚い保障を，かつて英国では意味していた．他方，米国で Social Security といえば，もっぱら年金制度を意味する場合が多い．もちろん，米国においても低所得者に対するさまざまな福祉制度はあるが，一般に社会保障の捉え方は限定的である．

　翻ってわが国の社会保障制度は，体系的な社会の仕組みとしておよそ半世紀間，整備が続けられてきた．それは 1950 年の社会保障制度審議会の勧告による社会保障の概念——社会保険を中心に公的扶助，社会福祉，公衆衛生を含む包括的概念——によく表されている．実際，わが国の社会保険は年金保険，医療保険，雇用保険（失業時），労災保険，介護保険などを含み，先進国の中でも大きく発展した分野である．しかし，社会保険は税金による仕組みに比べて所得再分配の機能が弱く，また保険料の値上げがしやすいという傾向があり，社会保障費の負担のあり方は最近の政治的争点の 1 つでもある．また，わが国の社会保険は賦課方式のため，急速な高齢化と経済の低成長に直面して，財政的にも厳しい局面を迎えている．21 世紀の始まりは，はからずもわが国の社会保障の正念場となってしまったようである．

　本章では，社会保障の基礎となる考え方，ならびにその実践例としてのわが国の社会保障の過去と現状について解説するとともに，今後のあり方や関連する研究の状況について考察する．

2 自助・互助・共助・公助

　社会保障を考えるうえで，「自助」，「互助」，「共助」，「公助」の意味と違いを整理しておくことが有用である（小林，2010）．社会やコミュニティの助け合いの形態を表す言葉として，「自助」，「互助」，「共助」，「公助」がある．自

助は自力で，互助と共助はほぼ同義であるが，互助はどちらかというと身近な人々同士での助け合い，共助はより広い範囲での助け合いであり，公助は公（おおやけ）の組織や財源の援助を得て，物事を遂行することである．

具体的にいえば，自助は，疾病や失業など，まさかの事態に備えて貯金をしておくことであり，それでも足りなければ，親族や親しい人に援助してもらうことである．互助の例としては，日本の伝統的コミュニティでかつて行われていた「結（ゆい）」や「講（こう）」と呼ばれるものが挙げられる．結は，田植えや稲刈りなど一時的に多数の労働力が必要な場合に，地域のコミュニティ内で必要な労働力を融通し合う仕組みである．講は，もともとは仏教の経典を講じる会や特定の信仰をもった者の集まりのことであったが，時代が下ると，困った時に金銭を融通し合う無尽講や頼母子講と呼ばれる，いわば経済的な講へと発展することになる．共助は，近代的仕組みで言えば社会保険制度が挙げられる[1]．公助は，国や自治体が，国民や住民から集めた税金を使って行うさまざまな援助の仕組みである．

自助は重要であるが，貯金できる額や親族等から集められる額には限度があり，また個人ごとの差も大きい．なによりも，第2次世界大戦後の先進工業国では，少子化や核家族化，女性の社会進出が急速に進むとともに，医療費の高額化や高齢化の進行などの要因があり，自助のみで自分や家族の疾病や障害，失業などのリスクに備えることは困難である．個人の状況にかかわらず，社会全体として困窮を予防したり，困難な状況にある人を救済したりするための，大規模な互助・共助の仕組みや，あるいは公助の仕組みが必要であると考えられる．

3 社会保障の歴史

貧困は疾病に起因する場合が多く，貧困対策として医療や公衆衛生に国費をつぎ込むべきであるという主張は古くからあった．17世紀，英国の医師で，

---

[1] わが国の社会保険制度には，相当割合の公費（税金）が投入されており，純粋な共助の仕組みではなく，共助と公助の組み合わせである．たとえば，国民医療費に占める保険料の割合は49％，公費（税金）38％，自己負担13％となっている．

かつ経済学者のペティは，公衆衛生への投資は救われる人命の多さから十分正当化されると述べている（Rosen, 1993; Getzen, 2007）．18世紀半ばには，プロイセン東部で大発生したペストの状況を視察した，医師であり政治家でもあったウィルヒョウは，（当時猛威をふるっていた）発疹チフスによる惨状は貧困と民主主義の欠如が根本的原因であると報告している（Rosen, 1993）．しかし，残念ながら，これらの主張は永続的な社会的制度に結びつくことはなかった．

現代の社会保障の原型は，19世紀末，ドイツ宰相のビスマルクが創設した疾病保険など一連の社会保険制度にあるといわれる（Getzen, 2007; 厚生労働省，2012c）．保険の仕組みは，それ以前にも存在していたが，法律を制定し，事業主と労働者双方から保険料を強制的に徴収する仕組みは史上初めてのものであった．人々が共同して資金を出し合いリスクに事前に備えるという点が，従来の「施し」的な救貧制度とは大きく異なっており，その後，このような社会保険制度は他の先進工業国に広まっていくことになる．

第2次世界大戦中の1942年，英国の経済学者ベバリッジが英国政府に提出したベバリッジ報告も，戦後の各国の社会保障に大きな影響を与えた（Rosen, 1993）．ベバリッジ報告の背景には，1929年に始まった世界大恐慌とそれによる経済の停滞，多数の失業者発生などの社会の混乱があった．この問題に対して，米英政府はケインズ理論に基づき，公共事業を拡大することで有効需要を増やし，失業者を減らす政策を展開していた．ベバリッジ報告は基本的な社会保障制度の構築をとおして，残った少数の失業者に対しても最低限の生活を保障することを目指していた．そして，このような社会保障制度は，社会全体の購買力を高めることにつながり，それはさらなる有効需要を作りだすことでケインズ理論に基づく政策を補完するものでもあった．このような文脈において，ケインズ理論とベバリッジ報告の理念は親和性があり，両者は戦後の資本主義体制下の福祉国家の方向性に大きな影響を与えた（平井，2003）．ベバリッジ報告自体も，National Health Service（NHS）をはじめとする英国の社会保障制度として具現化されることになる．

米国では1935年，世界大恐慌後の社会の混乱に対応するため，ルーズベルト大統領のもとで年金保険などを含むSocial Security法が成立した．しかし，

表 10-1　社会保障の歴史

17 世紀	ペティが公衆衛生への投資の正当性を主張
18 世紀	ウィルヒョウがペストによる惨状を貧困と民主主義の欠如が原因と指摘
1883 年	ドイツの宰相ビスマルクが強制加入の疾病保険を創設
1935 年	米国で Social Security 法（老齢年金保険，失業保険）成立
1942 年	英国の経済学者ベバリッジが「ベバリッジ報告」をまとめる
1945 年	第 2 次世界大戦終戦
1946 年	（日本）日本国憲法発布
	第 25 条で，国民の生存権と国の社会保障に関わる責務を規定
1947 年	（日本）失業保険法成立（現・雇用保険法）
1948 年	ベバリッジ報告に基づき英国で National Health Service（NHS）創設
1950 年	（日本）社会保障制度審議会が「社会保障制度に関する勧告」をまとめる
	（日本）生活保護法成立
1961 年	（日本）国民皆保険（医療保険），国民皆年金の体制が確立
1965 年	米国のジョンソン大統領が Medicare，Medicaid を創設
1973 年	（日本）老人保健制度創設
1995 年	ドイツで介護保険制度創設
2000 年	（日本）介護保険制度創設
2008 年	（日本）後期高齢者医療制度創設（老人保健制度は廃止）
2010 年	米国のオバマ大統領による医療保険制度改革法が上下院で成立

　医療に関する社会保障については，第 2 次世界大戦後，5 人の大統領（トルーマン，ジョンソン，ニクソン，クリントン，オバマ）が取り組むものの，他の先進諸国のような国民全体を対象とするような制度（universal coverage）の創設には至っていない（Phelps, 2010；天野，2013）．この過程で，1965 年にジョンソン大統領が「偉大な社会（Great Society）」政策の一環として，Medicare（高齢者や障害者を対象にした公的医療保障制度）と Medicaid（低所得者を対象にした公的医療保障制度）を創設したことは特筆される．また，2010 年にオバマ大統領が医療保険制度改革法（Affordable Care Act）を上下院で成立させたことは記憶に新しい（Obama, 2012）．この法律では，新たに公的医療保険を創設することはしないが，国民に民間医療保険への加入義務を課すこととその際の財政的援助により，数年後には，全米に約 4500 万人いるといわれる無保険者を大幅に減らすことが期待されている（天野，2013）．

　先進諸国における社会保障は経済や戦争の影響を受けながらも，保障を充実する方向に進化してきたといえる．しかし，国によって歴史的背景や文化的背景などが異なるため，基本的な姿には違いも見られる．広井はこのような国に

表 10-2 先進工業国における社会保障モデルの 3 類型

モデル	特 徴	例
普遍主義モデル	・租税中心 ・全住民対象 ・平等志向	北欧（スウェーデンなど） 英国（市場重視モデルに接近）
社会保険モデル	・社会保険中心 ・職域がベース ・所得比例的な給付	ドイツ フランス
市場重視モデル	・民間保険中心 ・最低限の国家介入 ・自立自助やボランティア	米国

出典：広井良典（1999）『日本の社会保障』p.18.

よる社会保障制度の違いを，「市場への政府の介入の度合い」をもとに，表10-2のように3類型に整理している（広井，1999）．日本については，社会保険モデルを基本としながらも，普遍主義モデルを一部取り入れているとしている．

このように国によって社会保障の歴史やあり方は異なるものの，1970年代の二度のオイルショックを経て，先進国経済は成熟期，いいかえれば構造的な低成長期に入っており，社会の高齢化と相まって社会保障の効率化が求められているという構図は共通している（山口，2005；パリエ，2010）．

最近では開発途上国を含めた世界的な課題として，社会保障の枠組みづくりも進みつつある．2012年12月，国連総会（UN General Assembly）において，「ユニバーサル・ヘルス・カバレッジ（Universal Health Coverage: UHC）」が国際社会の共通目標として採択された（United Nations, 2012）．世界保健機関（WHO）も，2010年の世界保健報告（World Health Report 2010）において，UHCの特集を組んでいる（WHO, 2010b）．UHCは，すべての人が適切な予防，治療，機能回復に関するサービスを，支払い可能な費用で受けられることを意味しており，日本語に訳せば国民皆保険[2]である．プライマリヘルスケア（PHC）やミレニアム開発目標（MDGs）などに続く，国際社会の新たな保健戦略である．しかし，2010年の世界保健報告でも言及されているように，

---

[2] 一般に皆保険といえば，医療保険について国民全員がカバーされていることを表している．なお，年金については，国民皆年金という．

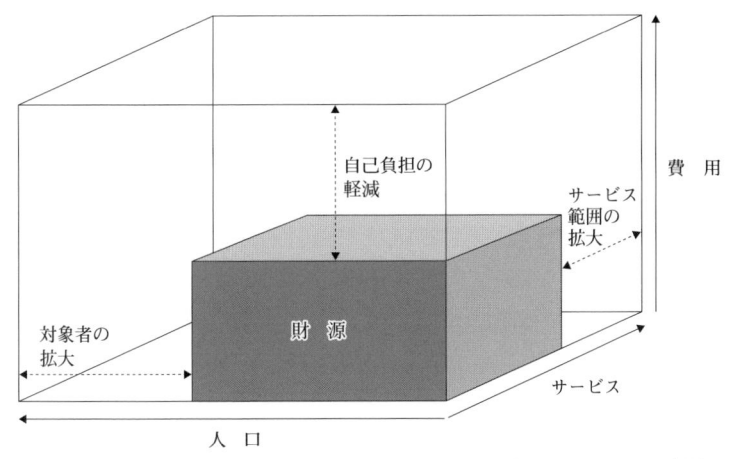

図 10-1　ユニバーサル・ヘルス・カバレッジ（UHC）の3つの要素（軸）
出典：WHO（2010b）World health report 2010, p.12 を筆者翻訳.

UHC には3つの要素（軸）があって，国・地域によって各要素の捉え方や達成段階はさまざまである（図10-1）．3つの要素（軸）とは，第1に国民・住民をカバーする割合，第2にさまざまな医療サービスのうち，どのサービスをカバーするのかという観点，第3に総費用のうち，どの程度までをカバーするのかという観点である[3]．たとえば，国民全員がカバーされていたとしても，カバーされる医療サービスがごく一部であったり，自己負担が高額だったりすれば，UHC の実質的意義は少ない．

多くの途上国において，この3つの要素を短期間で引き上げることは容易ではない．サハラ砂漠以南のアフリカ28カ国を対象に，母子保健サービスのカバー状況を調査した報告によれば，基本的母子保健サービス（妊婦の健康診断，分娩介助，子どもの予防接種，子どもの感染症治療，家族計画）でカバーされ

---

[3]　わが国の国民皆保険を例にとれば，第1の要素については原則全員である．第2の要素については多くのサービスをカバーしているが，カバーしていないものもある（差額ベッド，美容形成，歯科のインプラント，保険適応のない一部の抗がん剤など）．最近，議論を呼んでいる混合診療の問題とも関わる要素である．第3の要素については，大半の年齢層で原則7割までカバーされ，自己負担は残り3割である．ただし，医療費が高額化した場合には，世帯年収によって自己負担の上限が定められており，それ以上の金額を負担する必要はない（高額療養費制度）．

る人口割合は最も低い国で24%,最も高い国で77%,また,1つの国の中でも所得階層によってカバーされる人口割合が異なっていた(Hosseinpoor et al., 2011). アジア,アフリカ,ラテンアメリカの低・中所得国35カ国を対象に,母子保健サービスのカバー人口と国内格差の変化を平均9年間追跡した報告では,多くの国でもともと富裕層に有利な形で国内格差はあるものの,全体のカバー人口の増加速度が速い国ほど,国内格差の減少の程度が大きかった(Victoria et al., 2012). ターゲットを低所得層に絞ってカバー人口を拡大していくことで,とりわけ低所得国においては,カバー人口増加と格差減少の二兎を追うことができる可能性を示すものであろう.

4 日本の社会保障制度の歴史

わが国はドイツの社会保険制度を模範として,1922年に健康保険法,1938年に(旧)国民健康保険法が制定されている(島崎,2011; 厚生労働省,2012c). しかし,本格的な社会保障制度の整備が始まるのは,1946年に日本国憲法が発布され,第25条で国民の生存権と国の社会保障に関わる責務が規定され,さらに1950年の社会保障制度審議会より勧告がでた頃からである. 勧告では,わが国の社会保障の体系は社会保険,公的扶助,社会福祉および公衆衛生の4本柱で構成するとした(社会保障制度審議会,1950). これを機能の側面から分類し直すと,表10-3のように整理できる. まず所得を失った(減らした)時の所得保障の仕組みとして,年金保険(高齢・引退時),雇用保険(失業時),生活保護(困窮時)などが挙げられる. 第2に疾病や要介護の状態の備えとして医療保険,公費医療,介護保険がある. 第3に国民全体の衛生状態や医療水準の底上げおよび向上のための公衆衛生および医療が挙げられる. 最後に社会的弱者に対する諸施策として,障害者福祉,母子福祉,老人福祉などが挙げられる. 上記のうち,社会保険として運営されるものとしては,年金保険,医療保険,介護保険,雇用保険,労災保険(労働者災害補償保険)の5つがある.

しかし,社会保険は税金による仕組みに比べて所得再分配の機能が弱く,また保険料の値上げがしやすいという傾向があり,社会保障負担率の急増は最近

表 10-3 わが国の社会保障の体系

(1) 所得保障（生活保障）——	年金保険，雇用保険（失業時），労災保険，生活保護など
(2) 医療保障——	社会保険方式（医療保険，介護保険），公費医療
(3) 公衆衛生および医療——	予防，医療供給一般，生活環境，学校保健など
(4) 社会福祉——	障害者福祉，母子福祉，老人福祉，介護保険など

の政治的争点の1つでもある．またわが国の社会保険は賦課方式のため，急速な高齢化と経済の長期停滞に直面して，財政的にも厳しい局面を迎えている．一部の研究者からは，段階的な移行期間を経て，社会保険を積み立て方式に変更することが提案されている（西村，1997）．

5 社会保障制度の将来

戦後大きく発展したわが国の社会保障制度は，バブル期以降20年余にわたる経済の低成長と少子高齢社会の到来により，将来のあり方について真剣に議論を行うべき時期を迎えている．

まず，財源問題が挙げられる．図10-2に示すように，わが国の社会保障給付費は年々上昇しており，2013年時点で総額110兆円に達する見込みである（国立社会保障・人口問題研究所，2012）．これはわが国の国内総生産（GDP）の4分の1弱に相当し，国家予算（一般会計）とほぼ同額の値である．内訳は，年金が約54兆円（48％），医療が約36兆円（33％），福祉・その他が約21兆円（19％）である．わが国の社会保障は社会保険方式が主体なので，国家予算と比較するのは必ずしも適当ではないが，年金についても医療についてもかなりの国庫補助（国家予算の投入）があるので，金額の規模感は重要である．また，国内総生産の2倍に相当する公的債務（約1100兆円）の存在も忘れてはならないだろう．

図10-3は，OECD諸国における社会保障支出と国民負担率の関係を見たものである（財務省，2013）．わが国の政府社会保障支出はOECD諸国のなかでは中程度，国民負担率は低めの水準にある．すなわち，前述の財源問題と併せて考えると，これまでわが国は負担の先送りを繰り返してきたといえる．今後，

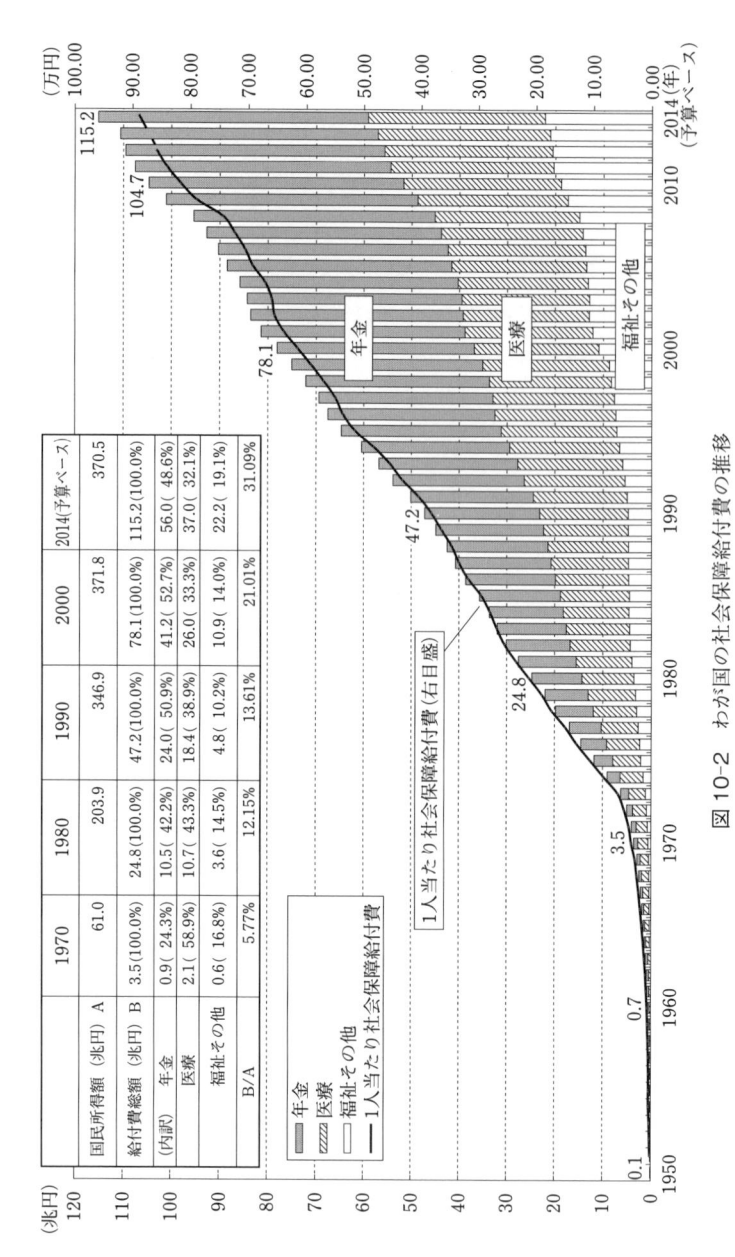

	1970	1980	1990	2000	2014(予算ベース)
国民所得額 (兆円) A	61.0	203.9	346.9	371.8	370.5
給付費総額 (兆円) B	3.5(100.0%)	24.8(100.0%)	47.2(100.0%)	78.1(100.0%)	115.2(100.0%)
(内訳) 年金	0.9(24.3%)	10.5(42.2%)	24.0(50.9%)	41.2(52.7%)	56.0(48.6%)
医療	2.1(58.9%)	10.7(43.3%)	18.4(38.9%)	26.0(33.3%)	37.0(32.1%)
福祉その他	0.6(16.8%)	3.6(14.5%)	4.8(10.2%)	10.9(14.0%)	22.2(19.1%)
B/A	5.77%	12.15%	13.61%	21.01%	31.09%

図10-2 わが国の社会保障給付費の推移

出典：国立社会保障・人口問題研究所 (2012b)「社会保障費用統計 平成23年度」.

204　第Ⅲ部　社会連帯の形成

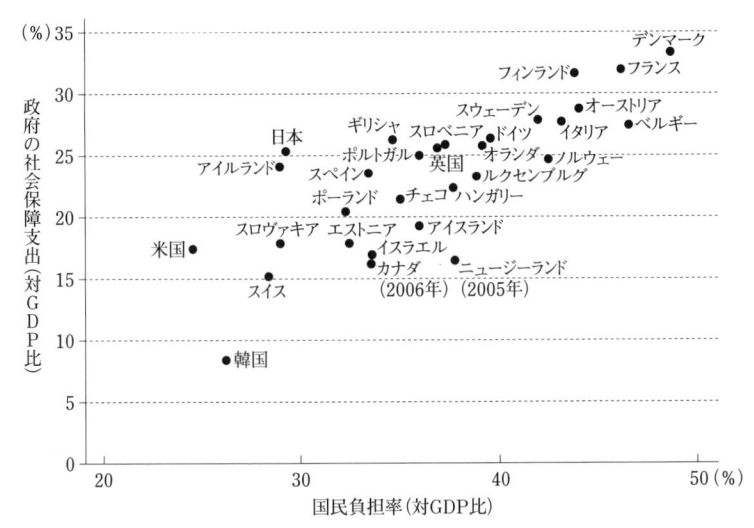

図 10-3 OECD 諸国における政府社会保障支出と国民負担率の関係
出典：財務省（2013）「諸外国に比べて社会保険支出と国民負担率の関係は？」．

いっそう進む高齢化に対して，社会保障支出の財源として税の割合を増やすのか，あるいは保険料や自己負担を増やすのかの議論は必至である．また，誰が社会保障費の負担の主な担い手となるべきか，さらには，他の先進諸国と同様，社会保障の効率化も避けて通れない課題である．少子高齢化のもとでは，真に保障を必要としている人たちに重点的に保障する仕組みに変えていくことも検討すべきであろう（小塩，2013）．

2012年11月，まさにこの課題に取り組むために，社会保障制度改革国民会議が内閣に設置され，翌年8月に報告書をまとめた（社会保障制度改革国民会議，2013）．報告書では，わが国の社会保障について，高度経済成長期に確立した「1970年代モデル」から，高齢化の進行，家族・地域の変容，非正規雇用の増加などに対応した全世代型の「21世紀（2025年）型日本モデル」への改革を謳っている．2025年は団塊の世代（戦後ベビーブーマー世代）がすべて後期高齢者（75歳以上）になる時期である．「21世紀型日本モデル」の社会保障では，すべての世代を給付やサービスの対象とし，すべての世代が年齢ではなく，負担能力に応じて負担し，支え合う仕組みを提言している．具体的には，就労期間の延長，所得のある高齢者からの保険料拠出，国民全体への課税，

すなわち消費税増税が意図されていると考えられる．また，医療や介護などについても，効率化の方策がいくつか提言されている．わが国の社会保障は，今後，この報告書の提言を軸に改革が進められていくと考えられる．

6　社会保障制度と制度研究

　社会保障制度に関わる研究については，規範的側面と実証的側面があることを念頭において進めることが必要である．規範的側面というのは，制度としての正当性や倫理的なあり方に関する検討，分析である．実証的側面とは，社会保障制度に関するさまざまな事実やデータを集めて，制度の効率性や公平性について検討することである．しかし，実証研究の多くは，どちらかというと効率性の側面を扱っている．なぜなら，従来，新たな制度が立ち上げられる場合，政治的に公平性の確保や権利の拡大を理念に上げるものが多く，最初から効率性の確保を目指したものは少ないからである．公平性の確保や権利の拡大については，サービスの利用者や供給者の増加を時系列のマクロデータで確認することが可能である一方，比較対照をおいた厳密なデザインの研究は馴染まない場合が多い．最近の事例では，皆保険によって医師の地域偏在が緩和し医療アクセスが向上した台湾の報告（Yang et al., 2013）や，介護保険の導入によって全所得層においてフォーマルな介護サービスの利用が拡大した日本の報告（Tamiya et al., 2011），自治体による子どもの医療費助成と外来受診率に正の相関があるという報告（別所，2012）などがある．しかし，このようなデザインの研究では，当該制度が人々の健康状態の改善や寿命の延伸につながるか否かの検証は困難である[4]．

　4）　制度研究では，比較対照をおいた研究は難しいため，制度の異なる時期を比較したり，他の要因によってたまたま制度を利用できない人を比較対照にしたりなどの工夫が必要である．しかも，バイアスの入り込む余地が大きく，結果の解釈や一般化が難しい．唯一の例外といえるのが，米国で行われたランド医療保険研究である．この研究では，自己負担割合の異なる医療保険に無作為に振り分けられた人々について，その後数年間の医療サービスの利用状況と健康状態が追跡調査された．結果の政策的意義として，大多数の人々にとって医療費自己負担無料化の経済的負担は大きくそれに見合った健康上の恩恵はほとんどないが，罹病中かつ低所得の人々（調査対象の6%程度）については無料化の意義があるとしている（Newhouse et al., 1993）．

他方，効率性については，財源の逼迫から求められることが多く，既存の制度下でさまざまな条件を上手に組み合わせれば比較対照をおいた研究も可能である．とりわけ，保険加入者について，自己負担率の変化が受診率にどのような影響を与えるかの研究は数多く行われている（Kiil and Houlberg, 2013; Skinner and Mayer, 2014）．しかし，受診は疾病の種類や重症度，対象者の所得や居住地域，さらには健康観や医療観，ヘルスリテラシーなどとも関わる事象のため，結果の解釈や一般化は容易ではない（Marshreky et al., 2010; Ogunlesi and Olanrewaju, 2010; Dovey et al., 2003; Larson and Halfon, 2010; Ishida et al., 2012）．

　しかも，公平性と効率性は，場合によって混じり合うこともあり，必ずしもまったく別のものというわけでもない．たとえば，子どもに対する施策を考える場合，子ども全員を対象にする仕組み（普遍的制度）にするか，あるいは困窮世帯の子どものみを対象とする制度（選択的制度）とするかは，倫理的問題であるとともに，いずれのほうが効率的か（選択的制度であれば浮いた財源を他の施策に回すことができる）という観点から実証的な課題でもある．

　さらに話を複雑にするのは，多くの制度が人々の価値観と密接に関わっている点である．このことが典型的に示されたのは，米国のオバマ大統領による医療保険制度改革法の成立過程であった．同法は，増税を伴うことから，富裕層や共和党支持者から大きな反発を受けただけでなく，増税の影響を受けず，さらには法案の恩恵を受ける（割安の医療保険に加入できる）低所得層の一部からも反対されたのである．多くは，ティーパーティと呼ばれる共和党保守派であるが，反対の理由はオバマ大統領の改革案が保険への加入を強制するという点で，「個人の自由」を侵害するということにあった．まさに個人の価値観やイデオロギーに関する事項であり，政治的な交渉や決断に関わる次元の話である（実際，政治的決着をみた）．

　健康や医療に関わる制度研究では，結果的にさまざまな種類の保険が存在し，健康・医療関連の行政データの公開・研究利用が促進されてきた米国における研究成果が群を抜いている（Virnig and McBean, 2001; CDC, 2014）．財政の逼迫から，制度の効率化が進められているわが国においては，制度の効率性のみならず，公平性についてもモニタリングが必要な状況になっており，健康や

医療に関わるデータの利用可能性と実証データを用いた研究の推進が国民の健康の維持・向上に不可欠であると考えられる．

【Further reading】
①広井良典『日本の社会保障』（1999年，岩波新書）は，社会保障を原点から考えるため歴史的な流れを検証しながら，将来の福祉国家や公私の役割分担のあり方について論じている．
②小塩隆士『社会保障の経済学（第4版）』（2013年，日本評論社）は，主として経済的アプローチを用いて，わが国の社会保障の諸制度を幅広く分析した大学（経済学部）レベルの教科書として好著．最近の研究成果を数多く紹介しており，入門的研究書としても有用である．

第11章
社会関係と健康

杉澤秀博・近藤尚己

　本章では,近年,健康の社会的決定要因として多くの実証研究の蓄積が図られるようになった社会関係について取り上げる.社会関係として包括される概念は,社会的ネットワーク,社会的統合,社会的支援,ソーシャル・キャピタルなど複数存在している.さらに,これらの中には,ソーシャル・キャピタルのように,同一の用語を用いていてもそれを扱う学問分野により異なった意味内容で使われるものもある.そのため,まずは関連する概念をきちんと理解することが必要となる.そこで,本章では,疫学領域で多く取り上げられてきた社会関係に関連する概念,具体的には社会的ネットワーク,社会的統合,社会的支援,ソーシャル・キャピタルを取り上げ,各概念の明確化と相互の関連性,違いを明らかにする.加えて,実証研究や政策への具体的な貢献を目指して,各社会関係指標が健康になぜ効果があるのか,その作業経路に関する仮説・モデルの提示,各概念の測定方法,実証研究の到達点,政策への示唆について概観する.

1　はじめに

　良好な社会関係は健康づくりに貢献する.また,反対に健康でなければ,経済活動を営んだり,社会参加をすることは難しい.人と人との関係性,すなわち社会的ネットワークやそこから得られる社会的支援が健康に与える影響につ

いては，1980年代以降，疫学や老年学の分野で盛んに研究されてきた．1990年代後半に入って，社会関係の資源的な側面をソーシャル・キャピタルとして概念化し，それが健康に与える影響を検証した研究が社会疫学の分野で盛んに行われるようになった[1]．加えて，いわゆるネットワーク分析など人と人との関係性のダイナミクスを精緻に数量的に捉える手法を用いた新しいアプローチにより，社会関係と健康との因果関係を捉えようとする試みも始まっている．

社会関係の健康影響に関する実証研究は以上のように蓄積が図られつつあるが，社会関係の概念は複数存在し，同一の用語がそれを扱う学問分野により異なった意味内容で使われることも多く，混乱した状況にある．本章では，主に社会学，公衆衛生学，社会疫学，政治学などにおける関連概念について，分野をまたいで整理を試みつつ，測定方法や実証研究の知見，政策への示唆について概観する．

2 社会関係を捉える概念の整理

社会関係に関する概念には，社会的統合（social integration），社会的ネットワーク（social network），社会的支援（social support）などがあるが，概念間の意味の違いを意識せず混同して使用している場合もある．そのため，まずは社会関係に関する概念の整理をしておきたい．社会関係に関する概念を整理する際，構造的側面と機能的側面に区分し，構造的側面を表す概念として「社会的ネットワーク」，機能的側面を表す概念として「社会的支援」を対応させる研究者が多い．加えて，近年，資源的側面を表す概念としてソーシャル・キャピタルが登場した．本章では，これらを包括する概念として「社会関係」（social relationships）を用いる．図11-1は，本章における社会関係に関する概念構成を示している．以下のセクションでそれぞれ解説していく．

---

[1] Social capitalは社会的資本，社会関係資本，市民社会資本などと訳されるが，統一されたものはない．直訳すると社会資本であるが，これは電気や水道といった社会的なインフラストラクチャーを表す言葉であり異なる（社会的共通資本ともいう）．本書では一貫してソーシャル・キャピタルとカタカナ表記をしている．

```
                    ┌─────────────────────────────────────────┐
                    │            構造的側面                    │
                    │  社会的ネットワーク    社会的統合         │
                    │  (social networks)   (social integration)│
                    ├─────────────────────────────────────────┤
社会関係            │            機能的側面                    │
(social relationships) → │  社会的支援        関係上のストレイン │
                    │  (social support)   (relational strain) │
                    ├─────────────────────────────────────────┤
                    │            資源的側面                    │
                    │        ソーシャル・キャピタル             │
                    │         (social capital)                │
                    └─────────────────────────────────────────┘
```

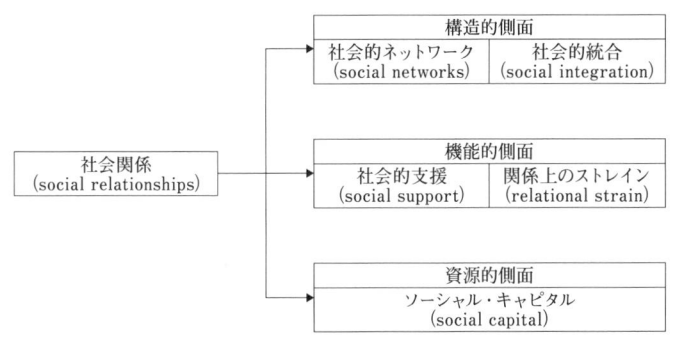

図 11-1　個人の社会関係についての概念構成

出典：杉澤 (2012).

3　社会関係の構造的側面

3.1　定　義

　社会関係の構造的側面を表す概念として社会的ネットワークがある．Berkman ら (2000) は，社会的ネットワークを「個人を取り囲む社会関係の集合体（ウェブ）およびその個別の関係の特質」と定義している．社会的ネットワークはこのように関係の特質に焦点があてられているが，分析焦点の違いにより，個人に焦点があてられる場合には個人のネットワーク (personal あるいは egocentric networks)，個人が属する集団に焦点があてられた場合には集団のネットワーク (sociometric networks) と区別している（図 11-2）．両者の違いは，個人の社会的ネットワークの場合には分析焦点とした個人が直接関係する人に限定した関係の特質に着目するのに対し，集団のネットワークの場合には集団を構成する個人が直接関係をもたない間接的な関係をも含めた個人間の関係の特質に着目する点にある．そのため，測定に際しては，個人の社会的ネットワークの場合には，分析焦点とする個人が直接関係する人の情報を収集するだけで十分であるが，集団の社会的ネットワークの場合には，直接関係する人だけでなく，そのまた関係者，つまり間接的に関係する人についての情報を収集する必要が出てくる．このように，集団の社会的ネットワークに関してはその特性を調べるために大きな労力を必要とすることから，その健康への効果については研究事例が少ない．以下では，まずは研究蓄積が多い個人の

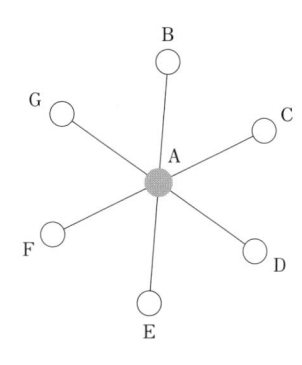

個人(A)の社会的ネットワーク
(Aが直接関係をもつ, たとえばAとBや
AとCの関係にのみ着目)

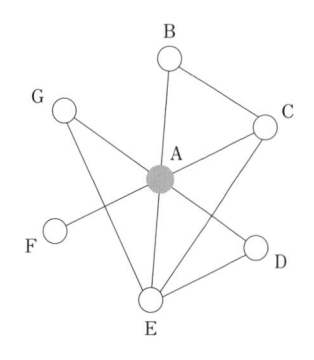

集団の社会的ネットワーク
(Aが直接関係をもたない, たとえばBと
CやEとDの関係にも着目)

図11-2　個人と集団の社会的ネットワークの違い

社会的ネットワークに着目し, その健康影響について紹介することにする.

個人の社会的ネットワークに着目した場合, その特質は大きく3種類ある. 3種類とは, ①次元, ②位置, ③資源である. ①の次元とは, 分析焦点とした個人が関係する人たちの特性分布や関係性であり, サイズ, 密度, 人口学的特性の分布などで測定される. ②の位置とは, 個々の関係の強さ, 接触頻度, 継続期間などで測定される. ③資源とは, 関係する人たちが保有する資源で測定される (Moren et al., 2006).

個人の社会的ネットワークと類似の概念として「社会的統合 (social integration)」がある. 社会的統合を明確に定義づけた研究者は少ないが, George (1996) は, 社会的統合を「社会構造に対する個人の帰属の程度」と定義し, 操作的には「社会的役割や帰属組織の種類の数」としている. Morenら (2006) も, 個人の社会的ネットワークと区別し, 同様の定義をしている. 本章では, GeorgeとMorenによる定義を踏襲し, 社会的ネットワークは個人が直接関係する人の集合体に着目しているのに対し, 社会的統合は個人が関係する社会組織やそれに伴う役割に着目しているという点で, 両者の概念的な違いをおさえておきたい.

3.2 健康影響への経路

　社会関係は理論モデルではなく，あくまでも状態像であり（Mitchell, 1974），健康への影響の経路はさまざまな理論を活用しながら説明される必要がある．個人の社会的ネットワークの健康に与える効果の経路として，直接的に健康に影響するモデル（直接効果モデル）が示されている．直接効果モデルでは，社会関係がもつ機能の違いによって異なる媒介要因が設定されている．Thoits (2011) によって示された経路を参考にすれば，以下3つの経路に要約される．①周囲の圧力や周囲の規範の内面化などの社会的影響という機能を通じて保健行動や健康へのリスク行動が影響を受ける，②情緒的，手段的，情報的サポートの提供という機能を通じて健康が維持・増進される，③社会的ネットワークに統合されること自体が，将来の見通しや安定性などの感覚，目的意識や帰属意識，安心感など肯定的な感情を促し，その結果として神経内分泌反応を抑制したり，免疫機能を高めたりして健康を増進させる．社会学の理論モデルとの関連でみると，③については，社会的統合指標と共通して，象徴的相互作用論にその起源を求めることができる（Uchino, 2004）．すなわち，人々は社会関係や役割の中で自意識やアイデンティティが形成されることから，社会に統合されることに伴う役割の遂行は，自己のアイデンティティや行動の規範，人生に対する価値などをより強く持つことにつながり，そのことが健康に貢献するというものである．

3.3 測　定

社会的統合指標

　Brissetteら (2000) は，社会的統合指標について，役割に基礎を置いた測度（親，配偶者，就業といった個人の社会的役割の数など），参加に基礎を置いた測度（個人が従事するさまざまな活動への参加頻度など），認知に基礎を置いた測度（帰属意識の程度など）に分類している．Berkmanら (1979) によって作成されたSocial Network Indexは，社会関係が死亡率に影響することを実証した先駆け的な研究で開発された指標である．これは配偶者の有無，親しい友人や親族との接触頻度，教会のメンバーか否か，その他の組織のメンバーか否かという項目で構成されている．この指標は社会的役割や参加に着目

している点で，社会的ネットワークの指標ではなく，本章で定義づけた概念に基づくならば社会的統合指標と位置づけることができる．

社会的統合指標によって，個人の社会関係の構造的な側面を十分に捉えることはできないものの (Marsden, 2006)，調査対象者への質問時間を短縮し，調査への負担を軽減できる．さらに，以下のように分析課題を設定することで健康に与える効果の機序の解明に貢献できる．分析課題の例としては，①健康に最も効果がある帰属組織や役割は何か，②組織に重複して参加したり，参加組織の組み合わせの違いによって効果に差はあるか，③自発的に参加するか否かによって効果に差があるか，④総合指標を用いた場合の健康への効果は加算的かあるいは閾値があるのか，などがある (Uchino, 2004; Brissette *et al.*, 2000)．さらに，⑤複数の社会的役割の遂行が，「自己統制感」「自尊感情」あるいは「人生の目的や意味」を強めることを通じてうつの防止に貢献するなど，象徴的相互作用論に基づく，仮説の検証を試みた研究も機序解明に貢献する (Brissette *et al.*, 2000)．このような研究では，社会的統合指標だけでなく「自己統制感」「自尊感情」「人生の目的や意味」などの指標も媒介要因として併せて測定する必要がある．

個人の社会的ネットワークの構造指標

社会的統合指標では，個人の社会的ネットワークの構造を詳細に把握することはできない．詳細に把握するには，ネームジェネレーター，ポジションジェネレーター，リソースジェネレーターの各方式を用いる必要がある．ネームジェネレーター方式は，まずは回答者に支援を提供してもらえるなどの基準を示し，その基準に合致する人の名前をあげてもらう（たとえば5人程度）．次いであげられた人それぞれについて属性や続柄，知り合ってからの期間，親密さ，あげられた人たち同士の関係などを質問する．以上の内容で収集された情報に基づき，個人の社会的ネットワークの大きさ，密度，多様性，特性分布などの指標が作成される．しかし，この方式は，個人の社会的ネットワークに含まれる個々の人たちについての情報を得ることができるが，情報収集のためにかなりの時間を要する．

ポジションジェネレーター方式は，回答者に複数の職業的地位を提示し，こ

れらの地位についている人と直接的あるいは間接的に関係があるか否かを質問する (Lin, 2001). この情報に基づき, ①関係のある最も高い職業的地位の威信スコアー[2], ②関係のある職業的地位の数, ③関係のある最も高い職業的地位と最も低い職業的地位の威信スコアーの差などの指標が作成され, 健康への影響が分析される (Moore et al., 2009). この指標の特徴は, 個人の社会的ネットワークに位置されるメンバーの資源の保有状況を評価する点にあることから, この指標は「個人のソーシャル・キャピタル」の評価指標としても位置づけることができる (後述).

リソースジェネレーターは, 能力や資源をもっている人と関係があるか否かを質問する. たとえば, 買い物を頼むことができる人がいるかいないか, いるとすれば人数はどれだけかなどを質問する (Snijder, 1999). この指標も社会的ネットワークの中に支援を提供してくれる人がいるか否かを測定することから, ポジションジェネレーターと共通して「個人のソーシャル・キャピタル」の評価指標とみることができる. これに関しては, ノンパラメトリックな項目反応理論を用いて信頼性と妥当性が検証された指標が開発されている (Webber et al., 2007).

以上の指標のいずれを選択するかは, 構造的な側面がなぜ健康に影響するのかについての仮説に基づき決定する必要がある (Smith et al., 2008). たとえば, 年齢や性別, 学歴など特性が似たもの同士が集まって相互作用する, いわゆる同類原理に基づき次のような仮説を立てたとしよう. 個人的な社会的ネットワークの中に同じような特性をもつ人が多く存在した場合, 同類原理が作用してネットワークから情緒的・手段的支援を多く受けることができ, その結果として健康が増進される (Haines et al., 2008). 仮説としてこのような機序を考えた場合, これを検証するには, ネームジェネレーター方式を活用して社会的ネットワークに占める回答者と同じ特性をもつ人の分布を測定するとともに, 媒介要因として情緒的・手段的支援に対する認知を測定することが必要となる.

---

[2] 社会的地位あるいはそれへの評価の高低を表現する1つの変数を意味している. 全国規模の社会調査において, 職業リストを示し, それぞれに対する回答者の主観的なランク付けを尋ねる質問文への回答を集計して算出される. 詳しくは第2章を参照.

3.4 実証研究

社会的統合の効果

配偶者や親，子どもといった家族内の個々の役割関係に着目し，その有無の健康に与える効果を解明した研究は多い．加えて，夫婦関係や親子関係については，一方の健康破綻が他方の健康破綻と密接に関係していることを実証した研究も多い（Smith *et al.*, 2008）．さらに，青少年期の喫煙や飲酒については，友人関係に着目し，その使用開始，継続，中止への効果を分析した研究もみられる（Smith *et al.*, 2008）．

以上のように，役割関係の一部に着目した研究は古くから行われているが，複数の役割関係を同時に評価し，その個別の影響の違いや加算効果を検討した研究が1980年ごろより，発表されるようになった．これらの研究は縦断調査に基づくものであり，交絡要因の影響を調整した後の社会的統合指標の独自効果を検証している．その先駆けとなった研究がBerkmanら（1979）によるものである．Berkmanらの論文が発表されて以降，米国だけでなくヨーロッパやアジアの国々においても，社会的統合指標が死亡に影響するという報告が発表されている（Wills *et al.*, 2012）．併せて，精神的健康に対しても社会的統合指標が良い影響をもたらすことが明らかにされている（Seeman, 1996）．病気の発生・増悪防止に対する効果については一致した知見が得られていないものの（Seeman, 1996），1990年代後半以降では社会的統合指標が認知症の発症や認知能力の低下に対して良い影響があることも明らかにされている（Kawachi *et al.*, 2001）．

以上のように，社会的統合指標については健康影響への直接効果のみでなく，その効果が性，年齢，社会階層，パーソナリティによって異なる，つまり調整効果（moderational effect）があることも明らかにされている（Uchino, 2004）．

個人の社会的ネットワークの構造の効果

ネームジェネレーター，ポジションジェネレーター，リソースジェネレーターの各方式を用いて個人の社会的ネットワーク構造を把握し，その健康や保健行動への効果を分析した研究は2000年以降に発表されるようになった[3]．

4　社会関係の機能的側面──社会的支援

4.1　定　義

　社会関係の機能的側面として最も多く研究されているのは「社会的支援」で，社会的支援は「社会関係を通じて交換される支援」と定義されている（Heaney *et al.*, 2002）．ここで重要なのは，機能の面では肯定的な関係だけでなく，否定的な関係も概念化されなければならないことである（Krause, 2001）．その内容は，批判，拒絶，競争，プライバシーの暴露，互酬性の欠如などで特徴づけられる他者との不快な接触，あるいは無効な支援，過度な支援などである．さらに，支援をうけることへの心理的負担も無視できない．一般的に，人は自立に価値を置き，人に助けを求めるよりも自分で対応するように行動しやすい．そのため，他者から支援を受けることは，自尊心が傷つけられ，自分が弱い人間であるとの意識が強められることになりかねない．このような負担意識が精神健康にマイナスに作用する可能性がある（Krause, 1997）．Due ら（1999）は，社会関係の否定的な機能に対して「関係上のストレイン（relational strain）」と名づけている（図 11-1 参照）．

4.2　機　序

　社会的支援の健康影響の経路の 1 つには直接効果があり，これは前述した社会的統合や社会的ネットワークが健康に与える経路と共通している（経路の②）．加えて，社会的支援の効果の経路として，ストレッサーを概念に加えたストレス緩衝モデルが位置づけられている（Cohen, 2004）．これは，ストレス

3）　ネームジェネレーターを用いた研究例は，最近発表されるようになった．Haines ら（2008）は個人的な社会的ネットワーク内の個人の総数に占める親族の比率あるいはネットワークの密度が高いことが，精神的健康にプラス効果があることを明らかにしている．保健行動や健康リスク行動がネットワーク中の当該行動の実行者の有無や実行者数によって影響を受けるか否か，さらにその効果がネットワークにおける関係性の違いによって異なるか否かを分析した研究も発表されている（Leroux *et al.*, 2012; Barclay *et al.*, 2013）．ポジションジェネレーターによる社会的ネットワークの効果を分析した研究では，資源の多い人で健康度自己評価や精神的健康が良好なこと（Song and Lin, 2009; Moore *et al.*, 2011），教育が低い場合にその効果が高いこと（Song and Lin, 2009）などが明らかにされている．リソースジェネレーターの例には，Webber *et al.*（2007），Webber *et al.*（2011），Kobayashi *et al.*（2013）があり，リソースジェネレーターによって捉えられたネットワーク中の資源の多寡が健康に影響するか否かを分析している．

に対処するために必要な心理的・物質的な資源が社会関係を通じて提供されることで健康影響が軽減されるというものである．さらに，ストレッサーが健康に与える経路として複数の段階があり，それぞれの段階で支援の利用可能性あるいは実際の支援の経験（測定方法の項で詳細を説明）が健康影響を軽減する役割を果たしているといった，より詳細な経路も提案されている．その段階とは，①ストレスフルな出来事の経験，②出来事の深刻さと適応能力の評価，③ストレス認知，④身体的・行動的な反応，あるいは情動的な反応であり，これらが連鎖するとしている．ストレス緩衝モデルからすれば，支援の利用可能性は②の段階（出来事の深刻さの認知を低めるとともに適応能力の評価を高める），④の段階（身体的・行動的，情動的な反応を軽減する）に作用することで健康影響を軽減する．支援の経験は④の段階（身体的・行動的あるいは情動的な反応を軽減する）に作用することで健康影響を軽減する（Cohen et al., 2000）[4]．

4.3 測　定

社会的支援を測定する際に考慮すべき分類軸はいくつかある．分類軸としてよく取り上げられるのが，「どのような種類の支援を取り上げるか」「実績か認知か」「誰からの支援か」「否定的側面を配慮する必要はあるか」である．しかし，これまで，分類軸ごとの論点を意識して社会的支援の測定とその健康への効果を評価した研究は多くない．以下では，社会的支援を測定する際に意識する必要がある論点を分類軸ごとに紹介してみたい．

社会的支援の種類について，Wills ら（2000）は 5 つに分類している．すなわち，①情緒的支援，②手段的支援，③情報的支援，④同伴行動的な支援（companionship support），⑤承認である．研究者によって多少の違いがあるとはいえ，この 5 種類でほぼすべてカバーされているといえよう．どのような

---

[4] このような一般的な指摘に加えて，Uchino（2004）は，ストレス経験への社会的支援の効果を位置づけたストレス関連モデルを提唱している．このモデルでは，従来のストレス緩衝モデル（stress-buffering model）に加えて，それ以前の段階としてストレス経験モデル（the stress-prevention model）を位置づけている．ストレス経験モデルでは，社会的支援の効果は健康に否定的な影響をもたらすイベントへの曝露そのものを回避したり，減らしたりすることで健康に貢献するというものである．

支援の種類を測定するかの決定は，どのようなストレスフルな状況に直面しているか，その危機の内容によって左右される（Cutrona, 1990）[5]．

　実際の支援か認知的な支援かの選択に関しては，両者は代替的なものではないという点に注意する必要がある（Wills *et al.*, 2000）．実際の支援については，支援の認知と比較してストレスの健康影響を軽減する効果が弱いとする報告が多い（Barrena, 2000）．実際の支援の場合効果が弱い理由として，①因果の方向性が逆になっており，ストレスフルな状況に直面したことが，支援を多く利用するとともに健康状態も悪化させた，②実際の支援の場合に支援の情報は振り返り法により収集することになるため，回答にバイアスが生じている，③支援を現実に受領したという経験が自尊感情を低下させたため，ストレス対処に有効に機能しなかった，などが指摘されている（Uchino, 2004）．支援の経験の選択に際しては，このような要因が結果に影響する可能性を考慮する必要がある．他方，支援の認知については，その機序として現実に支援が提供されたことによる効果ではなく，支援が利用できるという認知が心の安寧を促し，そのことが効果をもっているのではないかと考えられている（Uchino, 2004）．支援の認知を用いる場合には，その効果は支援そのものの効果ではない可能性があることを理解しておく必要がある．

　支援源を特定せずに支援の有無で評価するか，それとも支援源の種類までを特定するかについては，当然のことながら支援源による効果の違いに着目するか否かによって決定される（Wills *et al.*, 2000）[6]．

　否定的側面に考慮する必要があるかとは次のようなことである．個人が取り結ぶ個々の関係をみた場合，支援を受けることができるという肯定的な側面だけでなく，時には批判され，不快な思いをさせられるなど否定的側面を併せも

---

[5] 例としては，次のようなものがある．介護というストレッサーに直面している家族介護者がおり，それが精神的・身体的な健康の低下の原因となっている場合，有効な支援は，情緒的な支援よりも介護を代替する，あるいは手伝ってもらえる人がいるということになる．したがって，このような対象の社会的支援を測定する際には，手段的な支援の多寡を測定することになる．

[6] 例としては，次のようなものがある．がんへの罹患というストレスフルな状況に陥った場合，家族，友人，保健医療の専門家では，それぞれ期待される支援の種類に違いがあると考えられる．このような違いが想定される場合には，支援の種類別に支援源を特定し，精神的健康への効果に違いがあるか否かを検討することになる．

つ関係であることも少なくない (Uchino, 2004). このような否定的な側面が考えられる場合,それを無視し肯定的な側面のみを測定し,その効果を分析したとしても支援の効果を正確に測定することができない可能性がでてくる (Uchino *et al.*, 2001).

4.4 証　拠

社会関係の機能的側面として社会的支援の概念が明確にされて以降,社会的支援の健康に与える直接効果とともにストレス緩衝効果に関する研究蓄積が図られるようになった.

社会的支援の認知的な側面である「利用可能性」について,Turnerら (2010) は,文献レビューに基づき,精神的健康の低下防止,なかでもうつ症状の予防に対する「直接的な効果」があるという点ではほとんどの研究で一致していると指摘している.さらに,Wethingtonら (1986) は,先に示したように,社会的支援の「利用可能性」の効果の大きさが,社会的支援の実績と比較してかなり大きいと指摘している.死亡への直接的効果に関する研究についても数例報告されている (Liang *et al.*, 1999; Berkman *et al.*, 1992; Lyyra *et al.*, 2006).

「ストレス緩衝効果」については,精神的健康をアウトカムとした場合,支援の「利用可能性」を用いた研究では支持される知見が得られているものの,支援の経験を用いた研究ではこれを支持する知見は少ないと指摘されている (Dunkel-Schetter *et al.*, 1990; Wethington *et al.*, 1986).加えて,Liangら (1999) は文献レビューの中で,死亡をアウトカム指標として支援の緩衝効果を分析した研究が数例報告されていると記述している.

他方,関係上のストレインについては,Rook (1984) が1980年代半ばに指摘している.それ以後の研究について,Staffordら (2011) は,関係上のストレインが精神的健康の悪化に与える効果とともに,肯定的な関係と比較した場合,関係上のストレインのほうが精神的健康に強い効果があることを明らかにした研究が多数存在していると指摘している[7].

5 社会関係の資源的側面——ソーシャル・キャピタル

ソーシャル・キャピタルという言葉が広く社会科学や保健の分野で注目されるようになったのは政治学者パットナムの著書 *Making Democracy Works* (Putnam, 1992) 以降である．パットナムは，イタリアでの観察研究を通して，人々同士の信頼や結束の強さ，互酬性の規範といった特性が資源（あるいは資本：キャピタル）としての役割を有し，国や地域社会の政策の効率向上に貢献するとした．次いで，カワチらは米国50州における信頼や互酬性と健康状態との間に強い相関があるというデータを用いてソーシャル・キャピタルの概念を医学・医療の分野に紹介した（Kawachi and Kennedy, 1997; Kawachi *et al.*, 1997）．以来，ソーシャル・キャピタルは，地域における保健対策のターゲットとしても注目され，マルチレベル分析や反事実モデルの応用法など，統計技術の発展もあり，盛んに研究が進められてきた．ところが，ソーシャル・キャピタルについては複数の研究者がそれぞれ独自の定義や解釈で研究を進めてきており，そのため概念の混乱や批判を生んできた経緯もある．

ここでは，ソーシャル・キャピタルという，魅力的だが少々厄介な概念について，その概念や測定法，そして実証研究の到達点について整理しよう．論を進める前に，ソーシャル・キャピタルにも当然プラスとマイナスの両面がある可能性を強調したい[8]．まるで万能薬であるかのようにソーシャル・キャピタルが論じられることがあるが，社会構造が常にすべての人のすべての側面に良好に作用するわけではない．当然，社会構造の一側面であるソーシャル・キャピタルにも同様のことが当てはまる．

---

[7] 機能面から見た場合，肯定的と否定的側面の独自効果だけでなく，その重なりの違いによる効果の差についても分析が行われている．Uchinoら（2012）の研究は，肯定的な機能の比重が大きいネットワークの数，否定的な機能の比重が大きいネットワークの数，肯定的・否定的な機能の比重がほぼ等しいネットワーク数，それぞれの指標のテロメアの長さへの効果を比較し，肯定的・否定的な機能の比重がほぼ等しいネットワーク数の指標がもっともテロメアの長さに効果があったことを明らかにしている．

[8] ソーシャル・キャピタルはコミュニティ再生の特効薬として「何にでも効く」といったイメージを伴いながら広がっていった．この無用な「万能論」は概念を行動に世俗化し，価値を下げてしまう可能性がある（Kawachi *et al.*, 2008＝2008）．資源は使いようであって，当然正負の効果がある．

5.1 概念と定義

　研究者によって定義がまちまちなソーシャル・キャピタルであるが，どの定義も「社会関係に内在する資源的な側面で，人々の協調行動を起こすもの」という包括的な要素を備えているといえよう．そのうえで，それぞれの定義の違いを決定づけているのは(1)何を資源と捉えるか，そして(2)どのレベルのものか（グループあるいは個人）という観点の相違である．

　人々が，特定の価値観や信念，利害関係等によって互いに信頼して結束しあっている様子を社会的凝集性（social cohesion）が高いというが，まず，そのように凝集的（cohesive）な構造を持った集団の特性を資源としてとらえ，ソーシャル・キャピタルと定義する立場がある（以下，集団レベルのソーシャル・キャピタルと呼ぶ）．パットナムの定義「信頼・規範・ネットワークといった社会の仕組みの特徴であり，人々の協調行動を促進することで社会の効率を高めるもの」がおそらく最もよく知られている（Putnam, 1992）[9]．社会学者コールマンは，個人が何らかの行為を起こすための資源の1つとしてソーシャル・キャピタルを扱っており，それは「グループの構造あるいは関係性についてのある側面であり，それによって個人のある種の行為を促す」ものと定義している（Coleman, 1990, 12章）（図11-3）．ソーシャル・キャピタルはグループの構造に備わっているため，そこで生活する人々に個人の意思とは無関係にさまざまな文脈的（contextual）影響を与え得る．この立場の定義は，（個人ではなく）集団や社会の環境を介入対象としている公衆衛生や政治学，経営学，開発経済学などの実践科学分野の基本的立場と親和性が高いことから，大きな支持を集めている（Kawachi and Berkman, 2000）．

　もう1つは個人の社会的ネットワークの中にある財として捉える立場である（以下，個人レベルのソーシャル・キャピタルと呼ぶ）[10]．主要な論者ブルデ

---

9) パットナムはイタリアの地方自治の観察から，その効率が南北で大きく異なることを見出し，それが市民社会のソーシャル・キャピタルの程度で説明されるとした．のちに，米国社会におけるソーシャル・キャピタルの著しい減少を指摘し，警告を発した *Bowling Alone*（Putnam, 2000）も，米国で大きな反響を得た．

10) カワチはそれぞれ，社会的凝集性学派（social cohesion school），ネットワーク学派（network school）と呼んでいる（Kawachi *et al.*, 2008＝2008：第1章）．ムーアはそれぞれ「コミュニタリアン・ソーシャル・キャピタル」「ネットワーク・ソーシャル・キャピタル」と呼んで区別している（Moor *et al.*, 2013＝2013）．

親

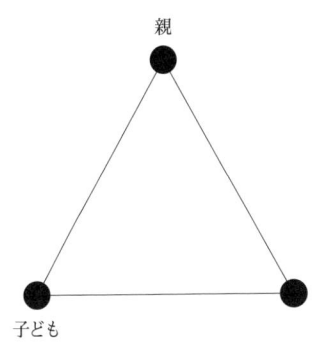

子ども

図 11-3　ソーシャル・キャピタルの概念図：人的資本とソーシャル・キャピタルの関係

注：コールマン（1990）によれば，子どもの人的資本（知能など）を育成するには，点（親などの人的資本）と線（ソーシャル・キャピタル）の両方が備わっている必要がある．親子関係という構造に備わる信頼や規範といった要素がソーシャル・キャピタルとしてこの育成に機能する．一方，ネットワーク内のリソースとしての定義（ブルデュー等）によれば，子どもにとってのソーシャル・キャピタルは親や第三者の知識やスキルそのものである．
出典：Coleman（1990）から筆者改変．

ューは，「互いの認識と互酬的関係が備わった強固なネットワークを通じて得られる実在あるいは潜在的な資源の集まり」をソーシャル・キャピタルであるとしている（Bourdieu, 1986）．個人の目標達成のためには文化資本（教育など）や経済資本（金銭など）を有することが必要であるが，たとえこれらの資本を十分に持っていなくても，自身の社会的ネットワークの中の誰かが有している場合，人間関係を通じてそれを利用できる．ネットワークを広げることに投資することで，多くの財にアクセスできるようになる（Lin, 2001）[11]．第3節の「個人の社会的ネットワークの構造指標」で述べたように，この立場の定義は，社会的ネットワークや社会的統合，社会的支援といった個人の（エゴセントリックな）社会関係に関する研究の積み上げの延長線上にある．

11）　たとえば，車を持つ同僚と仲良くなることで，将来車を借りることができるかもしれない．この，車のような財のことを指す．ブルデューのいう個人レベルのソーシャル・キャピタルはネットワークの大きさに比例するが，集団の社会的凝集性に基づく定義に依拠する集団レベルのソーシャル・キャピタルは必ずしもグループのサイズに比例するものではない．

5.2 健康との関連機序

集団レベルのソーシャル・キャピタルの正の効果と負の効果

繰り返すが，集団レベルのソーシャル・キャピタルは，本人の意思にかかわらず，すべての人に文脈的（contextual）な影響を与える．健康への正の効果としては，まず(1)社会的ネットワークが豊かなため，その機能面（社会的支援や関係上のストレインの低減）で有利になる（図 11-1）．また，(2)健康的な規範が形成される．たとえば少年の喫煙などに対する監視機構（informal social control）が働く．さらに(3)協調行動（collective action）がおきやすく，意思決定の効率があがる（Putnam, 1992）．互酬性の規範が整っていれば，共有資産（税や自治会費など）の活用に関する合意形成が進みやすい．

波及効果も重要であるとカワチらは主張している（Kawachi *et al.*, 2013: 第1章）．自治会活動が盛んな地域に住んでいれば，たとえ自治会のメンバーでなくても，災害時などには自治会がこれまで築きあげてきたソーシャル・キャピタル（結束や信頼）やその産物（防災訓練の成果や備蓄品など）の恩恵を受けることができる[12]．

とはいえ，社会関係はトラブルの源でもある．ポーテスは（集団の）ソーシャル・キャピタルの負の側面として(1)集団外の人の排除，(2)集団からの過度の要求，(3)強すぎる規範による自由の制限，(4)強制的なメンバーの平均化（抜け駆けの禁止）を挙げている（Portes, 1998）．負の側面を認識することは，介入の際に，その"副作用"を防止する観点から極めて重要である．社会環境を変えるような介入は，目的とする効果を与えるだけでなく，生活全般にも影響を与える可能性があるからである．実際に負の影響を示唆する実証データも見られている（後述する）．

個人レベルのソーシャル・キャピタルの影響機序

個人がアクセスできる具体的な資源としての定義については，その機序は明解である．アクセスしたネットワーク内の資源が，健康や健康行動の達成にそ

---

[12] 社会構造の機能については，Kawachi ら（2013）の日本語訳版 5 ページからの解説がわかりやすい．また，信頼に基づく財のやり取りについては，ゲーム理論など経済学系の分野によっても独自に理論的考察がされている（山崎，2004）．

れぞれの効果を発揮するのである．この定義のソーシャル・キャピタルの効果は高度に目的依存的（goal specific）である（Flap and Völker, 2001）．目的によっては全く役立たない資源もあるだろうし，負の影響が出ることもあり得る[13]．

5.3 測定と分類

集団レベルのソーシャル・キャピタルについて，その最も一般的な測定法は，社会調査データや既存の統計資料（国勢調査など）を用いる方法である．集団によって状況が異なってくるため，ソーシャル・キャピタルの質問項目も対象によって変える必要がある．そのためどんな場面でも使える「標準質問票」といえるようなものはない．ただし，それぞれの目的に合わせて開発された質問項目は膨大に存在し，一部は容易に入手可能である[14]．

集団レベルのソーシャル・キャピタルには，いくつかの分類が提案されており，それぞれ測定上の工夫が必要である．以下，分類法を紹介する．実際に測定する際は，ソーシャル・キャピタルの構成要素以外にも，地域の豊かさ，経済格差，文化基盤，社会制度など，その決定要因や強く関連する地域要因や，帰属意識や愛着，緑地など建造環境，治安，インフラなど，健康との関係性における中間産物も合わせて測定したほうがよい．

認知的か構造的か

認知的ソーシャル・キャピタルとは，所属グループの凝集的特性についてのメンバーの主観的な認識のことである．信頼や互酬性については，「ご近所の人々は一般的に信頼できると思いますか」「ご近所の人々は多くの場合互いに

---

[13] たとえば，事業で成功するためには，優秀な部下や取引相手とのつながりをソーシャル・キャピタルとして生かすことが必要かもしれない．しかしこれらは結婚相手を見つけるという目的達成にはあまり役に立たなそうである．

[14] 世界銀行による，Social Capital Assessment Tool (SOCAT) や途上国向けの Social Capital Integrated Questionnaire (SOCAP IQ) がある（World Bank, 2011）．やや古いが，英国の Office for National Statistics ではソーシャル・キャピタルの調査質問を集めた "The Question Bank" を公表している（http://www.ons.gov.uk/ons/guide-method/user-guidance/social-capital-guide/the-question-bank/index.html）．国内では，「ソーシャル・キャピタルと健康政策 日本人著者お勧め版」が公表されている．入手先URL：http://www.unit-gp.jp/eisei/wp/?p=1718（岡山大学大学院医歯薬学系研究科疫学・衛生学分野ウェブサイト）．日本老年学的評価研究（JAGES）の質問紙は，書籍として出版されている（近藤ほか，2007）．

助け合っていると思いますか」といった質問への回答を地域ごとに集計して用いる場合が多い.

構造的ソーシャル・キャピタルは,凝集性を高めるような集団の構造である.精緻な方法としては,ネームジェネレーターを用いて集団内の構造を描き出し,その関係性の特性から評価できるが,膨大なコストがかかる.調査票を用いる場合,集団の特性(地域・職域・学校など)に即した多様なグループへの参加状況を聞き,その量や関与の強さ(参加頻度等)について集計して集団単位で評価するアプローチがよくとられる.

結束型と橋渡し型,水平型と垂直型

結束型ソーシャル・キャピタルは,同一グループ内のメンバー同士の内向きの関係に,橋渡し型は,異なるグループ同士を架橋するような外向きの関係にそれぞれ備わった凝集的特性である.一方,水平型と垂直型という軸は,グループ内の権力や階層の構造についての分類である.水平型ソーシャル・キャピタルは同じ階層にいる者同士の集団(例:子育てママの会)における凝集的特性,垂直型ソーシャル・キャピタルは上下関係のような階層構造が強い組織(例:政治や業界団体など)の特性である.

それぞれ,各グループ内のメンバーの社会的属性を質問票などで捉え,その集計結果から判断する場合が多い[15].いま,多様な社会階層からの出身者がいる,とてもよくまとまった組織があるとする.そのような組織は,それぞれが所属する社会階層の橋渡し的な役割を果たすため,橋渡し型ソーシャル・キャピタルが高いといえよう.一方,多様な階層出身者がいるからといって垂直型とは言い切れない.垂直的か否かは,その組織の統治構造が階層的か否かで判断すべきであろう[16].

---

[15] グループの識別情報(ID)があれば,構成員の割合などで判断できる.しかし「スポーツの会に入っているか」といった質問の場合,どの会に属しているのかまでは同定できない.この場合,その会のメンバー構成について質問を追加する必要があるが,質問が膨大になる.「その会にはさまざまな人たちがいると思うか」というように主観的な評価をする試みもある(Iwase et al., 2012).

測定上の留意点：グループの単位・代表性

集団レベルのソーシャル・キャピタルを測定する際には測定単位を決定する必要がある．認知的ソーシャル・キャピタルについて「あなたの地域は……と思うか」という個人への質問への回答結果を集計して評価する場合，回答者それぞれが想定する「地域」は必ずしも同じとは限らない．また，大半が「ごく近所」をイメージしていたのに都道府県レベルで集計してしまえば評価の妥当性を著しく損う結果となる[17]．「地域」とはどの範囲かを可能な限り明示したうえで測定すべきである．

ソーシャル・キャピタルの機能が，グループの特性によって異なることも，測定する際に注意すべきである．たとえば，ソーシャル・キャピタルが法や条例の整備における合意形成を促す，といった効果を評価したい場合は，そのような政策決定が可能な，都道府県や国といった行政単位で測定すべきであろう．一方，インフォーマルな社会的支援の強化といった機能を評価したいのであれば，近隣コミュニティなど，比較的小さな地域のレベルでの測定が適しているだろう[18]．

さらに，個人の回答を集計して地域のソーシャル・キャピタルを把握する場合，評価する地域1つひとつに十分なサンプル数があり，また欠損データが少ないなど，代表性を担保することが求められる．この点では，国勢調査のような悉皆調査データが有利である[19]．

加えて，「この地域の人は一般に信頼できると思うか」というように，概念上集団レベルで集計して用いるべき項目を，個人単位で評価して，「個人レベ

---

16) たとえば，ある釣り仲間の会には，社長とヒラ社員など多様な人たちが集っている．会はよくまとまっており，また高度に組織化されているわけではなく，まとめ役は持ち回りで決まる．このような会は多様な職業階層間をつなぐ橋渡し的要素を持っているといえる．しかし組織構造としては水平的である．

17) 地理学ではModifiable Areal Unit Problem（MAUP: 可変単位地区問題）という．

18) 稲葉（2005）はソーシャル・キャピタルを交換可能な私的財（個人レベルの定義のソーシャル・キャピタル），クラブ財（特定のグループ内の凝集的特性としてのソーシャル・キャピタル），公共財（社会全体の凝集的特性としてのソーシャル・キャピタル）の3つに分類し，経済学における排除性，競合性の有無について分類し，経済モデルでソーシャル・キャピタルを扱う際の考察を提示している．測定単位を考慮する際に参考になる視点である．

19) ただし，情報の種類は限られる．また，近年の国勢調査は，都市部での回答率が低い等の問題もある．

ルの認知的ソーシャル・キャピタル」として用いる場合があるが，本書で扱ったいずれの定義においても概念上正当化できないため，ソーシャル・キャピタルの測定法としては推奨しない[20]．

個人レベルのソーシャル・キャピタルの測定法

リソースジェネレーターやポジションジェネレーターを用いて測定する方法が最も直接的であり，実績もある（Lin, 2001; Snijdar, 1999）．

5.4 実証研究

観察研究のエビデンス

実証分析結果には膨大な積み上げがある（Murayama et al., 2012）．近隣コミュニティにおける知見に加え，近年では学校・職域・災害復興・国際開発といった多様なフィールドでの検証が進められている（Kawachi et al., 2013）．しかし，いまだ多くの研究が横断研究にとどまっており，地域レベルの認知的ソーシャル・キャピタルが個人の認知（近隣への信頼感など）の影響と独立して健康に文脈的な効果を持つかについては明確な結果が得られていないなど，さらなる検討が必要である．他方，ネガティブな影響や個人の属性（社会経済状況など）との交互作用を検討した研究の蓄積など，新たな広がりを見せている（Kawachi et al., 2013）．

国内では，日本老年学的評価研究（JAGES）による，高齢者を対象とした研究の積み上げが顕著である．ソーシャル・キャピタルが所得格差の健康影響をバッファーしている（Ichida et al., 2009; Aida et al., 2011），スポーツを1人で行うより，スポーツ組織へ参加したほうが介護予防につながる（Kanamori et al., 2012）といった知見が得られている．同じソーシャル・キャピタルでも，活用法により両側面の影響が出る可能性を示唆する研究として，Kondo ら

---

[20] とはいえ，十分なサンプリング割合が確保できず集団レベルに集計して用いることが難しい場合はよくある．個人の回答を用いて地域の認知的ソーシャル・キャピタルを評価したい場合の方法として，Fujiwara らは「ご近所の人々はお互いに信頼し合っていると思いますか」というように，近隣者への信頼感ではなく，近隣者同士の凝集性への直接的な認知を問うほうが，概念上妥当性が高いとしている（回答の傾向に影響を与える交絡要因（性格など）への配慮は必要）（Fujiwara and Kubzansky et al., 2012; Fujiwara and Natsume et al., 2012）．

(2012) は伝統的な結束型ソーシャル・キャピタルである無尽講について，その活動強度が高く，ポジティブな参加態度であるほどその後の要介護や死亡のリスクが低い一方で，所属している無尽講の金融的性質が強いとむしろリスクを上げる可能性を見出した．

6 介入・政策への示唆

6.1 既存の政策

本章で示したように，人々が取り結ぶ社会関係のありようが健康に対して大きな効果をもつことが実証されてきている．このような研究成果を政策課題に反映させようとするならば，社会関係の制御を通じた健康づくりをいかに実現していくかということになる．社会関係の醸成による保健効果を狙った介入研究のエビデンスも少しずつ蓄積されてきた（Murayama *et al.*, 2013）．たとえば国内では，高齢者向けサロン事業（ボランティアにより運営される，集会所での高齢者の交流活動）が社会関係の醸成と主観的健康度の改善と関連していることが示されている（Ichida *et al.*, 2013）．介入研究の成果が示すおそらく最も重要な点は，社会関係の効果は状況に強く依存し，時には期待どおりの結果とならなかったり，むしろ悪影響を与える場合があることだろう．Pronykら（2008）の南アフリカでのマイクロクレジットプログラムによる比較介入研究では，プログラムによりコミュニティへの信頼感が有意に改善し，男女ともHIV感染の予防効果がみられた．一方で，新たな社会的ネットワークの増加は，女性の罹患率をむしろ上昇させてしまった[21]．現実の政策に目を向ければ，社会的統合を推進する社会参加施策が高齢者施策の主要な柱の1つとして位置づけられている．その具体的な内容は，ボランティア活動をはじめとする自主的な活動の支援，高齢者の社会活動に関する広報・啓発，情報提供・相談体制の整備，指導者養成である．つまり，健康づくりを意識した政策か否かは別にして，社会参加を通じて地域の人々の社会関係を豊かにするための施策が現実

---

[21] 女性はコミュニティの文化的な規範により他者との接触を制限されていたことでそれまで感染が一定程度予防されていたところへ，新たな部外者との関係性を与えることとなった結果，と考察されている．

に動いている．しかし，この施策は総論的・理念的なレベルにとどまっており，だれに対して，どのような方法で，どのような目的のために参加を促すのか，すなわち施策の実効性を確保するための方法論が示されているとはいえない．介入研究の推進や，施策推進の際に社会関係や健康指標のモニタリングをすることで，いわば「疑似社会実験」とすることで，実践的な知見を蓄積していく必要がある．

6.2 個人的なネットワークへ介入するための方法論の開発

　介入のための方法論を明確にするためには，これまでの観察型の研究ではなく，それを踏まえた介入研究が必要となる．介入研究で意識的に追求する必要がある課題は以下のように要約できる．第1に，介入対象を特定するためのスクリーニングの道具の開発である．観察型の研究でも個人の特性や社会的背景によって健康に対する社会関係の効果が異なっていたことから，社会関係の制御を通じて健康増進を図ることが有効な集団を特定するためのスクリーニング道具を開発する必要がある．このようなスクリーニングを通じて，既存の社会関係を活用するのか，それとも新しく社会関係を構築することが必要か，その判断基準を明確化することも可能となる．スクリーニングの道具の開発には，観察型の研究で社会関係を評価するために用いられてきた指標が役立つであろう．

　第2には，社会関係の機能の何を利用した介入か，それを明示化した介入方法の開発である．「1対1の介入か，グループへの参加による介入か」「専門家による介入か，同じ背景や境遇の人による介入か」など介入の方法は多岐にわたるが，介入方法を開発するにあたっては，健康問題の解決に必要な社会関係の機能や特性を明確にしたうえで，それを提供できる介入方法の開発が求められる．そのためには，観察型の研究において，健康への効果の機序を明確にする作業をよりいっそう進めることが必要である．

7　まとめ

　医学領域において，健康の社会的決定要因を構成する重要な要素として個人

や集団の社会関係に着目することは，個人への直接的な介入に加えて，個人が直接的に関係する人や置かれている社会環境に対してアプローチする保健施策へのエビデンスを提供することになる．社会関係の構造的，機能的，資源的側面それぞれの概念を明確にしたうえで，どのような構造が機能や資源的な特性と関連しているか，これらの側面を統合するモデルの提示とその検証を試みることで，健康をはじめとしたさまざまな指標に対する社会関係の効果に新しい考察を加えることが可能となるであろう．加えて，個人や集団の社会関係は個人や集団の社会経済的背景により異なることから，より大きな視野から社会関係と健康との関係を捉えなおすことで，健康格差のメカニズム解明にも役立つであろう[22]．

社会関係，なかでもソーシャル・キャピタルという包括的で直感的にイメージしやすい"共通用語"が誕生したことで，これまで市民社会に対する多様な分野のさまざまな視点からの取り組みの交流が進んだ，という学術上の貢献もあるだろう．本章により，社会関係に関する概念的な混乱が多少なりとも整理されることを期待する．特に，ソーシャル・キャピタルは2つの明らかに異なる定義が併存していることに留意し，この用語を使用する際は，どういった定義に依拠しているのかを明確にすることを強く推奨する．

【Further reading】
①Kawachi, I., Subramanian, S. V. and Kim, D. (Eds.) (2008) *Social capital and health*. Springer（藤澤由和・高尾総司・濱野強監訳（2008）『ソーシャル・キャピタルと健康』日本評論社）．ソーシャル・キャピタルの概念や測定法，エビデンスについて包括的にまとめられた1冊．
②Kawachi, I., Takao, S. and Subramanian, S. V. (Eds.) (2013) *Global perspectives on social capital and health*（近藤克則・白井こころ・近藤尚己監訳（2013）『ソーシャル・キャピタルと健康政策 —— 地域で活用するために』日本評論社）．職場や学校，途上国など多様な状況での研究の進捗と状況に応じた測定法の紹介，ソーシ

---

22) 情報技術の発達により，膨大な情報量を扱うネットワーク分析の応用が進んでいる．医学領域では，フラミンガム心臓研究におけるネームジェネレーター情報の解析により，肥満や喫煙などの健康関連要因がネットワーク内の人間関係を通じて年余にわたり「伝播」していく様子がクリスタキスとファウラーによってモデル化され，注目された（Christakis and Fowler, 2007）．これは，社会伝染理論（social contagion theory）という新たな病因理解の手法論として提唱されている（Christakis and Fowler, 2009）．

ャル・キャピタル概念に関連した地域介入のための理論や実践のエビデンス，そしてより厳密な因果推論手法などについて詳細に解説されている．

③Cohen, S., Underwood, L. G. and Gottlieb, B. (Eds.) (2000) *Social support measurement and intervention*. Oxford University Press. 個人の社会関係が健康に及ぼす作用経路および社会関係の測定方法，社会関係への介入の方法論について詳細に解説した1冊．

④Uchino, B. N. (2004) *Social support and physical health: Understanding the health consequences of relationships*. Yale University Press. 個人の社会関係の健康影響に関する研究レビューと健康影響の作用経路を概説．

⑤Holt-Lunstad, J., Smith, T. B. and Layton, J. B. (2010) "Social relationships and mortality risk: A meta-analytic review." *PLoS Medicine*, 7: e1000316. 社会関係と死亡に関する縦断研究のメタアナリシス．社会的孤立が喫煙等の既知のリスクに匹敵するほどの影響を持っている可能性を示している．

第12章
健康の公平性と倫理

浦川邦夫・児玉 聡

　わが国では，租税と社会保険料を主な財源とする公的医療保険制度のもとで医療サービスが比較的安価に提供されてきた．しかし，人口構造の急激な変化や国・自治体の厳しい財政状況を反映して，地域によっては必ずしも十分な医療資源が確保されない事態が生じている．限られた医療資源の配分を行う際は，何らかの倫理基準に基づいて社会の異なる人々の健康を価値づけし，治療・診療の手法や対象について優先順位を考えなければならない局面が生じうる．このような「医療資源配分のあり方」への考察に加え，「健康の達成の可能性が人々の間で公平にひらかれているか」という点についての配慮は，わが国が本格的な高齢社会を迎えて医療に対する需要が拡大するなかで，さらに重要な政策課題となってきている．

　このような問題意識を踏まえ，本章では「医療資源配分における倫理基準」や「健康の公平性に対する評価」という問題に，過去の研究者達がこれまでどのように向き合ってきたかを，代表的な理論・実証研究を基礎としながら考察する．資源の配分や財の分配のあり方を考えるうえでの基本的な倫理基準として，ベンサムの功利主義，ロールズの自由平等主義，センのケイパビリティ・アプローチを取り上げる．また，三者の理論的枠組みを包括的に解釈できる可能性を持つダニエルズの主張にも注目し，医療資源の格差や個人の健康格差の評価とその改善に向けた方策について論じる．

1 はじめに

　健康は，人間の福利（well-being）の向上や社会経済の発展の基礎であり，健康水準をいかに高めるかは，生活者の重大な関心事項であると同時に，国や自治体の重要な政策課題となっている[1]．これまでの章では，「職業と健康」，「所得と健康」，「教育と健康」，「地域ネットワークと健康」など，社会階層や地域社会の様相と健康とのさまざまな関係を明らかにした．これらのエビデンスをどのように生かし，どのような社会をつくるべきか，ということを検討する際には，健康の向上・改善にとって重要な役割を果たす医療資源（医師・看護師や病院・診療所など）をどのように配分するかについての考察が非常に重要である．また，「健康の達成の可能性が広く万人にひらかれたものであるか」といった健康の公平性への配慮も必要となろう．さらに，平均寿命や罹患率などで測られた健康指標の水準の差異についても，いったいどのようなグループ間の格差を不公平と判断し，政策対応を求めるのかについては，倫理的・哲学的な価値判断をともなう議論が必要となる．（たとえば，今日，世界の多くの国で低所得者より高所得者のほうが，平均寿命がより長い傾向がみられるが，そのことを少なからぬ人々が「公正でない」と考えるのに対し，女性が男性よりも平均寿命が高い傾向がみられる点については，「公正でない」と判断する人はそれほど多くないであろう．これは，人々が，どのような倫理規範に基づいて公正を判断しているためであろうか．）[2]

　このように資源配分や分配の正義の問題を考えるうえで，政治哲学や倫理学・経済学は，これまでさまざまな理論的枠組みを提供してきた．そこで本章では，「医療資源の配分」や「健康の公平性の評価」を行う際の倫理基準について，過去の研究者達がどのように向き合い，検討を行ってきたかを，代表的

---

1) わが国では，大河内一男が，国民の健康水準と生産性の関係に着目し，公的医療保険制度等の社会保障制度の整備を「成長達成のための基礎的インフラ」とみなす，いわゆる「生産力説に基づく社会政策論」を戦時期に展開した（小峯, 2010）．

2) 厚生労働省の健康増進プロジェクトである「健康日本21（第2次）」では，都道府県間の平均的な健康寿命の格差は，男性2.79年，女性2.95年（2010年）であり，地域間格差の縮小が政府の課題として指摘されている．その一方，男女の健康寿命は男性70.42年，女性73.62年（2010年）であるが，男女間格差は政策課題とはなっていない．

ないくつかの理論・実証研究を基礎としながら考察する．

　本章の主な構成は，以下のとおりである．まず第2節では，医療資源の資源配分や分配の正義をめぐる代表的な理論として，功利主義，自由平等主義，ケイパビリティ・アプローチの3つを主として取り上げ，それらの理論から得られる示唆について論じる．次に第3節では，健康の公平性や健康格差の程度を測るうえで，どのような健康関連指標が用いられてきたかについて述べる．第4節では，医療資源の地域間格差や個人の健康格差の問題を取り上げた代表的な研究事例について概観し，倫理的側面から見た含意を述べる．第5節では，これまでの理論・実証研究の議論を踏まえて，医療資源の偏在の是正や健康の公平性の確保・改善に向けて社会面，政策面でどのような点が重要であるかについて，包括的に論じる．最後に，第6節では，これまでの要約と関連する研究の今後の課題について論じる．

2　理論的背景

2.1　功利主義と自由平等主義

　資源が希少であり，それを求める人々のすべてにいきわたらない場合，何らかの基準に従って配分を行うことが必要になる．本書のテーマである「健康」に関連づけると，医療・介護・福祉・保健・健康管理などのサービスに用いられるさまざまな資源を考えることができるが，これらの資源も基本的に有限であり，不足している場合にはそれらを何らかの基準に基づいて配分することが求められる．ここでの配分の基準は，何らかの倫理的な価値判断に基づいてなされるため，倫理基準とも呼ばれる．配分における倫理基準をどのように設定するかという問題は，古くは古代ギリシャの時代から議論されてきたテーマであった（雨宮，2005; 齋藤ほか，2012）．

　齋藤ら（2012）では，医療資源配分の重要な例として，臓器移植の問題を取り上げ，日本では一定の医学的基準を満たす患者たちに対して「待機日数に応じて」臓器の配分の優先順位が決められているのに対し，海外では「各人が支払える額に応じて」，すなわち当該患者の「経済力の多寡に応じて」優先順位を決めるべきだという議論が紹介されている．このように，資源配分の際に用

いられる基準は多様であるが，このような資源の配分や公共部門の再分配における仕組みを考えるうえで，どのような倫理基準を採用するのが望ましいかについて，大きな枠組みを与える理論が「分配的正義の理論」と呼ばれるものである（齋藤ほか，2012）．ここでは，Rawls（1971），Sen（1985；1997），鈴村・後藤（2002），齋藤ら（2012），Danielsら（2000），水谷（2012）などの議論に基づき，資源配分や分配の正義をめぐる代表的な理論として，功利主義，自由平等主義，ケイパビリティ・アプローチの3つを主として取り上げることとする．

功利主義

まず，功利主義は，その創始者であるジェレミー・ベンサムが提唱した「最大多数の最大幸福」原理を基礎とする倫理基準である（Bentham, 1789）．功利主義の考え方は，経済学者のピグーが提唱した社会厚生関数をもとにして考えるとよりわかりやすい．ピグーは，著書『厚生経済学』において，以下の(1)式のようなベンサム流の社会厚生関数を設定し，経済的厚生（Economic Welfare）を増大させる方法について論じた（Pigou, 1920）．

$$W = U^1(\cdot) + U^2(\cdot) + \cdots + U^n(\cdot) \tag{1}$$

ここで，$U^1(\cdot)$, $U^2(\cdot)\cdots, U^n(\cdot)$ は，それぞれの個人 i（$i=1, 2, ..., n$）の効用の水準を表している．一般的に効用とは，消費主体にとっての「財やサービスに対する欲望や嗜好の充足の度合い」を主観的に測った尺度として定義される．すなわち，欲望や嗜好を充足・満足させるための財・サービス（広い意味では貨幣（＝所得）を含む）の消費者にとっての使用価値ということになる．

功利主義の考え方は，社会の総厚生を表す W ができる限り大きくなることを望むものである．数式上は，すべての個人の効用が総厚生（W）に対して等しい比重で寄与していることから，この意味で功利主義はすべての人を厚生の面から平等に扱っていることとなる（水谷，2012）[3]．ただし，一般的には，

---

[3] なお，ピグーの社会厚生関数では，W は経済的厚生（Economic Welfare）に対象を限定している．

財・サービス，所得に対する選好は個人間でそれぞれ異なるのであり，効用関数の形状もそれに対応して各人で異なることに注意が必要である．

臓器移植の例に戻ると，功利主義によれば，臓器売買が認められるか否かは，社会全体の厚生が最大化されるかどうかによることになる．すなわち，たとえば貧しい人々が臓器を売って，お金持ちの人々が臓器を買う社会が，全体としては最も大きな厚生を享受しているとすれば，功利主義の倫理基準に基づくと，臓器売買が認められることとなる（齋藤ほか，2012）．

自由平等主義

政治哲学者のジョン＝ロールズは，このような功利主義の倫理基準が内包するある意味では「非倫理的」といえる側面に対し，自著『正義論』で批判的な考察を行っている（Rawls, 1971）．

ロールズによると，公正な社会のあり方について人々が公平無私な見地から考えるならば，彼らは社会的基本財（合理的な人間ならばどんな人生設計を持つにせよ目的遂行のために必要となる財のうちで，社会の基本構造によって分配できるもの）の分配に関して，以下の2つの原理にしたがうことに合意するとされる．

その第1の原理は，自由原理（the Liberty Principle）と呼ばれ，「各人は，他人の同様な自由と両立する限りで，最大限の平等な基礎的諸自由（basic liberties）を享受する権利を持つ」という内容である．「基礎的諸自由」とは，「基本的人権」と言い換えてもよく，具体的には，参政権，言論の自由，人身の自由などがこれにあてはまる．そして，第2の原理は，所得や資産や地位などの社会経済的格差が，次に述べる一定の条件を満たす限りで許容されるとするものである．すなわち，社会経済的格差が許されるのは，(a)経済的に恵まれた役職や社会的立場に対して各人に公正な機会が平等に与えられている場合と，(b)最も恵まれない人に最大限の恩恵が与えられる場合に限られる．(a)は公正な機会均等原理（the Fair Equality of Opportunity Principle）と呼ばれ，(b)は格差原理（the Difference Principle）と呼ばれる（Rawls, 1971; Daniels *et al.*, 2000）．

すなわち，経済効率の観点から，社会経済的格差は一定程度許容されるもの

の，自由原理に抵触するような格差や，公正な機会均等原理と格差原理に違反するような格差は，社会正義に反しているとみなされるのである．

ロールズ自身は直接に論じていないが，この2原則を「健康」に関連する諸々の財・サービスの配分問題の文脈にあてはめれば，たとえば「一定水準の医療・介護・保育等へのアクセスは，社会保障制度の一環として万人に保障されることを認める」という考え方が支持されるかもしれない（齋藤ほか，2012）．また，もし臓器売買の制度を認めたら貧しい人々が移植手術を受ける機会を実質的に失うのであれば，ロールズのような自由平等主義の立場では，臓器の売買は認められないであろう．

2.2　センのケイパビリティ・アプローチ

「平等の領域」の考察

一方，ベンサムの功利主義やロールズの自由平等主義のアプローチに対して批判的な考察を加え，ケイパビリティ・アプローチ（潜在能力アプローチ）を提唱したのが，アマルティア・センであった．センは，功利主義や自由平等主義は，どちらも「平等が望ましい」とする点で一致しているが，それぞれ「何の平等が望ましいか」という点で見解に隔たりがあるとする．

まず，従来の厚生経済学や功利主義では，社会の総厚生（W）に対して，個々人の効用が等しく寄与するものとして扱われており，効用の増減に関して人々を平等に扱う，すなわち「効用の平等」が前提となっている点をセンは指摘した[4]．しかし，このような「効用の平等」を前提として資源配分を行う場合，たとえば，小さなころから極度の貧困にあり教育の機会に恵まれなかった人は，多くを望まない，あるいは望めない，そして場合によっては望むこと自体を知らないがために，他の人に比べて少量の資源を分配されるだけで欲求が満たされる場合が生じうる．そのような人は，十分な衣食住や教育の機会が与えられていないにもかかわらず，他の恵まれた人々と同じくらい自分の置かれた状況に「満足」するかもしれないのである．

4）ここでの効用とは，主に財やサービスに対する欲望や嗜好の充足の度合いを測った指標であり，経済学で用いられる用語である．

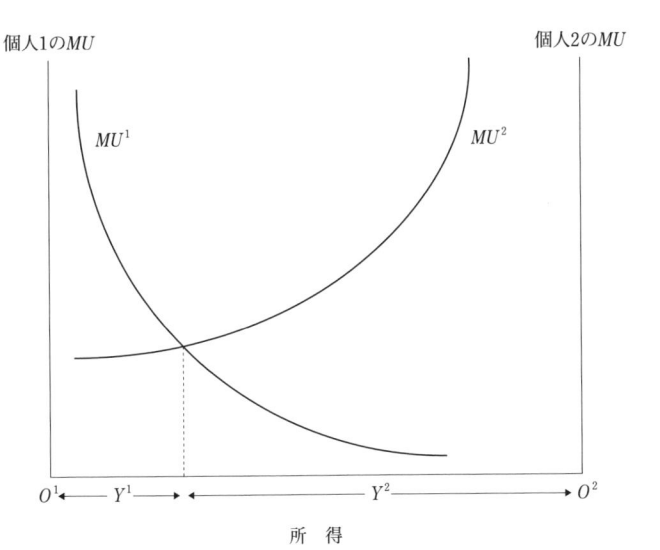

図 12-1　功利主義に基づく所得の分配
出典：セン（1997＝2000）p. 22，水谷（2012）p. 20.

　上記の状況をわかりやすい形で示したものが図 12-1 である．図 12-1 は，個人の効用が所得（Y）の大きさのみに依存すると仮定するとき，功利主義に基づいて社会厚生を最大化すると所得分配がどのような状態となるかを（社会の構成員が 2 人という）非常に単純なケースで示したものである．横軸は分配される一定の所得 Y が測られており，個人 1 の所得 Y^1 は左から右に測られ，個人 2 の所得 Y^2 は右から左に測られる．社会の総所得は $Y=Y^1+Y^2$ に等しく，それぞれの効用を表した効用関数は，$U^1(Y^1)$ と $U^2(Y^2)$ という形で示される．

　ここで，図の MU^1 と MU^2 は，個人 1，個人 2 それぞれの限界効用曲線を示したものである．限界効用とは，所得が現在の水準から 1 単位上昇したときに，個人がどれだけ追加的な効用を得ることができるかを示したものである．所得が増加すると効用は増加するが，所得の上昇に応じて追加的に得られる効用の増分はだんだんと小さくなる性質がある．そのため，限界効用は所得の減少関数として描かれている．

　ここで $Y=Y^1+Y^2$ という制約の下で社会厚生 W を最大化させるためには，

個人1と個人2の限界効用がちょうど等しくなるように所得を分配することが必要となる．たとえば，2人の個人の限界効用が均等でなく，個人2の限界効用が個人1のそれよりも大きい場合を考えてみよう．この場合は，個人1から個人2に所得を移転することによって社会厚生を増加させることが可能となる．なぜならば，所得移転で個人1が失う効用水準を個人2が得る効用水準が上回り，全体でみると社会厚生が増加するためである（水谷，2012）．

ここで図12-1を参照すると，限界効用が均等している状況下において，個人2の所得が個人1の所得を大きく上回っていることがわかる．いわば，功利主義の配分原理は，個人の効用関数に差異があることを許容すると，所得格差の存在も許容することがわかる．しかし仮に，個人1が幼少から極度の貧困にあり教育の機会に恵まれずハンディキャップを背負っている者，個人2が機会に恵まれた者であるとした場合にこのような分配のあり方が，はたして是認されうるであろうか．センは，このような点に配慮し，功利主義による資源配分や分配のあり方に批判的な検討を加えた．

また，センは，ロールズの「正義論」における「基礎的諸自由や機会の平等」も十分なものではないと主張した（Sen, 1985）．なぜならば，たとえ同一の水準の基礎的な権利，経済的な資源が与えられていたとしても，その権利・資源を扱う人々の特徴が大きく異なれば，彼らが発揮できる潜在的な能力が大きく異なる可能性があるためである．そのため，センは「潜在能力の平等」に注目する必要があると述べた．ロールズの主張は，「資源」の平等な分配にとどまっているが，健康な人々と比べてより多くの資源を必要とする障害者など一部の人々にとっては，潜在能力の開花のために十分な資源が分配されない点をセンは強調したのである．

機能とケイパビリティ

センの理論は，単純な財の所有・消費ではなく，財を用いて達成されるさまざまな状態・行為が，人々の主観的厚生（主観的な捉え方や感じ方）や社会全体の福利の基礎となることを示すものであり，一般に「ケイパビリティ（潜在能力）・アプローチ（Capability approach）」と呼ばれている．ここでのセンのアプローチは，医療の資源配分のあり方や人々の健康向上の達成可能性の公

平性を考えるうえでも重要な視点を提供しているため，その概要について論じることとする．

まず，センは，人々が「財」と「財が持つさまざまな特性」を用いてどのような状態・行為を達成できるかが人間の福祉にとって重要であるとし，財とその特性を用いて実行可能な行為，なりうる状態を「機能（Functioning）」と定義した．たとえば，センは，財の特性を用いて達成される状態の例として，「健康であること」や「栄養が行き届いていること」を挙げている．そして，個人が実現しようと思えば達成しうる「機能の束（Functionings）」の組み合わせ・集合としてケイパビリティの概念を導入した（Sen, 1985）．

Sen（1985）は，本人が享受する幸福や健康の水準，あるいは本人が内省的に評価した福祉の水準は，彼（彼女）が達成した機能や（達成しようと思えば）達成しえた機能の集合と密接に結びついているという理論を展開した[5]．また，重要な点として，センは個人間の差異に注目しており，たとえ同じ水準の経済的資源を有していても，達成可能な機能の集合は，個人間で異なるのであり，達成した機能の束に応じて人々が感じうる主観的厚生（幸福感や健康感）も各人で異なる水準となる点を指摘した．この主観的厚生の差を埋めるには，達成した機能の束の平等化や，その実現を可能にするための機会や自由の平等化——すなわちケイパビリティ自体の平等化——が必要となる[6]．

「厚生の平等」や「基礎的諸自由や機会の平等」を超えて，「ケイパビリティ自体の平等化」が必要であるとするセンのアプローチは，健康関連の諸資源の配分や健康格差の問題に対する評価にも，重要な論点を提供するものである．たとえ「基礎的諸自由や機会の平等」が広く達成されていたとしても，個人間の差異が考慮されず，「ケイパビリティの不平等」——いわば「生活機能を達成するための潜在能力自体の不平等」——をともなうような健康格差の存在は，センの規範理論のもとでは是認されない状況が起こりえる．センは，ロールズ

---

[5] Sen（1985）のケイパビリティ・アプローチの概要については，鈴村・後藤（2002），セン・後藤（2008），浦川（2014）などを参照．

[6] 若松（2003）では，功利主義が効用という主観的な基準を採用し，自由平等主義が財（社会的基本財）という客観的な基準を採用するのに対し，センは財と効用の中間に位置する概念として，機能やケイパビリティを論じている点が指摘されている．

が提唱した社会的基本財を「ケイパビリティ」に変換する力が，人々の間で実際には大きく異なるものだという厳然とした事実が存在する以上，基本財の平等は，ケイパビリティの平等とはかけ離れたものになるおそれがある点を強調した（Sen, 1997; 鈴村・後藤, 2002）．

2.3 規範理論の融合の試み

　ベンサム，ロールズ，センらの理論は，医療資源の配分やその公平性に関する評価を倫理的側面から支える役割をになうものといえるが，そのアプローチはそれぞれ固有の特徴を有しており，どのような理論を倫理基準として採用するかに応じて望ましいとされる医療政策も変わりうる．もっともダニエルズらは，ロールズの提唱する「公正な機会の均等」の中に「ノーマルな生活機能を保障すること」が含まれるのであれば，障害などの個人差は「機会の格差」に還元することができるため，ロールズとセンの理論は見かけほど大きな差異はないと主張しており，この点は重要な指摘である（Daniels *et al.*, 2000）．また，マーサ・ヌスバウムは，ケイパビリティの拡大と最低限必要な機能の束の充足は，両立できる場合もあれば，両立できない場合もある点に注意が必要であるとし，「善き生」にとって最低限必要だと考えられる「結合的ケイパビリティ」（後述）をあらかじめリスト化することで，ロールズが提唱した「基礎的諸自由」や「社会的基本財」の概念をセンの規範理論に明示的に取りいれる提案をしている（Nussbaum, 2000）．

　このように，ベンサム，ロールズ，センの規範理論はそれぞれに固有の特徴を持ちながら，一部においては概念の統合がはかられ，今後もそれらの解釈についてさまざまな進展が見られる可能性がある．

3　関連する測定方法

　これまで健康に関連する諸資源の配分基準を考察するにあたり，いくつかの代表的な規範理論を検討してきた．ところで，医療行為や医療政策の効果を評価する際は，当然ながらそれらの行為や政策によって生じた結果——具体的には影響を受けた人々の健康状態の変化についてのアウトプットなど——を何ら

かの方法によって測定する必要がある．功利主義的な規範理論のもとでは，医療資源の配分は，その資源を用いて達成される健康の程度と密接に関連づけられる．また，ケイパビリティ・アプローチにおいても，「健康である」などの基礎的な機能の達成は，測定の対象となりえる．

健康を測る指標にはさまざまなものがあり，個人レベルとしては，身体面・精神面の健康を主観的に尋ねる方法の他，医療への支出や通院回数，運動，喫煙，飲酒など健康（あるいは不健康）に関連する諸活動，身長・体重の数値から得られる BMI（Body mass index）などの観察を通じて客観的に測る方法がある．また，一国や地域レベルの指標としては，平均寿命，健康寿命，疾病ごとの罹患率，乳幼児死亡率などを用いた計測が代表的である．

また，命や健康の質ならびにそれらの指標を改善するための諸政策を評価するための代表的な手法として，健康の質で生存年数を調整した QALY（Quality adjusted life years：質調整生存年数）や DALY（Disability adjusted life years：障害調整生存年数）を計測する試みもある．特に，QALY の計測は，多くの疾病で適用可能であり，複数の健康状態を同時に評価できて結果の解釈がしやすいことから，医療・治療の費用対効果を検証する分析を行う際に用いられてきた[7]．

さらに，先述のようにヌスバウムは，センのケイパビリティ・アプローチには自由とともにニーズに対する考慮が必要であるとし，真に人間らしい機能を達成するうえで最低限必要だと思われるケイパビリティを結合的ケイパビリティとしてリスト化している（Nussbaum, 2000）．そのリストの中には，「生命」や「身体的健康」の項目が含まれており，「早死にせずに尊厳ある生命を全うできること」や「適切な栄養を摂取し，適切な住居に住めること」は，「善き生」にとって重要であり，社会目標としなければならない閾値の存在が定められるべきであるとしている．センの定式化では，ケイパビリティはある個人が

---

[7] QALY の測定とそれにともなう倫理的課題については，Bognar and Hirose (2014) を参照．Dolan and Kahneman (2008) は，第 2 節で論じた功利主義が持つ特徴のうち，「行為や政策の価値はそれが導く結果によって評価される」という帰結主義（consequentialism）などの発想が，QALY に基づく配分基準の特徴と重なる点を指摘している（齋藤ほか，2012）．また，近年はセンの理論におけるケイパビリティと QALY との関連を指摘する主張が Cookson (2005) などで見られている．

第 12 章 健康の公平性と倫理　243

達成しようとすれば達成可能な機能の束の集合として表現されるが，ヌスバウムは，ケイパビリティ空間の幅だけでなく，基礎的な機能そのものを特定化し，それが最低限の必要を満たしているかどうかを問題としていた．実際，Anandら（2009; 2011）の研究では，ヌスバウムの結合的ケイパビリティの程度について，アンケート調査を用いた測定がなされている．

4 実証研究

これまで医療資源の配分の仕方や分配の正義に関する代表的な規範理論や健康アウトカムの測定法について論じてきた．本節では，実際の資源配分にどのような地域差が見られるか，あるいは，人々の健康にどのような差があり，その差はどのような社会経済的要因と結びついているかについて検討したい[8]．また，それらの研究成果は，これまで論じてきた功利主義や自由平等主義といった規範理論に基づくとどのように解釈できるか，といった点についても考察を加える．

4.1 医療資源配分の格差

まず，医療資源の核ともいえる医師の地域間格差の実態について見ると，Kobayashi and Takaki (1992)，Toyabe (2009)，松本 (2011) などの研究が行われている．Toyabe (2009) は，1990年代半ばから2000年代半ばの日本の医師数の地理的分布を市町村レベルで分析しており，医師数の地域間格差が2004年を境として増加傾向にある点を指摘している．

また，松本 (2011) は，日本の医師数の地域間格差について，米国・英国のデータと比較した国際比較研究を行っており，(1)医療圏別に見た日本の人口当たり診療所医師数の地域間格差（ジニ係数による計測）は，英国と比べて約2倍にのぼる点や，(2)日米ともに過去25年間で単位人口当たりの医師数が約1.5倍に増えているにもかかわらず，医師の地理的偏在はほとんど解消していない

---

[8] 本節で取り上げた先行研究の多くは，Kagamimoriら (2009)，Kondo (2012)，Danielsら (2000)，小塩 (2009)，浦川 (2013) らのサーベイ論文に基づいている．

点などを指摘している．

　「功利主義」の立場から見ると，医療サービスから各個人が享受する満足感の総和が，医師数の地域差の拡大によってどのように変化するかが，重要な関心となるであろう．O'Sullivan (2000) は，人々がある特定の空間に集中して分布することの経済的な要因として，生産において規模の経済効果や集積の経済効果が発生し，全体の効率性が高まる点を挙げている．このような効果が医師の都市部など特定地域への集中において顕著であるとして，それによって都市部の人々の満足度が大きく上昇するのであれば，全体としては医師数の地域間格差の拡大は是認されるかもしれない．しかしながら，「公正な機会均等原理」や「格差原理」を倫理基準に据える「自由平等主義」の立場から見ると，最低限の医療サービスを享受する機会が万人にひらかれていない状態や，医療サービスが最も貧しい立場にある人々にいきわたらない状態は容認されないであろう．すなわち，医療資源の格差問題を考えるうえでも，どのような倫理規範を政策の是非を判断するうえで重要視するかは大切な論点となる．

4.2　健康と社会経済的状況（SES）

　また近年は，健康の要因を分析した研究がさまざまな学問分野で取り組まれており，所得，教育歴，職業，世帯属性，地域属性などの多様な変数を考慮した分析が行われている．特に，人々の間で健康水準の格差が生じる背景を探るうえで，本人や家族が置かれている社会経済的状況（Socioeconomic Status：SES）に多くの関心が寄せられている（Rivera and Currais, 1999; Adams *et al.*, 2003; Kondo *et al.*, 2011; Boyce and Oswald, 2012）．

　健康と SES の関係を考察した近年の日本の分析事例としては，AGES（愛知老年学的評価研究）プロジェクトと呼ばれる高齢者を対象とした近藤（2005）や Aida ら（2011）の研究や，厚生労働省の大規模パネル・データ（「21世紀出生児縦断調査」）を用いた阿部（2011c）の研究を挙げることができる．阿部（2011）では，主に子どもの出身階層と健康との関連を検証しており，推定結果からは，アメリカ，カナダのパネル・データを用いた Case ら（2002）などの分析と同様，日本においても，社会経済階層——特に貧困層と非貧困層——との間で子ども（未就学児）の健康格差（入院の比率や疾病による通院の

比率の格差）が存在する点が示されている．そして，これらの健康格差を生じさせるメカニズムとして「階層間で子どもが病気になる頻度に違いがあること」と「階層間で子どもが病気から快復する時間に違いがあること」（すなわち，出身階層で子どもの病気への対応力・適応力に違いがある）の2つの経路を取り上げており，前者・後者ともにその存在が確認できるとしている．

Sen（1985）は，「健康であること」それ自体が重要な機能の1つであると論じており，福祉の要因を「人間がなりうる状態やなしうる行動」と結びつける「ケイパビリティ・アプローチ」の視点に立てば，出身階層の差異による過度の健康格差は，「ケイパビリティの平等」を損なう状態であり是正が必要という解釈が可能である．また，ロールズの「自由平等主義」の立場からも，Daniels ら（2000）の指摘にみられるように，「最低限の健康水準」が「社会的な基本財」として基礎づけられるのであれば，階層による健康水準の差を縮小させる政策が求められよう[9]．

4.3 所得格差と健康格差

また，所得格差と健康格差との関連に注目すると，過去の先行研究を包括的にサーベイした Wilkinson and Pickett（2006）によれば，約150の研究のうち，およそ7割の分析で，国内や地域内の所得格差の拡大と住民の健康との間に負の相関がある点が報告されている．また，Daniels ら（2000）も，健康指標それ自体の格差が非常に大きい国においては，国民の全般的な健康状態がより悪いという実証結果を示している．Kondo ら（2009）は，所得格差が健康水準を悪化させる2つの経路として，①健康水準の低い貧困者の増加と②地域コミュニティーに所属する人々の心理的ストレスの増加を挙げており，特に格差の拡大が社会的紐帯にネガティブなインパクトを与える可能性を指摘している．

2000年代に入り，日本でも所得格差と健康の関係についての検証が進展している．都道府県内の所得格差が地域住民の健康に与える影響については，Shibuya ら（2002）や Oshio and Kobayashi（2009）の研究が代表例であり，

---

[9] Daniels ら（2000）は，ロールズの「正義論」で健康は直接に論じられていないものの，「公正な機会均等の原理」と「格差原理」は，保健医療への配慮や健康格差の問題と密接に関連している点を指摘している．

Oshio and Kobayashi（2009）の分析では平均対数偏差，50 パーセンタイル／10 パーセンタイル比といった格差指標が住民の主観的健康度と負の相関をもつことが示されている．同研究は，得られた結果を踏まえ，地域の所得格差の中でとりわけ低所得層と中間層との間の格差の存在が，地域住民全体の健康意識に敏感に反応している可能性に触れている．

　この他，日本では，企業内の賃金格差と全般的な健康水準との関係を分析した，河野・齋藤（2010）の研究が挙げられる．2 人は，日本の健康保険組合のデータを用いることにより，企業内の賃金格差と従業員の健康との関連を考察している．分析では，年齢，疾病予防費などの諸変数を制御したうえでも，賃金（標準報酬月額）の企業内格差と「傷病手当金」，「長期休業率」，「死亡率」との間に有意な相関が見られるケースがあることが示されており，賃金格差への対処や健康増進への取り組みが，企業価値の向上につながる可能性を示している[10]．

　このように，地域内の所得格差や企業内の賃金格差が，相対的には富裕である住民や高賃金である労働者の健康にもネガティブな影響を及ぼすことを示唆する研究成果がさまざまな国・地域データで多く蓄積されている点は注目に値する．これらの実証結果は，「自由平等主義」や「ケイパビリティ・アプローチ」に基づく倫理基準だけでなく，「功利主義」の立場から見ても，社会構成員全体の厚生の改善に向けて健康格差の是正が求められるケースがありうることを示しており，自治体や企業が経済格差の改善に向けてどれほどコミットするべきかという問題を考えるうえでも重要なインプリケーションを与えるものである．

5　政策への示唆

5.1　国内の政策的含意

　これまでに見たように，過度の所得格差や貧困の放置，あるいは医療資源を含めた地域の諸資源の欠乏ならびに偏在は，人々の健康水準を損なうことを示

10）　もっとも，問題は所得格差や賃金格差そのものでなく，ある閾値を下回る人たちの人数や貧困者の割合であることを主張する見解もある（Daniels *et al.*, 2000）．

唆する研究が多く蓄積されている．Danielsら（2000）は，「どのような場合に，健康格差が社会正義に反すると言えるか」という重要な問いに対して，「公正としての正義」として知られるロールズの正義論に基づいた回答を提示している．彼らは，ロールズ流の正義論を社会政策に反映させることで直接的・間接的に健康格差が是正され，結果的に社会全体の健康状態も改善されるとした．

まず，ダニエルズらは，ロールズが提唱した公正な機会平等原理は「ノーマルな生活機能」である健康を各人に保障することが含まれ，人々に機会の平等を保障するためには，公教育や社会保障・社会福祉を充実させることが不可欠だと捉える．これが，直接的に健康格差が是正される経路である．さらに，ロールズの「正義の原理」にしたがって社会経済的な格差を縮小したならば，社会格差と健康格差との間に有意な関係があるため，間接的に健康格差も縮小されるという議論を展開した（Daniels *et al.*, 2000）．

第2節で論じたように，センは，基礎的諸自由や機会を平等に分配することを主張するロールズの理論に対して，障害などを持つ一部の人は，潜在能力の開花のための十分な資源が分配されないという問題を指摘した．これは単に資源を平等に分配するのではなく，各人が自分の潜在能力を開花させるのに十分なだけの資源を，各人のニーズに応じて分配することを主張する規範理論である[11]．

すなわち，センは，ロールズは社会正義を論じるうえで健康な成人を想定しており，個人の多様性に大きな注意が払われていない点を問題視した（鈴村・後藤，2002; セン・後藤，2008; 後藤・デュムシェル，2011）．しかし，「ノーマルな生活機能」——すなわち一定水準の健康——が公正な機会の平等にとって必要とするダニエルズの立場は，個人の一定の健康水準を達成するために必要な諸資源のニーズの差にも関心を払っているため，ロールズとセンの規範理論の間隙を埋めるものとして解釈できる．

ダニエルズによって提示された正義の理論とこれまでに紹介した実証研究の成果を組み合わせると，健康格差の縮小に向けて人々に対して教育・医療などの基礎的資源の公平化や過度の所得・資産格差の是正を目指した政策が実施さ

---

[11] ロールズとセンの道徳理論の差異についての考察は，鈴村・後藤（2002）の第6章が詳しい．

れるべきであることが示唆される．

　Danielsら（2000）では，健康格差の改善に向けて，政府が実施すべき政策として大きく分けて「幼児期における教育」，「栄養の改善」，「労働環境の整備」，「所得の再分配」の4つが重要な役割を果たすとしている．健康改善のためには，健康と直接に関係する保健制度・医療制度の改革だけでなく，健康格差を生み出す「上流」の原因である社会経済的格差を，社会正義によって要請される範囲内で是正する必要がある，という点は，ダニエルズらの主張の骨子でもある．

5.2　功利主義の再考

　ところで，健康格差の是正ということで，社会正義や平等ばかりに目を向けていると，効率という観点が抜け落ちてしまうのではないかという懸念がある．確かに，平等を追求すると全体の水準が下がるという議論は常に問題とされてきた．しかし，センがダニエルズらの著書の序文で指摘しているように，健康格差の是正に対しては，必ずしも分配と総量の対立（公正と効率のトレードオフ）の問題が生じるとは限らない．むしろ，分配（健康格差）について改善することによって，社会全体の健康の総量も増える可能性がある．ダニエルズやウィルキンソンらの研究は，最も豊かな人々も，健康格差の縮小によって利益を得るかもしれないことを示している．その意味で，功利主義に基づく規範理論を医療資源の配分問題に適用した場合においても，そこでの社会正義は，「社会のあらゆる階層の人々に対して医療資源をできる限り公平に配分する」ことになる可能性がある．

　また，その一方で医療資源の配分問題においては，功利主義的な規範理論がロールズの自由平等主義やセンのケイパビリティ・アプローチと対立する局面もある．たとえば，QALYを用いて医療経済評価を行う際，「効用の平等」を基礎とする功利主義の立場では，基本的にすべての人々の1QALYは等しい価値を持つものとして扱われるが，「先天的な遺伝性疾病と（自己責任を伴う）喫煙者の肺がんを同じに扱ってよいのか」，「子どもの1QALYと高齢者の1QALYは等価なのか」などさまざまな問題が浮かんでくる（齋藤ほか，2012）．これらの問題に対応するため，QALYの測定またはQALYを用いた

費用対効果の評価においては，(1)一定の年齢に達した高齢者に対する資源配分の重みをそれ以前の年齢よりも軽くする Fair innings rule, (2)致死的な疾病の救命に対してより多くの医療資源を配分する Rule of rescue, (3)重症度の大きい人々に対してより多くの医療資源を配分する Egalitarian rule, (4)仮に元気であれば期待余命として獲得できる QALY の長さに対して疾病により失われる QALY の割合がどの程度かで QALY の価値を再評価する Principle of proportional short fall など，さまざまなルールが考案されている（Williams 1997; Stolk *et al.*, 2004）．

これらの配分ルールは，資源の配分に関する判断基準がいかに多様であるかを示すものであり，それは，根源的には人間の価値判断の多様性に根差すものといえる．Daniels and Sabin（2008）は，どのような配分ルールが望ましいかを一義的に決定することは非常に困難であるため，民主的で公正な手続きに基づいて配分ルールを決定するという「手続き的正義」を意思決定のプロセスに取り入れるべきとしている．彼らによると，(1)決定された内容とその理由が万人に公開されること，(2)資源が価格に見合った価値を提供していることの合理的な説明がなされること，(3)決定に対して議論や異議申し立てをする機会があること，(4)上記のプロセスを保証するような規制が備えられていること，が「手続き的正義の確保」にとって重要であるとしている（齋藤ほか，2012）．

6 まとめ

これまでの節で，健康に関連する諸資源をどのように配分するかの倫理基準や資源配分を実際に行うための方法論について見てきた．とりわけ，倫理基準については，個人の厚生を平等に取り扱うベンサムの「功利主義」，基礎的諸自由などの資源を平等に与えることを重視するロールズの「自由平等主義」，財を用いてどのような状況・行為が達成可能かという潜在能力に注目するセンの「ケイパビリティ・アプローチ」の3つを主に取り上げ，それぞれの分配的正義論の特徴を論じてきた．

3つの代表的な理論は，それぞれ独自の視点を有しており，現状の所得格差や健康格差に対する評価もそれぞれ異なったものになりうる．とはいえ，これ

らのアプローチは，センの指摘にあるように，基本的にどれも「何らかの平等」を志向しているのであり，格差の是正に向けて資源配分や分配を考慮することが倫理的に望ましいとする考え方を内包しているという点で重要な共通点がある．

功利主義に基づく倫理基準は，ロールズやセンらによって批判的な考察が行われてきたが，「政治参加などの基礎的諸自由の平等」や「ケイパビリティの平等」に向けた取り組みは，結果として国家・地域の長期的な歴史を通じての「最大多数の最大幸福」の達成と大きく矛盾しない可能性がある．このことは，社会経済的格差と健康格差（これには主観的な厚生指標である健康感も含まれる）との間に関連が見られるとする近年のいくつかの興味深い実証研究が示してきた示唆である．無論，ダニエルズらの研究に対して，マーモーやエンジェルらが指摘しているように，社会経済格差が健康格差に真に影響を与えているか，与えているとすればどのような因果経路を通じて影響をもたらしうるかについては，いまだ未解明な部分もあり，今後もさらなる実証研究の蓄積が必要と考えられる（Daniels *et al.*, 2000＝2008）．また，健康格差の存在やそのメカニズムがわかったとしても，健康格差をなくすべきか，なくすとしたらどの程度まで国家が介入すべきであるかという規範的な議論についても，貧困との関わりも視野に入れながら議論を尽くす必要がある．

【Further reading】

① Daniels, N., Kennedy, B. and Kawachi, I.（2000）*Is inequality bad for our health?* Beacon Press（ノーマン・ダニエルズ，ブルース・ケネディ，イチロー・カワチ著／児玉聡監訳（2008）『健康格差と正義――公衆衛生に挑むロールズ哲学』勁草書房）．本書は，社会経済的な格差が，人々の健康状態にネガティブな影響を与えることが，さまざまな実証研究で明らかになってきたことを踏まえ，ジョン・ロールズの正義論をはじめとする近年の規範理論を用いて，健康格差の是正が社会正義の観点からどのように要請されるか，そして，どのような社会政策が必要とされるかについて，多角的に論じている．

各人の健康は，確かに一部は個人の責任であるが，社会制度によって不健康が生み出されるという限りにおいては，社会正義の問題でもある．本書はそのことをこれまでの研究成果から明らかにするとともに，健康格差の是正に関する社会正義の要請がどのようなものであるかをわかりやすく論じている点で重要である．

② Bognar, G. and Hirose, I.（2014）*The ethics of health care rationing: An introduction*. Routledge. 本書は，有限な保健・医療資源の配分をどのような倫理的判断に基づいて割り当てるかについて，生命倫理学，分析的倫理学，厚生経済学，医療経済学等の知見を駆使しながら包括的に論じており，「医療資源配分の倫理」を扱った「生命倫理学」の代表的なテキストの1つといえる．保健・医療資源の割り当てについてさまざまな倫理基準を取り上げており，個人の責任をどのように考慮するかを扱う「運の平等主義」のアプローチなど，学術的な論争を含むトピックに対しても丁寧な解説がある．また，本章で平易に紹介したQALY（質調整生存年数）の測定とその規範的課題（高齢者，障害者，慢性疾患患者に対する差別などの問題）については，より詳細な検討がなされており参考になる．

第13章
国際的な政策対応や取り組み

狩野恵美・藤野善久

　本章では，健康格差と健康の社会的決定要因（SDH）への各国による個別の対応を超えた，国際的な政策対応や取り組みについて，ここ数十年間に世界保健機関（WHO）がかかわった動きを中心に概観する．従来，国際保健分野では，健康の公平性とその社会環境要因について，ある程度は認識されていたが，1990年代後半から新ミレニアムにかけて，それらがより大きなグローバルアジェンダとして浮上した．2008年にWHOの健康の社会的決定要因に関する委員会（CSDH）の最終報告書が発表されると，健康格差とSDHへの国際的対応にいよいよ拍車がかかった．そうしたなか，保健医療部門とその他の部門間で協力してSDHに対処するための「すべての政策において健康を考慮する」アプローチや，その実践に用いる「健康影響評価（HIA）」などのツールが注目されるようになった．SDHにもとづいた健康対策の都市レベルでの取り組み例としては，近年，先進国を中心に普及しているAge-friendly Cityなどがある．健康格差やSDHへの対策が今後も持続するためには，国際的なレベルでのエビデンスづくり，政治的コミットメント，そして実践に向けたツールやアプローチのさらなる普及と開発などが重要となる．

1　健康格差と健康の社会的決定要因がグローバルアジェンダに浮上した背景

　WHOはその設立当初から，健康は万人が公平に享受すべき権利であるとして擁護してきた．1978年にはUNICEFと共同開催した「プライマリーヘルス

ケアに関するアルマ・アタ会議」で，2000年までにすべての人にその権利を保障することが参加国代表によって宣言され，そのためには社会経済要因への適切な対処が欠かせないことが指摘された（WHO, 1978）．その後，ヘルスプロモーションを謳った1986年のオタワ憲章（WHO, 1986; 2009a）でも，平和，安全，経済的安定，人権，公平，社会正義といったことが健康の前提条件であることが確認された．

1970年代以降，世界的な経済統合および自由市場の拡大を原動力としながら，世界銀行，国際通貨基金，世界貿易機関などの国際機関の後押しもあって，グローバリゼーションによる世界的な経済開発が急速に進められたが，1990年代頃からは，そうした戦略にもとづいた経済成長の恩恵には，国内および国家間で大きな不公平があり，そのような経済開発に，社会開発や健康開発への配慮が必ずしも伴っていないことに対する懸念が強まりはじめた（Labonté and Schrecker, 2007）．21世紀に入ると，特に開発途上国における貧困，教育，ジェンダーの平等，保健医療，環境の対策を中心としたミレニアム開発目標（Millennium Development Goals: MDG）が設定され，国際社会は，より幅広い，新たな開発アジェンダへの取り組みに乗り出した．WHOのマクロ経済と健康に関する委員会（Commission on Macroeconomics and Health）も，経済発展を目指すうえで健康への投資は重要な手段であり，健康状態の大幅な改善は，開発途上国が貧困から脱却するための必要条件であるとして，健康への投資を強く促した（WHO, 2000）．

それでもなお，依然として国際社会が期待したような飛躍的成果が見られないまま，MDG達成までの中間地点が迫り，いよいよ焦燥感が高まった．8つあるMDGのうち，3つは健康指標で，残りも健康の重要な決定要因であった[1]．これらについて，いくつか具体的な行動提案をするのに十分なエビデンスがあるという確信のもと，WHOは今こそ健康格差とその社会要因への取り組みを改めて国際社会に呼びかけるべきだと判断した．

---

1) ミレニアム開発目標（MDG）：1）極度の貧困と飢餓の撲滅，2）普遍的な初等教育の達成，3）ジェンダー平等の推進と女性の地位向上，4）乳幼児死亡率の削減，5）妊産婦の健康状態の改善，6）HIV/エイズ，マラリア，その他の疾病のまん延防止，7）環境の持続可能性を確保，8）開発のためのグローバルなパートナーシップの推進．

2 WHO 健康の社会的決定要因に関する委員会（CSDH）

　WHO は 2005 年に健康の社会的決定要因に関する委員会（WHO Commission on Social Determinants of Health: CSDH）を立ち上げ，2008 年にその最終報告書を発表した（CSDH, 2008）．それは，WHO をはじめ，各国政府，市民社会，その他の関連する国際機関や団体のすべてに対して，健康の公平性を目標に，健康の社会的決定要因（SDH）への対処をグローバルな活動として展開するように呼びかけた点で画期的であった．この報告書を受けて，2009 年の世界保健総会にて，「健康の社会的決定要因に取り組む活動を通じた健康の不公平性の低減」に関する決議が採択され，その後の進捗状況や課題についても，2011 年にブラジルのリオデジャネイロ市で開かれた SDH の世界会議[2]などで確認されている．

　CSDH の報告書の大きな特徴は，特定の疾病などの健康問題，あるいは関連する保健医療システム内の問題だけを取り上げるのではなく，それらの多くに共通してみられる根本的な要因としての SDH に注目したことである．また，それまでに蓄積されたエビデンスを明示したうえで，それを根拠に「何をすべきか」（すなわち evidence-based policy and action）に関する提案を，複数のテーマごとに具体的に示したことである．

　委員会の結論として，大きく分けて 3 つの勧告があった．1）日常生活状況の改善，2）権力・資金・リソースの不公平な分配への対処，3）問題の測定・理解および対策の影響の評価，である．それぞれについて，重要な SDH が指摘され，具体的な行動指針と対策案が提示された（表 13-1）．そこには，子どもの教育から，ユニバーサルヘルスケア，財政，女性の雇用に至るまで，じつに幅広い SDH が取り上げられた．また，WHO をはじめとする国際機関，国や自治体の行政，市民社会，民間部門，研究機関などにそれぞれ課せられる行動責任も示された．

---

[2] リオの世界会議と関連して，SDH に関するさまざまな情報やツール，ディスカッション・フォーラムなどを提供するプラットホームが立ち上げられた（URL: http://www.actionsdh.org/）．そこには，世界中から集められた SDH への取り組みを通じた健康格差対策の事例のデータベースもある．オーストラリア，カナダ，米国などの先進国をはじめ，中南米やアジア，アフリカなどの開発途上地域の事例もあり，随時アップデートされる．

表13-1 WHO健康の社会的決定要因に関する委員会の最終報告に示された主要勧告とそれらに関連するSDH，行動指針および具体的対策の例

主要勧告	関連するSDHと行動指針の例	具体的対策案の例
日常生活の状況を改善する	人生初期から公平性を保障：教育の提供範囲とその領域を拡大し，幼年期の発達（身体的，社会的／情緒的，言語的／認知的発達）の原則を包含するようにする	すべての少女少年に，その支払い能力にかかわらず，良質の義務教育（初等および中等教育）を提供する．少女少年達の入学や通学を阻害する要因を解明し，それに対処して，さらに初等教育の利用者負担を撤廃する
	ライフコースにわたる社会保護：健康的な生活を送るのに十分な所得水準を維持できるように，すべての人を対象とした包括的社会保護政策を確立および強化する	社会保護システムが，非正規労働，家事，介護などに従事する人など，通常適用外とされる人々も保護対象に含むようにする
	ユニバーサルヘルスケア（UHC）：公平性，疾病予防，健康増進の原則にもとづいたヘルスケアシステムを築く	プライマリーヘルスケアに重点を置いて，良質のヘルスケアサービスをすべての人に提供する
権力，資金，リソースの不公平な分配に対処する	市場責任：国内および国家間の経済に関する合意や政策決定において，健康と健康の公平性について考慮することを制度化する	すべての国際的および国内的経済合意について健康の公平性への影響評価（インパクトアセスメント）の実施を制度化し，そのための技術的能力を強化する
	ジェンダーの公平：教育歴や技能の格差をなくし，女性による経済活動への参加を支援する政策や事業を開発し，それに資金を供給する	（女性の）正式な職業教育や訓練に投資し，法律によって公平な賃金を保障し，すべてのレベルにおける雇用の機会均等を確保し，家庭に十分配慮した政策を打ち立てる
問題を測定して理解し，対策の影響を評価する	健康の社会的決定要因のモニタリング，研究，そして訓練：健康の公平性と健康の社会的決定要因の通常モニタリングシステムを，地方レベル，国レベル，国際的レベルのそれぞれにおいて設置する	健康の社会的決定要因と健康の不公平に関するルーチンのデータ収集を伴った，国および国際レベルでの健康の公平性サーベイランスシステムを確立する

出典：CSDH（2008）より一部抜粋（筆者和訳）．

3 すべての政策において健康を考慮するアプローチ

　CSDHが提案した数々の行動は，保健医療部門の力だけでは実現できないことがほとんどであった．そこで改めて注目されたのが，縦割り式ではない，部門横断的な多部門連携（intersectoral actionあるいはmultisectoral action）による健康増進および健康の公平性実現のためのアプローチである．人々の健

康や社会的な健康格差に強く影響することが分かっている問題について，保健医療部門を含め，たとえば住宅，雇用，産業，経済，自然環境，都市計画，財務などを中心に扱う各部門などが協力して，健康増進に貢献する政策や事業を計画，実施することである．また，行政部門間の協調のみならず，行政，民間，非政府などの各部門の協力もこれに含まれる．

　健康の達成のために，政府，地域，個人および公的，民間セクターがそれぞれの役割を担い，疾病予防，治療，リハビリや，さらには健康増進のためにさまざまな手段をもちいて取り組む重要性は，約半世紀にわたり new public health movement という概念として提唱されてきた．その中でも，公共政策（public policy）の果たす役割が重要であると認識されている．前述のアルマ・アタ宣言においては，保健医療部門が，直接的な健康政策のみでなく，真の原因（すなわち SDH）に取り組むため，部門間連携の中で役割を果たす重要性が挙げられた．またオタワ憲章において，すべての政策分野が，健康を促進する社会環境の構築に寄与すること，すなわち healthy public policy の重要性が表明された．さらに，2000 年代に入り，万人に公平に健康を享受する権利を保障するという原則にもとづいて，「すべての政策において健康を考慮する」（Health in All Policies: HiAP）アプローチを世界規模で展開する動きが強まった．2010 年にオーストラリアのアデレード市で開かれた「HiAP に関する国際会議」で採択された声明の中では，人間開発，持続可能性，公平性，健康増進などを最適に達成するには，すべての部門が人々の健康と幸福（well-being）への影響を必ず考慮するという，新たな社会契約を結ぶことが必要であるといわれた（WHO, Government of South Australia, 2010）[3]．

　SDH をコントロールしているのは主に非保健医療分野の政策であるため，非保健医療分野の政策に健康への配慮を求める重要性が強調されるようになっ

---

[3] その後も，非感染性疾患対策や高齢化対策など，特定の国際保健課題への対応に関して，こうした多部門連携によるアプローチが必要であることがたびたび強調されている．たとえば，非感染性疾患については，2011 年に国連ハイレベル会合で採択された政治宣言の中で，非感染性疾患の増加には，経済，社会，ジェンダー，政治，環境，そして個人の行動に関する要因が関連していることが指摘され，その対策には，行政部門を横断する多部門連携によるアプローチ（Whole-of-government approach），また国際機関から国や地域行政，市民社会，民間部門までを含め，幅広い関係者を巻き込んだ社会全体としての取り組み（Whole-of-society approach）が必要であることがともに強調された（United Nations, 2011）．

た．これは健康増進における画期的なイノベーションであったが，一方で，課題も徐々に明らかになってきた．その1つは，部門連携の困難さである．Healthy public policy の実際は，保健医療部門が健康のための政策協議を非保健医療部門と行うことで実現されることが多い．これは，非保健医療部門においては，健康の押し売りと受け止められることは想像に難くない．そもそも非保健医療部門にはそれぞれの優先的政策課題が存在し，それは多くの場合，健康とは関係のないものと認識されている．HiAP では，これらの反省を踏まえて，非保健医療部門の政策を進める中で，健康配慮の機会を求めるという現実的な戦略を採用している．

4　エビデンスにもとづいた SDH 対策を促すツール

　CSDH の最終報告書の中で，行動を起こすことと同時に強調されたのがエビデンスの重要性である．一方では既存のエビデンスをもとに政策決定や事業計画を行い，他方では，そのようにして決定した政策や計画を実施した効果や影響について評価し，新たなエビデンス生成をする．この両方が大事であり，それが政策や事業の計画・実施・評価の循環プロセスに必須のインプットとなる．このようにエビデンスをもとにして，さまざまな SDH が人々の健康に及ぼす影響を考慮し，健康向上と健康格差是正のための多部門連携による適切な対応を促すために WHO が推奨するツールをここで2つ紹介する．1つは，委員会の最終報告書が発表される以前から存在した「健康影響評価」で，もう1つは，委員会の最終報告を受けて新たに開発された「都市における健康の公平性評価・対応ツール」である．

4.1　健康影響評価（HIA）

　健康影響評価（health impact assessment: HIA）は，HiAP を実現するための具体的手段，ツールとして開発されてきた（Ståhl *et al.*, 2006）．HiAP の本質は，public policy によるアクションの中で健康配慮を求めることである．HIA は，新たに提案された政策が，健康の社会的決定要因にどのように影響するかを事前に評価し，健康影響を適正化する．すなわち，健康の不利益を最

小限にし，健康の便益を最大にするためのオプションを政策決定者に提示することで，すべての政策分野における健康配慮を実現する．

HIA は，1990 年代より主に欧州を中心に活用されはじめた影響評価（impact assessment）の手法の 1 つである．HIA が発展してきた背景には，主に 3 つの系統があると指摘されている（Harris and Harris, 2011）．1 つめは環境影響評価（environmental impact assessment: EIA），2 つめは，前項までに詳述したような健康の社会的決定要因にもとづく健康への取り組み，さらに 3 つめとして，健康格差への対応が挙げられる．これらは，ある部分は相互に関連しながら，またある部分はそれぞれ独自の文脈において発展してきた経緯がある．したがって，以前には，「HIA とは何か？」ということに混乱がみられ，HIA の定義について議論になることがしばしばあった．現在は，国際 HIA 学会などにおける議論を経て，ある程度の合意に至っているといえる．WHO のゴッセンバーグ合意書（European Centre for Health Policy, WHO Regional Office for Europe, 1999）では，HIA とは「政策，施策，事業が潜在的に集団に与える健康影響や，集団中の影響の違いなどについて判断するための一連のプロセス，方法，およびツールのことである」と定義している．

環境影響評価における HIA

EIA が「健康」に関する視点を見落としてきたとの指摘がある．英国における開発関連の 39 の環境影響評価報告書を対象に精査した調査では，そのうち 72％ の報告書が人の健康を扱う章や目次を掲載しておらず，また 49％ の報告書には健康に関する影響の記述がまったく含まれていなかったと報告している（British Medical Association, 1998）．

これらの反省から，EIA および戦略的環境影響評価（strategic environment impact assessment: SEA）に健康影響評価を取り入れる試みがなされるようになった．2003 年に制定された国連欧州経済委員会（UNECE）による SEA 議定書（キエフ議定書）では，SEA を「健康を含む環境影響の評価」と定義しており，健康関連項目も含まれる．近年，EIA/SEA と HIA の統合は国際的にも議論となっている．

国際金融公社（International Finance Corporation: IFC）から支援を受ける

事業者に求められる Performance Standard においては,「環境と社会リスクおよび影響」の評価と管理（PS1, Assessment and Management of Environmental and Social Risks and Impacts）が含まれる．ここでいう社会リスク評価は，HIA と同義とする見方がある．

健康格差と HIA

HIA は健康の社会環境モデルを主軸に発展してきたが，HIA の普及を促した別の背景として，健康格差の問題が挙げられる．英国をはじめとする欧州において，健康格差に関する問題意識が高まるにつれ，HIA は有力な解決手段の 1 つとしても注目されるようになった（Acheson, 1998; CSDH, 2008; Department of Health, 2010; Mackenbach and Stronks, 2002; Östlin and Diderichsen, 2000; Ståhl et al., 2006）[4]．

これらの提言に共通する認識は,「健康格差は健康部門が管轄する以外の社会的決定要因によって生じており」，そのため「健康格差を減少させることが期待できる政策や介入は，主に保健医療政策以外の分野にある」ということである．すなわち，教育，雇用，住宅，食料，租税などについて，分野横断的な取り組みによってのみ，格差是正は可能となる（Acheson, 1998; Rose, 1992）．

HIA が健康格差の是正に機能するためには，政策による影響の社会階層間による違いを評価する必要がある．これは政策によって生じる健康影響は集団特性によって異なり，特に社会的に不利な集団ほど不利な影響を受けやすいという認識にもとづいている．具体的には，1）すでに社会的不利な状況にあり，影響を受けやすい集団の把握，2）既存の健康格差を助長させる可能性，3）特定の集団に新たな格差をもたらす可能性，4）特定の健康決定要因やリスク要因の分布や曝露，またはサービスへの利便性の変化などについて検討する（Parry and Scully, 2003; Taylor et al., 2003）（第 8 章参照）．

---

4) ちなみに CSDH の報告書および The Marmot Review の中では，"Health Equity Impact Assessment"（HEqIA）という用語が用いられている．必ずしもすべての HIA が格差の考慮をしてこなかったとの指摘から，特に格差に着目した HIA を HEqIA と呼ぶ場合もある．この用語の解釈については国際 HIA 学会においても議論がなされ，現在では HIA の定義にはそもそも格差の評価が含まれていることからも，本質的には HIA と同一のものだとの見解が示された．

健康増進計画への HIA の応用

　HIA は本来，非保健医療分野の政策において適応されることが多いが，保健医療政策においても有効な手段である．ここでは，健康増進計画を例に，HIA の応用を試みる．健康増進計画とは，健康増進法にもとづき，県市町村が作成する事業計画である．

　HIA の本質は，「健康の社会環境モデル」および「健康格差」の視点をもって政策案を事前に評価し，健康影響の最適化を試みることである．健康の社会環境モデルにもとづくアプローチとは，すなわち「部署間連携」であり，健康格差への配慮とは，すなわち「脆弱集団の認識とその配慮」と換言できる．

　健康増進計画の中では，多くの場合，「食事・栄養」「身体活動・運動」「メンタルヘルス」「安全」「休養」「検診」といった項目ごとに目標値や具体的な施策・事業計画が記載される．これらの事業内容は，ほとんどの場合，健康増進計画を作成した健康担当部署に限定した実施計画となっている．当該部署が管轄する事業の中で，啓蒙活動や，運動教室，検診事業の推進といったことが記載される．もちろん，これらは健康増進計画において不可欠なものであるが，一方で，健康の社会環境モデルを通じて俯瞰すると，健康影響を最適化する機会はさらに加わる．

　たとえば，地域の交流を促進するためには，運動会などの健康担当部署が企画する事業のみならず，緑地や公園の整備，移動・道路交通環境の整備といった視点が必要となる．これらは都市計画課や交通課の事業であり，健康増進計画において，その連携が記載されることが期待される．すなわち，非保健医療分野において健康の視点を呼びかける HiAP の実践といえる．

　また，ほとんどの健康増進計画では，年齢（乳幼児期，学童期，中高年・壮年期，高齢期など）と性別による目標値や事業計画が記載されている．しかしながら，健康格差という視点から眺めると，健康増進計画において掲げた目標や事業計画に関連する脆弱集団の把握とその配慮については，残念ながら従来の健康増進計画は極めて不十分である．たとえば，某市の健康増進計画においては，就学期において「朝食を欠かさない」という目標が掲げられている．脆弱集団として，朝食を欠かさざるを得ない子ども，単親世帯や低所得世帯があることが容易に想定される．米国においては school breakfast program と呼

ばれる低所得世帯向けのバウチャーを使い，学校で朝食を食べる事業がある．国内で，すぐにこのような事業が実現可能かについては検討が必要ではあるが，NPOによる高齢者向けのコミュニティーレストランなどはすでに存在しており，参考になるのではなかろうか．また，健康増進計画における「交流」をとっても，移動のための交通手段が不利な地域や，自治会（町内会）の組織化がされていない地域（新興住宅地など）などの脆弱集団が存在する．「21世紀における第2次国民健康づくり運動（健康日本21（第2次））」においては，健康格差の是正が目標に掲げられたことからも，健康格差への具体的なアクションとしてHIAが活用されることが期待される．

4.2 都市における健康の公平性評価・対応ツール（Urban HEART）

　CSDHには，合計9つのKnowledge Networkと呼ばれる下部組織があり，それぞれ異なるテーマについてエビデンスの収集が行われ，委員会の最終報告書への重要なインプットを提供した．そのうちの1つが「都市化」(Urbanization) をテーマにしたもので，その結論の1つとして，多部門連携による健康の社会的決定要因への取り組みを通じた健康の不公平の是正は，都市行政の重要な役割であると強調された（WHO, 2008）．その報告書を受けて，WHO加盟国は，どのようにして都市部における健康の公平性を評価し，適切な対応策を特定すればよいのか，具体的な指針を求めた．その要求に応えるため，Urban HEART（正式名称のUrban Health Equity Assessment and Response Toolの頭文字からなる通称）が開発された（WHO, 2010c）．

　このツールは，主に保健政策や事業，あるいは保健分野も含めた総合政策の行政担当者を対象としたハンドブックで，社会的な健康格差の問題やその基本対策について解説したうえで，具体的にどのような指標についてデータを収集し，それを分析・評価して，その結果をもとに対策のオプションを特定して優先付けすればよいかを分かりやすく説明している．内容は大きく分けて，2つの部分に分かれている．前半が健康の公平性の「評価」にかかわる部分で，まず，WHOが学問的知見や世界の専門家および各国や地域の保健担当者との協議をもとに定めた指標が提示されている．これらは，都市部の健康状態（アウトカム）だけでなく，それに強く影響すると思われるSDHの状況を把握する

ための指標も含む．これらの指標に関するデータを管轄地域内の小地域単位（区など），あるいは年齢・性別・所得などの属性にもとづく社会単位で層別化した分析を行うことにより，健康格差を測定する方法が説明されている．さらにその評価結果を図表などを用いて視覚化することで，特に専門家でなくとも健康格差を認識し，対策の必要性の優先付けを行いやすくする方法が紹介されている．後半には，評価結果をもとに最適かつ実施可能な対応を特定する方法が示され，具体的な対策案も掲載されている．

Urban HEART は主に開発途上国における適用性を重視して開発されたため，推奨されている指標には，乳児死亡率や上下水道・衛生設備の普及率など，日本などの先進国ではあまり格差が顕著に現れないものも含まれ，先進国地域の関心を引きにくいという難点がある．実際，これまで Urban HEART に比較的忠実にしたがって健康格差の評価と対策を実施した地域は，フィリピン，ベトナム，ケニアなどの開発途上国の都市である．しかし，健康の社会的決定要因にもとづくアプローチ，健康格差の基本的な評価方法，健康格差の可視化，エビデンスにもとづく対策の特定，そして一連のプロセスへの市民参加など，このツールの要旨は先進国地域あるいは非都市部にも通じるべきである．日本においても，2012年に発表された「健康日本21（第2次）」の中で，社会要因による「健康格差の縮小」が初めて明記され，今後各自治体が健康格差対策に取り組む際に，Urban HEART が基本的な指針として参考になるかもしれない[5]．

5 SDH アプローチにもとづいた対策の国際的な実例
――高齢者にやさしい都市（Age-friendly City）

SDH アプローチにもとづいた健康（長寿）対策の分かりやすい事例として，WHO の「高齢者にやさしい都市」（Age-friendly City）が挙げられる．世界的に人口の高齢化が進む中，WHO は，人々が生活の質を損なわずに，むしろ

---

[5] 実際，日本の研究グループが，地域でのSDHへの取り組みによる介護予防と健康格差是正のためのツールの開発にあたり，Urban HEART をモデルにしている（http://www.doctoral.co.jp/WebAtlas/）．

それを高めながら年齢を重ねていくためには，ライフコースを通じて，健康，社会参加，安全・安心を維持向上する，持続的プロセスが必要であるとしている（WHO, 2002b）．健康・社会参加・安全（安心）を3本柱とする，その能動的なプロセスのことをアクティブエイジングと呼び，それには個人の責任，環境，そして世代間の連帯が，重要な要因である．そのアクティブエイジングを促進するような都市（地域）環境をAge-friendly Cityとして概念化した（WHO, 2007）．

日本語では「高齢者にやさしい都市」の訳が定着しているが，実際には，高齢者に配慮した都市計画やまちづくりをすると，高齢者に限らずすべての年代の人にとって，より健全で，過ごしやすく，豊かな都市になるという考えのもと，あえて*Elderly*-friendlyあるいは*Aged*-friendlyとせずに，*Age*-friendlyという表現が使われている．その具体的な内容としては，次の8つの分野における取り組みが推奨されている．1）屋外空間・建築物，2）交通手段，3）住宅，4）（高齢者に対する社会的態度としての）尊敬・社会的包摂，5）市民参加（投票など，市民としての権利行使）・雇用，6）社会参加（趣味，ボランティア等），7）地域・保健サービス，8）コミュニケーション・情報，である．いずれも高齢者，その家族，友人，あるいは専門の介護や支援スタッフのニーズを中心に対応しながらも，それによる恩恵を社会全体に行き渡らせることによって，高齢者を中心としたすべての年代の人々の「健康・社会参加・安全」を最大限に高めることが目的である．

高齢者の生活の質およびアクティブエイジングに影響する要因の分類において，保健医療サービスは上記8つの領域のうちのたった1つに含まれるだけであり，それに比べ，他の物理的環境要因や社会的環境要因が大半を占めている．そして，高齢期だけを対象とするのではなく，人々のライフコース全般にわたって，幅広いSDHに対して，多部門連携を通じて取り組むことが求められている．さらにそのプロセスにおいて，市民の参加，特に高齢者の参加とエンパワメントが強調されている．健康増進を重要な目的の1つとしながらも，誰もがいずれは迎える高齢期，あるいは高齢者という「人」など，非保健医療部門にも共通する関心事を中心に据えることによって，保健医療部門とその他の部門の連携が促されると考えられる[6]．

現在 Age-friendly City に取り組んでいる都市や地域は，日本を含め，世界に多数存在し，カナダやアイルランドなどでは，それらの国内ネットワークも形成されている．2010 年には WHO が Age-friendly City のグローバルネットワークを発足させ，参加国・地域・都市の間の協力と，この取り組みのさらなる発展が促されている[7]．また，取り組みの評価も重要であるとして，その基準となる指標について，基本的には各都市や地域でその状況に適した指標を採用すべきであるとしつつも，その指針を示すために，WHO は主要な指標の特定も進めている．

　Age-friendly City のような都市や国単位での実践の普及以外に，国際条約

---

[6]　Age-friendly City のように，「都市」（自治体）という社会単位に着目して，都市計画あるいは都市の行政管理体制（ガバナンスシステム）そのものに保健や健康増進の原則を導入して，都市レベルでの HiAP アプローチの実践を目指す取り組みは他にもある．その１つが，「健康都市」（Healthy Cities）である．都市保健問題が注目されたのには，世界的な都市化の進行とそれに伴った都市部人口の増加，そこで顕著となった貧困や社会格差の問題，そしてもともと人々の就労や商業の場として発展した都市部を，人々の住環境として適正化する必要性などが背景にあった．また，国の行政に比べて自治体行政のほうがその規模が小さいために比較的多部門連携を実施しやすいうえ，国による対策が不十分あるいは地域の状況に不適切な点に関して，多くの場合，必要とされる対策を自治体行政がその権限によって実施できるという状況があった．
　健康都市は，20 年以上前からヨーロッパや北米の都市を中心に広がった取り組みで，他にもオーストラリア，日本，ニュージーランドなどでも同様の試みがみられた．WHO もこの活動を各地域事務局を中心として国際的に推進してきた．なかでも特に活発なのが，各国ごとのサブネットワークも含むヨーロッパ地域のネットワーク（WHO European Healthy Cities Network）と WHO 西太平洋地域諸国を中心とした健康都市連合（Alliance for Health Cities）である．
　これまで健康都市については評価が進んでいないという批判があるが，ヨーロッパ健康都市ネットワークの場合には，1987 年以降，5 年ごとにいくつかの優先テーマを特定し，参加都市の取り組みと評価に関する指針としている．最近の第 5 フェーズの主要テーマに挙げられたのは，第 1 に，すべての市民を包摂し，サポートし，市民のさまざまなニーズや期待に敏感に，そして適切に対応できるような社会環境を整えること．第 2 に，すべての社会階層や年代の人々にそれぞれ健康的なライフスタイルを促し，それを実現し，持続することができるような状況や機会を提供すること．第 3 に，人々のニーズに応えるような物理的環境を構築，整備し，それを通じて人々の健康，レクリエーション活動，幸福（Well-being），安全，社会交流，アクセス，可動性（モビリティ），自尊心，文化的アイデンティティ等の向上を促すこと．これらの指針にもとづいて，各参加都市はそれぞれの状況に適した具体的な取り組みを実施することとなっている（WHO, 2009b）．健康都市の評価に際しては，当該都市の人口の健康指標だけではなく，市民の参加やエンパワメント，公平性など，プロセス面の質的な評価も注目されている（De Leeuw, 2009; Heritage and Dooris, 2009）．

[7]　グローバルネットワークに参加している各都市の取り組みなどは，次のウェブサイトで参照できる．http://www.agefriendlyworld.org

という法的手段を用いて，SDH にもとづいた健康対策を国際的に促した実例として，たばこの規制に関する WHO 枠組み条約（Framework Convention on Tobacco Control: FCTC）がある（WHO FCTC, 2003）．FCTC は，2005 年の CSDH の設立に数年先立っていたが，たばこによる健康被害が，社会・経済・環境などにも広く影響する世界的な問題であるという確固たるエビデンスと，この問題に対しては国際的対応が必要であるという認識が成立していたために実現した．その内容は，従来の保健分野の範疇を超えて，たばこという嗜好品の取引，包装，広告・販売促進，公共の空間における喫煙の規制など，社会・環境要因を考慮した，幅広い領域に及ぶ介入を求めたことや，締約国である WHO 加盟国政府のみならず，学術界や市民団体など，多くの行政や社会部門の協力が必要であると訴えた点も特筆すべきである[8]．

6 まとめ

2008 年の CSDH の最終報告以後，健康格差と SDH に対する国際的な関心と対策は，徐々にではあるが，以前よりも確実に向上している．そこには本章で紹介したような，長年にわたる国際的なレベルでの出来事や成果が少なからず影響していると考えられる．しかし，近年の世界的な金融危機の影響により，国内や国家間の経済格差やそれと関連した健康格差がますます危惧される一方で，人々の健康，安全，幸福への影響よりも，経済利益を重視した公共政策を各国政府が優先する気運がみられる．このような情勢の中では，各国における健康格差対策の優良事例の収集，HiAP，HIA，Urban HEART などの既存の

---

8) たばこの規制に関する WHO 枠組み条約（Framework Convention on Tobacco Control: FCTC）は，WHO が取りまとめた保健（公衆衛生）分野における初めての国際条約である．国際条約とはいえ，それに違反した国を罰するような法的権限を WHO は持たないが，国際条約である以上は，ある程度の拘束力が伴い，各国政府にはそれを順守するように国際社会から圧力がかかる．

この条約に含まれた多岐にわたる取り組みの各締約国における実施状況は，WHO 本部にある条約事務局によってモニタリングされており，2007 年以降ほぼ毎年その報告が発表されている．2014 年の報告では，日本を含む 130 の締約国（全締約国の 73%）における進捗状況が国別・総合結果ともに明らかにされたが，残る課題は多く，特にたばこのように，民間部門の影響力が非常に強く，国の政治や経済とも密接に関係する問題に関しては，SDH に十分対応するのがいかに難しいかということがよく現れている（WHO FCTC, 2014）．

ツールやアプローチの改良・強化,各国政府の財政難を配慮した戦略の考案,政治的コミットメントの定期的な更新などの国際的な取り組みが,SDHにもとづいた健康増進・格差対策の持続可能性にかかわる1つの鍵となるだろう.

【Further reading】
①Kemm, J., Parry, J. and Palmer S. 編／藤野善久・松田晋哉監訳(2008)『健康影響評価—概念・理論・方法および実施例』社会保険研究所.HIAが発展してきた背景や環境分野との関連,諸外国での実例を詳細に解説してある.また,特に健康格差とHIAとの関連についても詳しく書かれている.

②http://www.liv.ac.uk/psychology-health-and-society/research/impact
リバプール大学内に設置されているHIAのコンソーシアムユニット(IMPACT)のホームページ.過去のHIA事例の報告書を収載したデータベースがあるので,具体的事例を知りたい時には有用である.

③CSDH (2008) Closing the gap in a generation: Health equity through action on the social determinants of health. Final Report of the Commission on Social Determinants of Health. World Health Organization.
http://www.who.int/social_determinants/thecommission/finalreport/en/
マーモット博士が議長を務めた「WHO健康の社会的決定要因に関する委員会」の最終報告書は,SDHへの国際的な対策を理解するうえで重要となる必読書である.3つの主要な勧告とそれを具体化した取り組み提案が,その根拠となるエビデンスとともに示されている.

④Blas, E. and Sivasankara, K. A. (2010) Equity, social determinants and public health programmes. World Health Organization.
http://www.who.int/sdhconference/resources/EquitySDandPH_eng.pdf
公衆衛生上の特定主要課題(心疾患,精神衛生,たばこ,暴力など)について,健康の社会的決定要因との因果関係を示す国際的なエビデンスが整理され,諸外国における事例から学んだ教訓も考慮したうえで,各課題の改善とそれに関連する健康格差を削減するための介入が提案されている.

⑤WHO (2012) World conference on social determinants of health: Meeting report, Rio de Janeiro, Brazil, 19-21 October 2011. World Health Organization.
http://www.who.int/sdhconference/resources/Conference_Report.pdf
2011年にブラジルで開催された健康の社会的決定要因に関する世界会議の報告書で,会議に至るまでの背景や準備をはじめ,各登壇者の発言要旨,各セッションのまとめ,および会議で採択された「健康の社会的決定要因に関するリオ政治宣言」の全文などが記載されている.

⑥Action: SDH. http://www.actionsdh.org/
2011年にリオで開かれたSDH世界会議を機に,WHOが立ち上げた対話型のウェブサイトで,世界各地におけるSDHへの取り組み事例をはじめ,関連するツールや資料,オンラインフォーラムなどにアクセスできる.

参考文献

(各文献の末尾に付した数字 [ ] は,当該文献の参照章を示す)

[邦文文献]

相田潤 (2010)「国の中にも経済・教育格差」『月刊保団連』1018:17-21. [6]

阿部彩 (2006)「相対的剥奪の実態と分析——日本のマイクロデータを用いた実証研究」社会政策学会編『社会政策における福祉と就労 (社会政策学会誌第 16 号)』法律文化社, pp. 251-275. [6]

阿部彩 (2007a)「日本における社会的排除の実態とその要因」『季刊社会保障研究』43(1):27-40. [6]

阿部彩 (2007b)「現代日本の社会的排除の現状」福原宏幸編『新しい社会政策の課題と挑戦 1 社会的排除／包摂と社会政策』法律文化社, pp. 129-152. [6]

阿部彩 (2008)『子供の貧困——日本の不公平を考える』岩波新書. [0] [4]

阿部彩 (2011a)『弱者の居場所がない社会——貧困・格差と社会的包摂』講談社現代新書. [0]

阿部彩 (2011b)「貧困と社会的排除——ジェンダーの視点からみた実態」大沢真理編『ジェンダー社会科学の可能性』岩波書店, pp. 113-142. [6]

阿部彩 (2011c)「子ども期の貧困が成人後の生活困難 (デプリベーション) に与える影響の分析」『季刊社会保障研究』46(4):354-367. [12]

阿部彩 (2013a)「誰が受診を控えるのか——J-SHINE を用いた初期的分析」国立社会保障・人口問題研究所『サービスにおけるナショナルミニマム研究 (中間報告書)』, pp. 73-89. [6]

阿部彩 (2013b)「子どもの健康格差の要因:過去の健康悪化の回復力に違いはあるか」『医療と社会』22(3):255-269. [6]

阿部彩 (2014a)「生活保護・貧困研究の 50 年——『季刊社会保障研究』掲載論文を中心に」『季刊社会保障研究』50(1・2):4-17. [0]

阿部彩 (2014b)『子供の貧困 II——解決策を考える』岩波新書. [0] [4]

天野拓 (2013)『オバマの医療改革』勁草書房. [10]

雨宮健 (2005)「古典期アテネの経済思想」『経済論叢』175(5-6):426-450. [12]

石田淳 (2011)「相対的剥奪と準拠集団の計量モデル」『理論と方法』26(2):371-388. [6]

石田浩 (2008)「社会移動の国際比較と趨勢」直井優・藤田英典編『講座社会学 13 階層』東京大学出版会, pp. 221-256. [1]

稲葉陽二 (2005)「ソーシャル・キャピタルの経済的含意——心の外部性とどう向き合うか」『計画行政』28:17-22. [11]

稲葉陽二 (2011)『ソーシャル・キャピタル入門』中公新書. [11]

井上茂・大谷由美子ほか（2009）「近隣歩行環境簡易質問紙日本語版（ANEWS 日本語版）の信頼性」『体力科学』58:453-462．[9]

井上茂・岡浩一朗・柴田愛・荒尾孝・種田行男・勝村俊仁・熊谷秋三・下光輝一・杉山岳巳・田中茂穂・内藤義彦・中村好男・山口幸生・李延秀（2011）「身体活動のトロント憲章日本語版——世界規模での行動の呼びかけ」『運動疫学研究』13:12-29．[9]

井上まり子・錦谷まりこ・鶴ヶ野しのぶ・矢野栄二（2011）「非正規雇用者の健康に関する文献調査」『産業衛生学雑誌』53:117-139．[2]

今田高俊・原純輔（1979）「社会的地位の一貫性と非一貫性」富永健一編『日本の階層構造』東京大学出版会，pp.161-197．[1]

岩崎健二（2008）「長時間労働と健康問題——研究の到達点と今後の課題」『日本労働研究雑誌』575:39-48．[3][5]

岩田正美（2007）『現代の貧困』筑摩書房．[6]

岩田正美（2008）『社会的排除——参加の欠如・不確かな帰属』有斐閣．[6]

上野千鶴子（2013）『女たちのサバイバル作戦』文春新書．[5]

内山集二・倉沢高志・関沢敏弘・中塚比呂志（1992）「降圧剤治療を受けている 50 歳代男性労働者における脳心事故の危険因子」『産業医学』34(4):318-325．[3]

浦川邦夫（2013）「経済学は健康にどのようにアプローチしてきたか」『理論と方法』28(1):35-50．[6][12]

浦川邦夫（2014）「ケイパビリティと仕事満足度」橘木俊詔編著『福祉+α6　幸福』ミネルヴァ書房，pp.73-92．[12]

NHK 放送文化研究所編（2009）『現代日本人の意識構造［第 7 版］』日本放送出版協会．[5]

遠藤久夫・駒村康平（1999）「公的医療保険と高齢者の医療アクセスの公平性」『季刊社会保障研究』35(2):141-148．[6]

大石亜希子（2014）「児童福祉——ウェルフェアからウェルビーイングへ」『季刊社会保障研究』50(1・2):18-29．[0]

大石亜希子・守泉理恵（2011）「少子化社会における働き方——現状と課題」樋口美雄・府川哲夫編『ワーク・ライフ・バランスと家族形成——少子社会を変える働き方』東京大学出版会，pp.13-29．[5]

大沢真理（2002）『男女共同参画社会をつくる』日本放送出版協会．[5]

大島明（2013）「たばこ対策におけるナッジ（Nudge）の採用と限界」『保健の科学』55:321-325．[8]

大竹文雄（2007）「経済論壇から——格差にかげ落とす「国際化」」日本経済新聞，2007 年 3 月 25 日号．[2]

大津唯・山田篤裕・泉田信行（2013）「短期被保険者証・被保険者資格証明書交付による受診確率への影響——国民健康保険レセプトデータによる実証分析」『医療経済研究』25(1):33-49．[6]

岡浩一朗・井上茂・柴田愛・江川賢一・鎌田真光・澤田亨・志村広子・内藤義彦（2013）「『非感染性疾患予防——身体活動への有効な投資』日本語版の紹介」『運動疫

学研究 15(1):17-30. [9]

岡田真平・井上茂ほか (2011)「チェックリスト方式による身体活動環境評価の有用性——長野県東御市の行政職員による環境評価」『運動疫学研究』13(2):137-145. [9]

岡本裕豪・増田圭 (2001)「平等をめぐる議論と社会資本整備に関する一考察」『国土交通政策研究』6. [12]

尾崎米厚・松下幸生・白坂知信ほか (2005)「わが国の成人飲酒行動およびアルコール症に関する全国調査」『日本アルコール・薬物医学会雑誌』40:73-79. [8]

小塩隆士 (2009)「所得格差と健康——日本における実証研究の展望と課題」『医療経済研究』21(2):87-98. [12]

小塩隆士 (2010)『再分配の厚生分析——公平と効率を問う』日本評論社. [6]

小塩隆士 (2013)『社会保障の経済学 [第4版]』日本評論社. [0]

小塩隆士 (2013)『社会保障の経済学 [第4版]』日本評論社, pp.256-270. [10]

柏木恵子 (2008)『子どもが育つ条件——家族心理学から考える』岩波新書. [3]

加藤則子・瀧本秀美・藤原武男・須藤紀子編 (2010)『子どもをとりまく環境と食生活——妊娠期からのすこやかな出産・発達のために』小児医事出版. [4]

金沢都市圏総合都市交通計画協議会「金沢都市圏パーソントリップ調査 2009」. <http://www.pref.ishikawa.jp/toshi/person2009/kanazawa%20ptH21.9.11/index_kpt.html> (最終アクセス 2015 年 3 月 25 日). [9]

金光淳 (2003)『社会ネットワーク分析の基礎——社会的関係資本論にむけて』勁草書房. [11]

金生由紀子・下山晴彦編 (2009)『精神医学を知る——メンタルヘルス専門職のために』東京大学出版会. [7]

苅谷剛彦 (2001)『階層化日本と教育危機——不平等再生産から意欲格差社会へ』有信堂高文社. [1]

苅谷剛彦 (2008)「高度流動化社会——1990 年代までの戦後日本の社会移動と教育」直井優・藤田英典編『講座社会学 13 階層』東京大学出版会, pp.109-155. [1]

川上憲人 (2006)「社会疫学——その起こりと展望」川上憲人・小林廉毅・橋本英樹編『社会格差と健康——社会疫学からのアプローチ』東京大学出版会, pp.1-21. [0] [1]

川上憲人・小林廉毅・橋本英樹編 (2006)『社会格差と健康——社会疫学からのアプローチ』東京大学出版会. [6]

川口章 (2008)『ジェンダー経済格差』勁草書房. [5]

川越雅弘 (2013)「後期高齢者の傷病別外来受診率と所得の関係性」『社会サービスにおけるナショナルミニマムの在り方に関する研究 平成 24 年度中間報告書 国立社会保障・人口問題研究所所内研究報告』48:61-72. [6]

川添希・馬場園明 (2007)「健康保険組合被保険者の医療受診における所得効果」『厚生の指標』54(6):14-19. [6]

カワチ, イチロー (2013)『命の格差は止められるか——ハーバード日本人教授の, 世界が注目する授業』小学館 101 新書. [0] [1] [6]

菅万里（2007）「社会経済的階層による健康格差と老人保健制度の効果——全国高齢者パネルを用いた試作的研究」『世代間問題研究プロジェクトディスカッション・ペーパー』308．［6］

吉川徹（2006）『学歴と格差・不平等——成熟する日本型学歴社会』東京大学出版会．［1］

吉川徹編（2007）『階層化する社会意識——職業とパーソナリティの計量社会学』勁草書房．［2］

黒田祥子（2010）「生活時間の長期的な推移」『日本労働研究雑誌』599:53-64．［3］

Kemm, J., Parry, J. and Palmer, S. 編／藤野善久・松田晋哉監訳（2008）『健康影響評価——概念・理論・方法および実施例』社会保険研究所．［13］

厚生労働省（2012a）『平成24年版　労働経済白書』．［3］

厚生労働省（2012b）「国民の健康の増進の総合的な推進を図るための基本的な方針（健康日本21第2次）」2012年7月10日公表．［5］

厚生労働省（2012c）『平成24年版　厚生労働白書——社会保障を考える』日経印刷．［10］

厚生労働省（2013）『平成24年国民健康保険実態調査』．［6］

厚生労働省（2014）『平成25年国民生活基礎調査の概況』．［6］

厚生労働省「国民健康・栄養調査」．<http://www.mhlw.go.jp/bunya/kenkou/kenkou_eiyou_chousa.html>（最終アクセス2015年3月25日）．［9］

河野敏鑑・齋藤有希子（2010）「健康保険組合データからみる職場・職域における環境要因と健康状態」『研究レポート』富士通総研経済研究所．［12］

国立社会保障・人口問題研究所（2007）『社会保障実態調査』．［6］

国立社会保障・人口問題研究所（2009）『社会保障実態調査　結果の概要』．［6］

国立社会保障・人口問題研究所（2012a）『第14回出生動向基本調査——第Ⅰ報告書』．<http://www.ipss.go.jp/syoushika/bunken/data/pdf/207616.pdf.>（最終アクセス2015年3月25日）．［2］

国立社会保障・人口問題研究所（2012b）「社会保障費用統計　平成23年度」．<http://www.ipss.go.jp/ss-cost/j/fsss-h23/fsss_h23.asp>（最終アクセス2015年3月25日）．［10］

国立社会保障・人口問題研究所（2013）『生活と支え合い調査　結果の概要』．［6］

児玉聡（2010）『功利と直観——英米倫理思想史入門』勁草書房．［12］

児玉聡（2012）『功利主義入門——はじめての倫理学』ちくま新書．［12］

後藤玲子・デュムシェル，ポール編著／後藤玲子監訳（2011）『正義への挑戦——セン経済学の新地平』晃洋書房．［12］

小林廉毅（2010）「医療経済・医療保険」丸井英二編『新簡明衛生公衆衛生』南山堂，pp. 207-213．［10］

駒村康平（2009）『大貧困社会』角川SSC新書．［6］

小峯敦（2010）『福祉の経済思想家たち［増補改訂版］』ナカニシヤ出版．［12］

近藤克則（2005）『健康格差社会——何が心と健康を蝕むのか』医学書院．［2］［12］

近藤克則（2006）「社会関係と健康」川上憲人・小林廉毅・橋本英樹編『社会格差と健康――社会疫学からのアプローチ』東京大学出版会，pp.163-185.［2］［5］

近藤克則（2013）『健康の社会的決定要因――疾患・状態別「健康格差」レビュー』日本公衆衛生協会．［6］

近藤克則・花岡智恵・平井寛ほか（2010）「高齢者の健診受診と将来における楽しみ――所得との関連――AGES プロジェクト」『第 69 回日本公衆衛生学会総会抄録集』，p.395.［6］

近藤克則・吉井清子・松田亮三・中出美代・村田千代栄・武田徳則ほか（2007）『検証「健康格差社会」――介護予防に向けた社会疫学的大規模調査』医学書院．［11］

近藤尚己（2013）「社会階層と健康――疫学からのアプローチ」『理論と方法』28(1):21-34.［6］

近藤尚己・近藤克則・横道洋司・山縣然太朗（2012）「高齢者における所得の相対的剥奪と死亡リスク――AGES 追跡研究」『医療と社会』22(1):249-259.［6］

今野晴貴（2012）『ブラック企業――日本を食いつぶす妖怪』文春新書．［2］

斎藤修（2013）「男性稼ぎ手モデルの歴史的起源」『日本労働研究雑誌』638:4-16.［5］

齋藤信也・児玉聡・白岩健・下妻晃二郎・能登真一・後藤玲子（2012）「医療資源配分と QALY に関する倫理的側面からの考察」『薬剤疫学』17(1):47-53.［12］

財務省（2013）「諸外国に比べて社会保険支出と国民負担率の関係は？」．<http://www.mof.go.jp/gallery/201312.htm>（最終アクセス 2015 年 3 月 25 日）．［10］

佐藤俊樹（2000）『不平等社会日本――さよなら総中流』中公新書．［0］

佐藤嘉倫ほか編（2011）『現代の階層社会』（全 3 巻）東京大学出版会．［1］

島崎謙治（2011）『日本の医療――制度と政策』東京大学出版会，pp.38-44.［10］

島田恭子・島津明人（2009）「ワーク・ライフ・バランスと精神的健康」『産業精神保健』17:139-144.［3］

島田恭子・島津明人（2012）「ワーク・ライフ・バランスのポジティブ・スピルオーバーと精神的健康」『産業精神保健』20:271-275.［3］

島田恭子・島津明人・川上憲人（2012）「未就学児を持つ共働き夫婦におけるワーク・ライフ・バランスと精神的健康――1 年間の縦断データから」『厚生の指標』59(15):10-18.［3］

島田晴雄（1994）『日本の雇用――21 世紀への再設計』ちくま新書［2］

社会保障制度改革国民会議（2013）「社会保障制度改革国民会議報告書――確かな社会保障を将来世代に伝えるための道筋」首相官邸ホームページ．<http://www.kantei.go.jp/jp/singi/kokuminkaigi/pdf/houkokusyo.pdf>（最終アクセス 2015 年 3 月 25 日）．［10］

社会保障制度審議会（1950）「社会保障制度に関する勧告」．［10］

白波瀬佐和子（2005）『少子高齢社会のみえない格差――ジェンダー・世代・階層のゆくえ』東京大学出版会．［5］

菅谷実・金山智子（2007）『ネット時代の社会関係資本形成と市民意識』慶應義塾大学出版会．［11］

杉澤秀博（2012）「健康の社会的決定要因としての社会関係——概念と研究の到達点の整理」『季刊社会保障研究』48(3):252-265.［11］

杉澤秀博（2013）「健康の社会的決定要因としての社会経済階層と社会関係に関する研究の接点」『理論と方法』28(1):53-68.［6］

杉森裕樹（2006）「教育の不平等と健康」川上憲人・小林廉毅・橋本英樹編『社会格差と健康——社会疫学からのアプローチ』東京大学出版会，pp.105-126.［8］

鈴村興太郎・後藤玲子（2002）『アマルティア・セン——経済学と倫理学［改装新版］』実教出版.［12］

盛山和夫（1999）「近代の階層システムとその変容」『社会学評論』50(2):143-163.［1］

盛山和夫・神林博史・三輪哲・片瀬一男（2011）『日本の社会階層とそのメカニズム——不平等を問い直す』白桃書房.［0］

セイラー，リチャード・サンスティーン，キャス著／遠藤真美訳（2009）『実践行動経済学——健康，富，幸福への聡明な選択』日経BP社.［8］

セン，アマルティア・後藤玲子（2008）『福祉と正義』東京大学出版会.［12］

笹島茂・鏡森定信（2005）「職業と平均寿命」『日本医事新報』4247:129-131.［2］

総務省（2007）「日本標準産業分類（平成19年11月改定）一般原則」.＜http://www.stat.go.jp/index/seido/sangyo/19-2.htm＞（最終アクセス2015年3月25日）.［2］

総務省（2009）「日本標準職業分類（平成21年12月改定）一般原則」.＜http://www.soumu.go.jp/toukei_toukatsu/index/seido/shokgyou/gen_h21.htm＞（最終アクセス2015年3月25日）.［2］

総務省『情報通信白書 平成24年版』.＜http://www.soumu.go.jp/johotsusintokei/whitepaper/ja/h24/html/nc243120.html＞（最終アクセス2015年3月25日）.［9］

総務省統計局（2009）『平成20年住宅・土地統計調査』.［6］

高橋義明（2013）「欧州連合」厚生労働科学研究費補助金政策科学総合研究事業（政策科学推進研究事業）『貧困・格差の実態と貧困対策の効果に関する研究 平成24年度総括報告書（別冊） 先進諸国における貧困指標の状況』, pp.34-52.［6］

瀧川裕貴（2013）「現代日本における所得の不平等」佐藤嘉倫・木村敏明編『不平等生成メカニズムの解明』ミネルヴァ書房.［2］

武石恵美子編（2012）『国際比較の視点から日本のワーク・ライフ・バランスを考える——働き方改革の実現と政策課題』ミネルヴァ書房.［3］

竹ノ下弘久（2013）『仕事と不平等の社会学』弘文堂.［2］

橘木俊詔（1998）『日本の経済格差——所得と資産から考える』岩波新書.［0］

橘木俊詔（2008）『女女格差』東洋経済新報社.［5］

土井由利子・簑輪眞澄・内山真（1998）「ピッツバーグ睡眠質問票日本語版の作成」『精神科治療学』13:755-763.［8］

富永健一・友枝敏郎（1986）「日本社会における地位非一貫性の趨勢——1955-1975とその意味」『社会学評論』37(2):152-174.［1］

豊川智之・村上慶子・兼任千恵・小林廉毅（2012）「医療サービスへのアクセスと水平的公平性」『医療と社会』22(1):69-78.［6］

内閣府（2005）『構造改革評価報告書5　医療制度改革』．［6］
内閣府政策統括官室（経済財政分析担当）（2006）「医療保険制度と年齢階層別にみた受診行動」『政策効果分析レポート』20．［6］
内閣府男女共同参画局（2012）『男女共同参画白書　平成24年版』．［3］
内閣府男女共同参画局（2013）『男女共同参画社会白書　平成25年度版』．［5］
直井優（2008）「総説　液状化する社会階層」直井優・藤田英典編『講座社会学13　階層』東京大学出版会，pp.1-37．［1］
中谷友樹（2011）「健康と場所——近隣環境と健康格差研究」『人文地理』63(4)：360-377．［9］
中谷友樹（2012）「地理情報システムを利用した健康づくり支援環境の研究」『ESTRELA』218：2-9．［9］
西浦博（2003）「東京都特別区における結核の社会経済的要因に関する分析——失業・過密・貧困・在日外国人が及ぼす影響」『結核』78(6)：419-426．［6］
西村周三（1997）『医療と福祉の経済システム』ちくま新書．［10］
日本医療政策機構（2007）『日本の医療に関する2007年世論調査』．<http://www.hgpi.org/report_events.html?article=45>（最終アクセス2015年3月25日）．［6］
日本医療政策機構（2008）『日本の医療に関する2008年世論調査』．<http://www.hgpi.org/report_events.html?article=42>（最終アクセス2015年3月25日）．［6］
日本栄養改善学会（2008）『食事調査マニュアル［改訂2版］』南山堂．［8］
日本学術会議基礎医学委員会・健康・生活科学委員会合同パブリックヘルス科学分科会（2011）「提言『わが国の健康の社会格差の現状理解とその改善に向けて』」2011年9月．<http://www.scj.go.jp/ja/info/kohyo/pdf/kohyo-21-t133-7.pdf>（最終アクセス2015年3月25日）．［0］
日本公衆衛生学会公衆衛生モニタリングレポート委員会（2011）「公衆衛生モニタリングレポート8　非正規雇用の健康影響」『日本公衆衛生雑誌』58：913-918．［2］
日本セーフコミュニティ推進機構．<http://www.jisc-ascsc.jp/index.html>（最終アクセス2015年3月25日）．［9］
日本ソーシャルインクルージョン推進会議編『ソーシャル・インクルージョン——格差社会の処方箋』中央法規．［6］
日本福祉大学健康社会研究センター（2009）「低所得高齢者ほど受診を控える」AGES Press Release No.09-013．<http://cws.umin.jp/press-releases/013.pdf>（最終アクセス2015年3月25日）．［6］
野沢慎司編・監訳（2006）『リーディングス　ネットワーク論——家族・コミュニティ・社会関係資本』勁草書房．［11］
埴淵知哉（2010）「医療と健康の格差——JGSS-2008に基づく医療アクセスの分析」『日本版総合的社会調査共同研究拠点　研究論文集10　JGSS Research Series No.7』，pp.99-110．［6］
原純輔（1999）「労働市場の変化と職業威信スコア」『日本労働研究雑誌』41：26-35．［2］

原純輔・盛山和夫（1999）『社会階層――豊かさの中の不平等』東京大学出版会．［1］［5］

パリエ，ブルーノ著／近藤純五郎監修・林昌宏訳（2010）『医療制度改革――先進国の実情とその課題』白水社文庫クセジュ．［10］

平井俊顕（2003）『ケインズの理論――複合的視座からの研究』東京大学出版会．［10］

平岡公一編（2001）『高齢期と社会的不平等』東京大学出版会．［6］

平田衛・熊谷信二・田渕武夫・田井中秀嗣・安藤剛・織田肇（1999）「50人未満小規模事業所における労働衛生管理の実態（第1報）――労働衛生管理体制と健康管理およびニーズ」『産業衛生学雑誌』41:190-201．［2］

平松誠・近藤克則・平井寛（2009）「介護予防施策の対象者が健診を受診しない背景要因――社会経済的因子に着目して」『厚生の指標』56(3):1-8．［6］

広井良典（1999）『日本の社会保障』岩波新書，pp.16-22．［10］

福田吉治（2008）「ポピュレーションアプローチは健康格差を拡大させる？――vulnerable population approachの提言」『日本衛生学雑誌』63:735-738．［8］

福田吉治（2012a）「がんの社会格差――喫煙率とがん検診受診率を例に」『がん・統計白書2012』篠原出版新社，pp.258-263．［8］

福田吉治（2012b）「健康格差社会と栄養」『国民の栄養白書 2012年版』日本医療企画，pp.45-55．［8］

ブリントン，メアリー C著／池村千秋訳（2008）『失われた場を探して――ロストジェネレーションの社会学』NTT出版．［2］

ブルデュー，ピエール著／石井洋二郎訳（1990）『ディスタンクシオンⅠ――社会的判断力批判』藤原書店．［8］

平成21-25年度文部科学省科学研究費　新学術領域研究（研究領域提案型）「現代社会の階層化の機構理解と格差の制御：社会科学と健康科学の融合」理論ワーキンググループ（2013）「中間報告『社会階層と健康に関する学際統合理論モデルについて』」（未公開資料）．［0］

別所俊一郎（2012）「子どもの医療費助成・通院・健康」『季刊社会保障研究』47(4):413-430．［10］

北海道知事政策部（2006）「ソーシャルキャピタルの醸成と地域力の向上」『平成17年度アカデミー政策研究』．［11］

本庄かおり・堤明純（2012）「公衆衛生研究における社会階層指標構築の重要性」『公衆衛生』76(11):916-919．［5］

本多智佳（2003）「健康の公平性」大日康史編著『健康経済学』東洋経済新報社．［6］

松本正俊（2011）「医師の偏在に関する国際比較研究」『医療と社会』21(1):97-107．［12］

水谷重秋（2012）『厚生経済学と社会的選択の理論――経済政策の基礎理論』日本経済評論社．［12］

宮内哲（2013）「脳を測る――改訂　ヒトの脳機能の非侵襲的測定」『心理学評論』56(3):414-454．［7］

宮川公男・大守隆（2004）『ソーシャル・キャピタル——現代経済社会のガバナンスの基礎』東洋経済新報社．［11］

宮田加久子（2005）『きずなをつなぐメディア——ネット時代の社会関係資本』NTT出版．［11］

村瀬訓生・勝村俊仁・上田千穂子ほか（2002）「身体活動量の国際標準化——IPAQ日本語版の信頼性，妥当性の評価」『厚生の指標』49:1-9．［8］

村田千代栄（2010）「医療不安と社会経済的地位の関連——JGSS-2008に基づく医療アクセスの分析」『日本版総合的社会調査共同研究拠点 研究論文集』10:111-122．［6］

安田三郎・原純輔（1982）『社会調査ハンドブック［第3版］』有斐閣．［2］

矢野栄二・井上まり子編著（2011）『非正規雇用と労働者の健康』労働科学研究所．［2］

藪下史郎・荒木一法編（2004）『スティグリッツ早稲田大学講義録——グローバリゼーション再考』光文社新書．［2］

山口一男（2009）『ワークライフバランス——実証と政策提言』日本経済新聞出版社．［3］

山口二郎（2005）『ブレア時代のイギリス』岩波新書．［10］

山崎幸治（2004）「ソーシャル・キャピタルへの経済学的アプローチ」宮川公男・大守隆編『ソーシャル・キャピタル——現代経済社会のガバナンスの基礎』東洋経済新報社，第6章．［11］

山田昌弘（2004）『希望格差社会——「負け組」の絶望感が日本を引き裂く』筑摩書房．［2］

山本勲・松浦寿幸（2012）「ワーク・ライフ・バランス施策と企業の生産性」武石恵美子編『国際比較の視点から日本のワーク・ライフ・バランスを考える——働き方改革の実現と政策課題』ミネルヴァ書房，pp.85-109．［3］

ユニセフ イノチェンティ研究所・阿部彩・竹沢純子（2013）『イノチェンティレポートカード11 先進国における子どもの幸福度——日本との比較［特別編集版］』日本ユニセフ協会．［6］

若松良樹（2003）『センの正義論』勁草書房．［12］

渡井いずみ・錦戸典子・村嶋幸代（2006a）「ワーク・ファミリー・コンフリクト研究の動向——日本人を対象とした研究を中心に」『産業精神保健』14:299-303．［3］

渡井いずみ・錦戸典子・村嶋幸代（2006b）「ワーク・ファミリー・コンフリクト尺度（Work-Family Conflict Scale: WFCS）日本語版の開発と検討」『産業衛生学雑誌』48:71-81．［3］

[欧文文献]

Åberg Y. M., Kondo, N., Hägg, S., *et al.* (2012) "Relative deprivation and mortality-a longitudinal study in a Swedish population of 4,7 million, 1990-2006." *BMC Public Health*, 12:664. ［6］

Acheson, D. (1998) *Independent inquiry into inequalities in health report*. London, Stationery Office. ［13］

Acker, Joane (1973) "Women and social stratification: Case of intellectual sexism." *American Journal of Sociology,* 78(4):936-945. [5]

Action: SDH. <http://www.actionsdh.org/> (last access 2015/03/25). [13]

Adams, P., Hurd, M. D., McFadden, D., Merrill, A. and Ribeiro, T. (2003) "Healthy, wealthy, and wise? Tests for direct causal paths between health and socioeconomic status." *Journal of Econometrics,* 112:3-56. [12]

Adjaye-Gbewonyo, K. and Kawachi, I. (2012) "Use of the Yitzhaki Index as a test of relative deprivation for health outcomes: A review of recent literature." *Social Science & Medicine,* 75(1):129-137. [6]

Aida, J., Kondo, K., Kondo, N., Watta, R. G., Sheihama, A. and Tsakos, G. (2011) "Income inequality, social capital and self-rated health and dental status in older Japanese." *Social Science & Medicine,* 73:1561-1568. [11] [12]

Akhter, M. N., Levinson, R. A. (2009) "Social immunization: A public health approach for the management of substance abuse." *Journal of the National Medical Association,* 101:1176-1179. [8]

Allen, J. P., Litten, R. Z., Fertig, J. B., *et al.* (1997) "A review of research on the Alcohol Use Disorders Identification Test (AUDIT)." *Alcoholism, Clinical and Experimental Research,* 21:613-619. [8]

Allen, T. D., Herst, D. E., Bruck, C. S. and Sutton, M. (2000) "Consequences associated with work-to-family conflict: A review and agenda for future research." *Journal of Occupational Health Psychology,* 5:278-308. [3]

Al-Turki, K. A., Al-Baghli, N. A., Al-Ghamdi, A. J., El-Zubaier, A. G., Al-Ghamdi, R. and Alameer, M. M. (2010) "Prevalence of current smoking in Eastern province, Saudi Arabia." *Eastern Mediterranean Health Journal,* 16:671-676. [2]

Anand, P., Hunter, G., Carter, I., Dowding, K., Guala, F. and Hees, M. V. (2009) "The development of capability indicators." *Journal of Human Development and Capabilities,* 10(1):125-152. [12]

Anand, P., Krishnakumar, J. and Tran, N. B. (2011) "Measuring welfare: Latent variable models for happiness and capabilities in the presence of unobservable heterogeneity." *Journal of Public Economics,* 95:205-215. [12]

Anzai, Y., Ohkubo, T., Nishino, Y., *et al.* (2000) "Relationship between health practices and education level in the rural Japanese population." *Journal of Epidemiology,* 10:149-156. [8]

Arber, S. (1991) "Class, paid employment and family roles: Making sense of structural disadvantage, gender and health status." *Social Science & Medicine,* 32:425-436. [5]

Bakker, A. B., Demerouti, E. and Burke, R. (2009) "Workaholism and relationship quality: A spillover-crossover perspective." *Journal of Occupational Health Psychology,* 14:23-33. [3]

Bakker, A. B., Demerouti, E and Dollard, M. (2008) "How job demands influence partners' experience of exhaustion: Integrating work-family conflict and crossover theory." *Journal of Applied Psychology,* 93:901-911. [3]

Bakker, A. B., Shimazu, A., Demerouti, E., Shimada, K. and Kawakami, N. (2011) "Crossover of work engagement among Japanese couples: Perspective taking by both partners." *Journal of Occupational Health Psychology,* 16:112-125. [3]

Bakker, A. B., Shimazu, A., Demerouti, E., Shimada, K. and Kawakami, N. (2013) "Work engagement versus workaholism: A test of the spillover-crossover model." *Journal of Managerial Psychology,* 29(1):63-80. [3]

Bakker, A. B., van Emmerik, H. and Euwema, M. C. (2006) "Crossover of burnout and engagement in work teams." *Work and Occupations,* 33:464-489. [3]

Balleine, B. W., O, Doherty, J. P. (2010) "Human and rodent homologies in action control: Corticostriatal determinants of goal-directed and habitual action." *Neuropsychopharmacology,* 35:48-69. [7]

Barclay K., Edling C. and Rydgren, J. (2013) "Peer clustering of exercise and eating behaviours among young adults in Sweden: A cross-sectional study of egocentric network data." *BMC Public Health,* 13:784. [11]

Barker, D. J., Hales, C. N., Fall, C. H., Osmond, C., Phipps, K. and Clark, P. M. (1993) "Type 2 (non-insulin-dependent) diabetes mellitus, hypertension and hyperlipidaemia (syndrome X): Relation to reduced fetal growth." *Diabetologia,* 36 (1):62-67. [4]

Barker, D. J. and Osmond, C. (1986) "Infant mortality, childhood nutrition, and ischaemic heart disease in England and Wales." *Lancet,* 1(8489):1077-1081. [4]

Barnett, R. C. and Hyde, J. S. (2001) "Women, men, work, and family." *American Psychologist,* 56:781-779. [3]

Barrera M. (2000) "Social support research in community psychology." In Rappaport, J. and Seidman, E. (Eds.) *Handbook of community psychology.* Kluwer Academic/Pleum, pp. 215-245. [11]

Bartley M. (2004) *Health inequality: An introduction to theories, concepts, and methods.* Cambridge, Polity Press. [1]

Bartley, M., Ferrie, J. and Montgomery, S. M. (2011) "Health and labour market disadvantage: Unemployment, non-employment, and job insecurity." In Marmot, M. and Wilkinson, R. G. (Eds.) *Social determinants of health.* 2nd edition. Oxford: Oxford University Press. [2]

Bartley, M., Sacker, A. and Clarke, P. (2004) "Employment status, employment conditions, and limiting illness: Prospective evidence from the British household panel survey 1991-2001." *Journal of Epidemiology and Community Health,* 58:501-506. [2]

Bartley, M., Sacker, A. and Schoon, I. (2002) "Social and economic trajectories and women's health." In Kuh, D. and Hardy, R. (Eds.) *A life course approach to women's health*. Oxford University Press, pp. 233-248. [5]

Baughman, R., DiNardi, D. and Holtz-Eakin, D. (2003) "Productivity and wage effects of "family-friendly" fringe benefits." *International Journal of Manpower*, 24(3):247-259. [3]

Bauman, A. E., Reis, R. S., Sallis, J. F., Wells, J. C., Loos, R. J, Martin, B. W. and Lancet Physical Activity Series Working Group (2012) "Correlates of physical activity: Why are some people physically active and others not?" *Lancet*, 380(9838):258-271. doi: 10. 1016/S0140-6736(12)60735-1. [9]

Becker, G. S. (1964) *Human capital: A theoretical and empirical analysis with special reference to education*. Chicago: The University of Chicago Press. [4]

Becker, G. S. (1965) "A theory of the allocation of time." *Economic Journal*, 75(299): 493-517. [3]

Becker, G. S. and Mulligan, C. B. (1997) "The endogenous determination of time preference." *Quarterly Journal of Economics*, 112(3):729-758. [4]

Benavides, F. G., Benach, J., Muntaner, C., Delclos, G. L., Catot, N. and Amable, M. (2006) "Associations between temporary employment and occupational injury: What are the mechanisms?" *Occupational and Environmental Medicine*, 63:416-421. [2]

Ben-Shlomo, Y. and Kuh, D. (2002) "A life course approach to chronic disease epidemiology: Conceptual models, empirical challenges, and inter-disciplinary perspectives." *International Journal of Epidemiology*, 31:285-293. [1]

Bentham, J. (1789) *An introduction to the principles of morals and legislation*. Payne; also Clarendon Press, Oxford, 1907（山下重一訳（1967）「道徳および立法の諸原理序説」関嘉彦編『世界の名著38』中央公論社所収). [12]

Berger, L. M., Paxson, C. and Waldfogel, J. (2006) "Income and child development." *Children and Youth Services Review*, 31(9):978-989. [4]

Berger, M. C. and Leigh, J. P. (1989) "Schooling, self-selection, and health." *Journal of Human Resources*, 24(3):433-455. [4]

Berkman L. F. and Glass, T. (2000) Social integration, social network, social support, and health. In Berkman, L. F. and Kawachi, I. (Eds.) *Social epidemiology*. New York: Oxford University Press, pp. 137-173. [11]

Berkman, L. F. and Kawachi, I. (2000) "A historical framework for *social epidemiology*." In Berkman, L. F. and Kawachi, I. (Eds.) *Social epidemiology*. New York: Oxford University Press, pp. 3-12. [0]

Berkman L. F., Leo-Summers L. and Horwitz, R. (1992) "Emotional support and survival after myocardial infraction." *Annals of Internal Medicine*, 117:1003-1009. [11]

Berkman, L. F. and Syme, S. L. (1979) "Social networks, host resistance and mortality: A nine year follow-up study of Alameda County residents." *American Journal of Epidemiology*, 109:186-204. [11]

Black, J. L. and Macinko, J. (2005) "Neighborhoods and obesity." *Nutrition Reviews*, 66(1):2-20. [8]

Blas, E. and Sivasankara, K. A. (2010) *Equity, social determinants and public health programmes*. Geneva: World Health Organization.<http://www.who.int/sdhconference/resources/EquitySDandPH_eng.pdf> (last access 2015/03/25). [13]

Blau, D. M. (1999) "Effect of income on child development." *Review of Economics and Statistics*, 81(2):261-276. [4]

Blau, P. M. and Duncan, O. D. (1967) *The American Occupational Structure*. Free Press. [1]

Blundell, R., Chiappori, P. A., Magnac, T. and Meghir, C. (2007) "Collective labour supply: Heterogeneity and non-participation." *The Review of Economic Studies*, 74(2):417-445. [3]

Bognar, G. and Hirose, I. (2014) *The ethics of health care rationing: An introduction*. Routledge. [12]

Borrell, L. N. (2005) "The role of social class on health behaviors and psychosocial factors: The United States experience." *Soz Praventivmed*, 50:193-194. [8]

Bottero, W., Lambert, P. S., Prandy, K. and McTaggart, S. (2009) "Occupational structures: The stratification space of social interaction." In Robson, K. and Sanders, C. (Eds.) *Quantifying theory: Pierre Bourdiue*. Springer, pp.141-150. [1]

Bourdieu, P. (1984) *Distinction: A social critique of the judgment of taste*. Harvard University Press. [1]

Bourdieu, P. (1986) "The forms of capital." In Richardson, J. G. (Ed.) *Handbook of theory and research for the sociology of education*. New York: Greenwood, pp.46-58. [11]

Bowles, S., Gintis, H. and Groves, M. O. (2005) *Unequal chances: Family background and economic success*. Princeton: Princeton University Press. [4]

Boyce, C. J. and Oswald, A. J. (2012) "Do people become healthier after being prompted?" *Health Economics*, 21:580-596. [12]

Boyle, P. J., Norman, P. and Popham, F. (2009) "Social mobility: Evidence that it can widen health inequalities." *Social Science & Medicine*, 68:1835-1842. [2]

Bradshaw, J., et al. (2000) "The relationship between poverty and social exclusion in Britain." Paper prepared for the 26th General Conference of the International Association for Research in Income and Wealth, Cracow, Poland, 27 Aug.-2 Sep. 2000. [6]

Brissette, I., Cohen, S. and Seeman, T. E. (2000) "Measuring social integration and social networks." In Cohen, S., Underwood, L. G. and Gottlieb, B. H. (Eds.) *Social support measurement and intervention: A guide for health and social scientists. New York: Oxford University Press, pp. 53-85. [11]

British Medical Association (1998) Health and environmental impaact assessment: An integrated approach. London, Earthscan Publications. [13]

Brooks-Gunn, J. and Duncan, G. J. (1997) "The effects of poverty on children." The future of children, 7(2):55-71. [6]

Burchardt, T., Le Grand, J. and Piachaud, D. (1999) "Social exclusion in Britain 1991-1995." Social Policy & Administration, 33(3):227-244. [6]

Burt, R. S. (2001) "Structural holes versus network closure as social capital." In Lin, N., Cook, K. and Burt, R. (Eds.) Social capital. Berlin: Aldine de Gruyter. pp. 31-56 (金光淳訳 (2006)「社会関係資本をもたらすのは構造的隙間かネットワーク閉鎖性か」野沢慎司編・監訳『リーディングス　ネットワーク論——家族・コミュニティ・社会関係資本』勁草書房). [11]

Byron, K. (2005) "A meta-analytic review of work-family conflict and its antecedents." Journal of Vocational Behavior, 67:169-198. [3]

Cardano, M., Costa, G. and Demaria, M. (2004) "Social mobility and health in the Turin longitudinal study." Social Science & Medicine, 58:1563-1574. [2]

Carlson, D. S., Kacmar, K. M. and Williams, L. J. (2000) "Construction and initial validation of a multidimensional measure of work-family conflict." Journal of Vocational Behavior, 56(2):249-276. [3]

Carneiro, P. and Heckman, J. J. (2003) "Human capital policy." In Heckman, J. and Krueger, A. (Eds.) Inequality in America: What role for human capital policies. Cambridge: MIT Press, pp. 77-239. [4]

Case, A., Lubotsky, D. and Paxson, C. (2002) "Economic status and health in childhood: The origins of the gradient." American Economic Review, 92(5):1308-1334. [4] [12]

Caspi, A., Sugden, K., Moffitt, T. E., Taylor, A., Craig, I. W., Harrington, H., McClay, J., Mill, J., Martin, J., Braithwaite, A. and Poulton, R. (2003) "Influence of life stress on depression: Moderation by a polymorphism in the 5-HTT gene." Science, 301:386-389. [7]

CDC (Centers for Disease Control and Prevention) (2014) NHANES selected bibliography-NHANES 1999-present.<http://wwwn.cdc.gov/nchs/nhanes/bibliography/default.asp> (last access 2015/03/25). [10]

Chandola, T., Martikainen, P., Bartley, M., Lahelma, E., Marmot, M., Michikazu, S., et al. (2004) "Does conflict between home and work explain the effect of multiple roles on mental health? A comparative study of Finland, Japan, and the UK." International Journal of Epidemiology, 33:884-893. [5]

Chen, E., Martin, A. E. and Matthews, K. A. (2006) "Socioeconomic status and health: Do gradients differ within childhood and adolescence?" Social Science & Medicine,

62(9)：2161-2170. [4]
Chiappori, P. A. (1988) "Rational household labor supply." *Econometrica: Journal of the Econometric Society*, 63-90. [3]
Chiappori, P. A. (1992) "Collective labor supply and welfare." *Journal of Political Economy*, 100(3)：437-467. [3]
Christakis, N. A. and Fowler, J. H. (2007) "The spread of obesity in a large social network over 32 years." *New England Journal of Medicine*, 357(4)：370-379. [11]
Christakis, N. A. and Fowler, J. H. (2009) *Connected: The surprising power of our social networks and how they shape our lives.* New York: Back Bay Books（鬼澤忍訳（2010）『つながり――社会的ネットワークの驚くべき力』講談社）. [11]
Christakis, N. A. and Fowler, J. H. (2013) "Social contagion theory: Examining dynamic social networks and human behavior." *Statistics in Medicine*, 32(4)：556-577. [8]
Clark, D. O. (1996) "Age, socioeconomic status, and exercise self-efficacy." *Gerontologist*, 36：157-164. [8]
Claussen, B., Davey Smith G. and Thelle, D. (2003) "Impact of childhood and adulthood socioeconomic position on cause specific mortality: The Oslo Mortality Study." *Journal of Epidemiology and Community Health*, 57(1)：40-45. [4]
Cohen, S. (2004) "Social relationships and health." *American psychologist*, 59(8)：676-684. [11]
Cohen, S., Gottlieb, B. H. and Underwood, L. G. (2000) "Social relationships and health." In Cohen, S., Underwood, L. G. and Gottlieb, B. H. (Eds.) *Social support measurement and intervention*. Oxford: Oxford University Press, pp. 3-25. [11]
Cohen, S., Underwood, L. G. and Gottlieb, B. H. (Eds.) (2000) *Social support measurement and intervention: A guide for health and social sciences*. New York: Oxford University Press. [11]
Coleman, J. S. (1990) *Foundations of social theory*. Cambridge: Harvard University Press. [11]
Cookson, R. (2005) "QALYs and the capability approach." *Health Economics*, 14：814-829. [12]
Craig, C. L., Marshall, A. L., Sjostrom, M., *et al*. (2003) "International physical activity questionnaire: 12-country reliability and validity." *Medicine and Science in Sports and Exercise*, 35：1381-1395. [8]
CSDH (2008) "Closing the gap in a generation: Health equity through action on the social determinants of health." Final report of the commission on social determinants of health. Geneva: World Health Organization. 原版＜http://www.who.int/social_determinants/final_report/csdh_finalreport_2008.pdf＞ (last access 2015/03/25). 邦訳＜http://www.who.int/kobe_centre/mediacentre/sdh/ja/＞ (last access 2015/03/25). [0] [13]

Currie, J. and Hyson, R. (1999) "Is the impact of health shocks cushioned by socioeconomic status? The case of low birthweight." *American Economic Review*, 89(2):245-250. [4]

Currie, J. and Moretti, E. (2003) "Mother's education and the intergenerational transmission of human capital: Evidence from college openings." *Quarterly Journal of Economics*, 118(4):1495-1532. [4]

Currie, J. and Stabile, M. (2003) "Socioeconomic status and child health: Why is the relationship stronger for older children?" *American Economic Review*, 93(5):1813-1823. [4]

Cutrona, C. E. (1990) "Stress and social support: In search of optimal matching." *Journal of Social and Clinical Psychology*, 9:3-14. [11]

Dakof, G. A. and Taylor, S. E. (1990) "Victims' perceptions of social support: What is helpful from whom?" *Journal of Personality and Social Psychology*, 58:80-89. [11]

Dalton, D. R. and Mesch, D. J. (1990) "The impact of flexible scheduling on employee attendance and turnover." *Administrative Science Quarterly*, 370-387. [3]

Daniels, N., Kennedy, B. and Kawachi, I. (2000) *Is inequality bad for our health?* Beacon Press（児玉聡監訳（2008）『健康格差と正義——公衆衛生に挑むロールズ哲学』勁草書房). [12]

Daniels, N. and Sabin, J. E. (2008) *Setting limits fairly: Learning to share resources for health.* 2nd edition. New York: Oxford University Press. [12]

De Leeuw, E. (2009) "Evidence for healthy cities: Reflections on practice, method and theory." *Health Promotion International*, 24:i19-i36. [13]

Department of Health, United Kingdom (2003) *Tackling health inequalities: A programme for action.* London. [0]

Department of Health, United Kingdom (2010) *Fair society, healthy lives (the Marmot review).* London. [13]

Dewalt, D. A., Berkman, N. D., Sheridan, S., et al. (2004) "Literacy and health outcomes: A systematic review of the literature." *Journal of General Internal Medicine*, 19:1228-1239. [8]

Dias-Ferreira, E., Sousa, J. C., Melo, I., Morgado, P., Mesquita, A. R., Cerqueira, J. J., Costa, R. M. and Sousa, N. (2009) "Chronic stress causes frontostriatal reorganization and affects decision-making." *Science*, 325:621-625. [7]

Diez Roux, A.V., Evenson, K. R., McGinn, A. P., et al. (2007) "Availability of recreational resources and physical activity in adults." *American Journal of Public Health*, 97:493-499. [8]

Diez Roux A. V. and Mair, C. (2010) "Neighborhoods and health." *Annals of the New York Academy of Sciences*, 1186:125-145. [9]

Dolan, P. and Kahneman, D. (2008) "Interpretations of utility and their implications for the valuation of health." *Economic Journal*, 118:215-234. [12]

Dovey, S., Weitzman, M., Fryer, G., et al. (2003) "The ecology of medical care for children in the United States." *Pediatrics*, 111:1024-1029. [10]

Doyal, L. (2001) "Sex, gender, and health: The need for a new approach." *British Medical Journal*, 323:1061-1063. [5]

Drewnowski, A. and Darmon, N. (2005) "The economics of obesity: Dietary energy density and energy cost." *The American Journal of Clinical Nutrition*, 82:S265-S273. [8]

Due, P., Holstein, B., Lund, R., Modvig, J. and Avlund, K. (1999) "Social relations: Network, support, and relational strain." *Social Science & Medicine*, 48:661-673. [11]

Duncan, G. J. and Brooks-Gunn, J. (Eds.) (1997) *Consequences of growing up poor.* New York: Russell Sage. [4]

Duncan, G. J., Yeung, J. W., Brooks-Gunn, J. and Smith, J. R. (1998) "How does childhood poverty affect the life chances of children?" *American Sociological Review*, 63(3):406-423. [4]

Dunkel-Schetter, C. and Bennett, T. L. (1990) "Differentiating the cognitive and behavioral aspects of social support." In Sarasan, I. G., Sarasan, B. R. and Pierce, G. R. (Eds.) *Social support: An interactional view.* Hoboken: John Wiley & Sons, pp. 67-296. [11]

Eby, T. L., Casper, W. J., Lockwood, A., Bordeaux, C. and Brinley, A. (2005) "Work and family research in IO/OB: Content analysis and review of the literature (1980-2002)." *Journal of Vocational Behavior*, 66:124-197. [3]

Eloranta, S., Lambert, P. C., Cavalli-Bjorkman, N., Andersson, T. M., Glimelius, B. and Dickman, P. W. (2010) "Does socioeconomic status influence the prospect of cure from colon cancer: A population-based study in Sweden 1965-2000." *European Journal of Cancer*, 46:2965-2972. [2]

Emmons, K. M. (2000) "Health behaviors in a social context." In Berkman, L. and Kawachi, I. (Eds.) *Social epidemiology.* New York: Oxford University Press, pp. 242-266. [8]

Erikson, R., Goldthorpe, J. and Portocarero, L. (1979) "Intergenerational class mobility in three western European societies." *British Journal of Sociology*, 30:415-441. [2]

European Centre for Health Policy, WHO Regional Office for Europe (1999) Health impact assessment: Main concepts and suggested approach. Gothenburg consensus paper. [13]

European Union (2010) "Europe 2020." <http://ec.europa.eu/europe2020/index_en.htm> (last access 2015/3/25) [6]

Felitti, V. J., Anda, R. F., Nordenberg, D., Williamson, D. F., Spitz, A. M., Edwards, V., Koss, M. P. and Marks, J. S. (1998) "Relationship of childhood abuse and household dysfunction to many of the leading causes of death in adults. The Adverse Childhood Experiences (ACE) Study." *American Journal of Preventive Medicine*, 14(4):245-258. [4] [8]

Ferrario, M. M., Veronesi, G., Chambless, L. E., Sega, R., Fornari, C., Bonzini, M. and Cesana, G. (2011) "The contribution of major risk factors and job strain to occupational class differences in coronary heart disease incidence: The MONICA Brianza and PAMELA population-based cohorts." *Occupational and Environmental Medicine*, 68:717-722. [2]

Festinger, L. (1954) "A theory of social comparison processes." *Human Relations*, 7(2):117-140. [6]

Flap, H. D., Völker, B. (2001) "Goal specific social capital and job satisfaction: Effects of different types of networks on instrumental and social aspects of work." *Social Networks*, 23:297-320. [11]

Forsdahl, A. (1977) "Are poor living conditions in childhood and adolescence an important risk factor for arteriosclerotic heart disease?" *British Journal of Preventive Social Medicine*, 31(2):91-95. [4]

Forsdahl, A. (1978) "Living conditions in childhood and subsequent development of risk factors for arteriosclerotic heart disease. The cardiovascular survey in Finnmark 1974-75." *Journal of Epidemiology and Community Health*, 32(1):34-37. [4]

Fox, J. W. (1990) "Social class, mental illness, and social mobility: The socialselection-drift hypothesis for serious mental illness." *Journal of Health and Social Behavior*, 31(4):344-353. [0]

Frank, L. D., Andresen, M. A. and Schmid, T. L. (2004) "Obesity relationships with community design, physical activity, and time spent in cars." *American Journal of Preventative Medicine*, 27(2):87-96. [9]

Frank, L. D., Schmid, T. L., Sallis, J. F., Chapman, J. and Saelens, B. E. (2005) "Linking objectively measured physical activity with objectively measured urban form: Findings from SMARTRAQ." *American Journal of Preventive Medicine*, 28(2 Suppl. 2):117-125. [9]

Frederiksen, B. L., Jorgensen, T., Brasso, K., Holten, I. and Osler, M. (2010) "Socioeconomic position and participation in colorectal cancer screening." *British Journal of Cancer*, 103:1496-1501. [2]

Frieden, T. R. (2010) "A framework for public health action: The health impact pyramid." *American Journal of Public Health*, 100:590-595. [8]

Friedman, M. (1957) *A theory of the consumption function*. Princeton, NJ: Princeton University Press. [1]

Frohlich, K. L. and Potvin, L. (2008) "Transcending the known in public health practice: The inequality paradox: The population approach and vulnerable populations." *American Journal of Public Health,* 98:216-221. [8]

Frone, M. R., Russell, M. and Cooper, M. L. (1997) "Relations of work-family conflict to health outcomes: A four-year longitudinal study of employed parents." *Journal of Occupational and Organizational Psychology,* 70:325-335. [3]

Fuchs, V. R. (1982) *Time preference and health: An exploratory study.* Cambridge: National Bureau of Economic Research. [4]

Fujino, Y. (2007) "Occupational factors and mortality in the Japan Collaborative Cohort Study for Evaluation of Cancer (JACC)." *Asian Pacific Journal of Cancer Prevention,* 8:97-104. [6]

Fujino, Y., Iso, H., Tamakoshi, A., *et al.* (2005) "A prospective cohort study of employment status and mortality from circulatory disorders among Japanese workers." *Journal of Occupational Health,* 47:510-517. [2] [6]

Fujino, Y., Mizoue, T., Tokui, N. and Yoshimura, T. (2005) "Prospective cohort study of stress, life satisfaction, self-rated health, insomnia, and suicide death in Japan." *Suicide and Life-Threatening Behavior,* 35:227-237. [2]

Fujino, Y., Tamakoshi, A., Iso, H., *et al.* (2005) "A nationwide cohort study of educational background and major causes of death among the elderly population in Japan." *Preventive Medicine,* 40:444-451. [6]

Fujino, Y., Tamakoshi, A., Ohno, Y., *et al.* (2002) "Prospective study of educational background and stomach cancer in Japan." *Preventive Medicine,* 35(2):121-127. [6]

Fujiwara, T. and Kawachi, I. (2009) "Is education causally related to better health? A twin fixed effects study in the United States." *International Journal of Epidemiology,* 38(5):1310-1322. [4]

Fujiwara, T., Kawakami, N. and World Mental Health Japan Survey Group (2011) "Association of childhood adversities with the first onset of mental disorders in Japan: Results from the World Mental Health Japan, 2002-2004." *Journal of Psychiatric Research,* 45(4):481-487. [4]

Fujiwara, T., Kubzansky, L. D., Matsumoto, K. and Kawachi, I. (2012) "The association between oxytocin and social capital." *PLoS One,* 7:e52018. [11]

Fujiwara, T., Natsume, K., Okuyama, M., Sato, T. and Kawachi, I. (2012) "Do home-visit programs for mothers with infants reduce parenting stress and increase social capital in Japan?" *Journal of Epidemiology and Community Health,* 66:1167-1176. [11]

Fukuda, Y. and Hiyoshi, A. (2012a) "Associations of household expenditure and marital status with cardiovascular risk factors in Japanese adults: Analysis of nationally representative surveys." *Journal of Epidemiology,* 23(1):21-27. [0]

Fukuda, Y. and Hiyoshi, A. (2012b) "High quality nutrient intake is associated with higher household expenditures by Japanese adults." *BioScience Trends,* 6:176-182.

[8]
Fukuda, Y. and Hiyoshi, A. (2013) "Associations of household expenditure and marital status with cardiovascular risk factors in Japanese adults: Analysis of nationally representative surveys." *Journal of Epidemiology*, 23:21-27. [8]

Fukuda, Y., Nakamura, K. and Takano, T. (2004) "Municipal socioeconomic status and mortality in Japan: Sex and age differences, and trends in 1973-1998." *Social Science & Medicine*, 59(12):2435-2445. [1]

Fukuda, Y., Nakamura, K. and Takano, T. (2005a) "Socioeconomic pattern of smoking in Japan: Income inequality and gender and age differences." *Annals of Epidemiology*, 15:365-372. [8]

Fukuda, Y., Nakamura, K. and Takano, T. (2005b) "Accumulation of health risk behaviours is associated with lower socioeconomic status and women's urban residence: A multilevel analysis in Japan." *BMC Public Health*, 5(1):53. [2] [6] [8]

Galobardes, B., Lynch, J. W. and Smith, G. D. (2004) "Childhood socioeconomic circumstances and cause-specific mortality in adulthood: Systematic review and interpretation." *Epidemiological Review*, 26:7-21. [4]

Galobardes, B., Lynch, J. W. and Smith, G. D. (2008) "Is the association between childhood socioeconomic circumstances and cause-specific mortality established? Update of a systematic review." *Journal of Epidemiology and Community Health*, 62(5):387-390. [4]

Galobardes, B., Smith, G. D. and Lynch, J. W. (2006) "Systematic review of the influence of childhood socioeconomic circumstances on risk for cardiovascular disease in adulthood." *Annals of Epidemiology*, 16(2):91-104. [4]

George, L. K. (1996) "Social factors and illness." In Binstock, R. and George, L. K. (Eds.) *Handbook of aging and the social sciences*. San Diego: Academic Press, pp. 229-252. [11]

Getzen, T. (2007) *Health economics and financing*. John Wiley & Sons. [10]

Geurts, S. A., Taris, T. W., Kompier, M. A., Dikkers, J. S., Van Hooff, M. L. and Kinnunen, U. M. (2005) "Work-home interaction from a work psychological perspective: Development and validation of a new questionnaire, the SWING." *Work & Stress*, 19(4):319-339. [3]

Gilbertson, M. W., Shenton, M. E., Ciszewski, A., Kasai, K., Lasko, N. B., Orr, S. P. and Pitman, R. K. (2002) "Smaller hippocampal volume predicts pathologic vulnerability to psychological trauma." *Nature Neuroscience*, 5(11):1242-1247. [7]

Gilens, M. (2006) "Inequality and democratic responsiveness." *Public Opinion Quarterly*, 69(5):778-796. [6]

Gillman, M. W. (2004) "Lifecourse approach to obesity." In Ben-Shlomo, Y. and Kuh, D. (Eds.) *A life course approach to chronic disease epidemiology*. 2nd edition.

London: Oxford University Press, pp. 196-197. [4]

Glanz, K., Rimer, B. K. and Viswanath, K. (2008) *Health behavior and health education*. Jossey-Bass. [8]

Gliksman, M. D., Kawachi, I., Hunter, D., Colditz, G. A., Manson, J. E., Stampfer, M. J. and Hennekens, C. H. (1995) "Childhood socioeconomic status and risk of cardiovascular disease in middle aged US women: A prospective study." *Journal of Epidemiology and Community Health*, 49(1):10-15. [4]

Global Advocacy Council for Physical Activity, International Society for Physical Activity and Health (2010) "The Toronto charter for physical activity: A global call for action." *Journal of Physical Activity & Health*, 7:S370-385. [9]

Gluckman, P. D. and Hanson, M. A. (2004a) "The developmental origins of the metabolic syndrome." *Trends in Endocrinology & Metabolism*, 15(4):183-187. [4]

Gluckman, P. and Hanson, M. (2004b) *The fetal matrix: Evolution, development and disease*. Cambridge: Cambridge University Press. [4]

Gluckman, P. D. and Hanson, M. A. (2005) "Obesity, diabetes, and other diseases." In Gluckman, P. and Hanson, M. *The fatal matrix: Evolution, development, and disease*. Cambridge: Cambridge University Press, p. 107. [4]

Goode, W. J. (1960) "A theory of role strain." *American Sociological Review*, 25:483-496. [5]

Gordon, D., *et al.* (2000) *Poverty and social exclusion in Britain*. Joseph Rowntree Foundation. [6]

Greenhaus, J. H., Collins, K. M. and Shaw, J. D. (2003) "The relation between work-family balance and quality of life." *Journal of Vocational Behavior*, 63(3):510-531. [3]

Greenhaus, J. H. and Parasuraman, S. (1999) "Research on work, family, and gender." In Powell N. (Ed.) *Handbook of gender & work*. London: SAGE, pp. 391-412. [3]

Gronau, R. (1973) "The intrafamily allocation of time: the value of the housewives' time." *American Economic Review*, 63(4):634-651. [3]

Grossman, M. (1972) "On the concept of health capital and the demand for health and the demand for health." *The Journal of Political Economy*, 80:223-255. [0] [3] [6]

Grossman, M. (2000) "The human capital model." In Culver, A. and Newhouse, J. P. (Eds.) *The Handbook of health economics*. Amsterdam: North Holland, pp. 347-408. [4]

Grossman, M. (2007) "Education and nonmarket outcomes." In Hanushek, E. and Welch, F. (Eds.) *Handbook of the economics of education*. Amsterdam: North-Holland, pp. 347-408. [4]

Grusky, D. B. (1994) "The contours of social stratification." In Grusky, D. B. (Ed.)

Social stratification in sociological perspective. San Francisco: Westview Press, pp. 3-35. [1]

Grzywacz, J. G. (2000) "Work-family spillover and health during mid-life: Is managing conflict everything?" *American Journal of Health Promotion,* 14:236-243. [3]

Hackman, D. A., Farah, M. J. and Meaney, M. J. (2010) "Socioeconomic status and the brain: Mechanistic insights from human and animal research." *Nature Reviews Neuroscience,* 11(9):651-659. [0]

Haines, V. A., Beggs, J. J. and Hurlbert, J. S. (2008) "Conceptualizing health outcomes: Do effects of network structure differ for women and men?" *Sex Roles,* 59:164-175. [11]

Hallal, P. C., Andersen, L. B., Bull, F. C., Guthold, R., Haskell, W. and Ekelund, U. (2012) "Global physical activity levels: Surveillance progress, pitfalls, and prospects." *Lancet,* 380:247-257. [9]

Hammer, L. B., Cullen, J. C., Neal, M. B., Sinclair, R. R. and Shafiro, M. V. (2005) "The longitudinal effects of work-family conflict and positive spillover on depressive symptoms among dual-earner couples." *Journal of Occupational Health Psychology,* 10:138-154. [3]

Hanibuchi, T., Kawachi, I., Nakaya, T., Hirai, H. and Kondo, K. (2011) "Neighborhood built environment and physical activity of Japanese older adults: Results from the Aichi Gerontological Evaluation Study (AGES)." *BMC Public Health,* 11:657. doi: 10.1186/1471-2458-11-657. [9]

Harris, B. and Harris, E. (2011) "Differing forms, differing purpose: A typology of health impact assessment." *Environmental Impact Assessment Review,* 31:396-403. [13]

Harriss, J. (2001) *Depoliticizing development: The World Bank and social capital.* London: Anthem Press. [11]

Hasegawa, T., Murata, C., Ninomiya, T., Takabayashi, T., Noda, T., Hayasaka, S., Nakamura, M. and Ojima, T. (2013) "Occupational factors and problem drinking among a Japanese working population." *Industrial Health,* 51:490-500. [2]

Heaney, C. A. and Israel, B. A. (2002) "Social networks and social support." In Granz, K., Rimer, B. K. and Lewis, F. M. (Eds.) *Health behavior and health education: Theory, research, and practice.* 3rd edition. San Francisco: Jossey-Bass, pp. 185-209. [11]

Heart Foundation's National Physical Activity Advisory Committee (2009) "Position statement: The built environment and walking." <http://www.heartfoundation.org.au/SiteCollectionDocuments/Built-environment-position-statement.pdf> (last access 2015/03/25). [9]

Heckman, J. J. and Krueger, A. B. (2003) *Inequality in America: What role for human capital policies?* Cambridge MA: MIT Press. [1]

Heritage, Z. and Dooris, M. (2009) "Community participation and empowerment in healthy cities." *Health Promotion International,* 24:i45-i55. [13]

Hilmers, A. Hilmers, D. C. and Dave, J. (2012) "Neighborhood disparities in access to healthy foods and their effects on environmental justice." *American Journal of Public Health,* 102:1644-1654. [8]

Hirokawa, K., Tsutusmi, A. and Kayaba, K. (2006) "Impacts of educational level and employment status on mortality for Japanese women and men: The Jichi Medical School Cohort Study." *European Journal of Epidemiology,* 21(9):641-651. [2] [6]

Hirokawa, K., Tsutsumi, A. and Kayaba, K. (2013) "Mortality risks in relation to occupational category and position among the Japanese working population: The Jichi Medical School (JMS) Cohort Study." *British Medical Journal Open,* 3(8). [2]

Hochschild, A. R. and Machung, A. (1989) *The second shift: Working parents and the revolution at home.* New York: Viking, pp. 464-488. [3]

Hogstedt, C., Lundgren, B., Moberg, H., Pettersson, B. and Ågren, G. (2004) "Background to the new Swedish public health policy." *Scandinavian Journal of Public Health,* 32(Suppl. 64):6-17. [0]

Hold-Lunstad, J., Smith, T. B. and Layton, J. B. (2010) "Social relationships and mortality risk: A meta-analytic review." *PLoS Med,* 7:e1000316. [11]

Honjo, K., Iso, H., Inoue, M. and Tsugane, S. (2008) "Education, social roles, and the risk of cardiovascular disease among middle-aged Japanese women: The JPHC Study Cohort I." *Stroke,* 39:2886-2890. [5]

Honjo, K., Iso, H., Iwata, M., et al. (2012) "Effectiveness of the combined approach for assessing social gradients in stroke risk among married women in Japan." *Journal of Epidemiology,* 22(4):324-330. [5] [8]

Honjo, K., Tsutsumi, A. and Kayaba, K. (2010) "Socioeconomic indicators and cardiovascular disease incidence among Japanese community residents: The Jichi Medical School Cohort Study." *International Journal of Behavioral Medicine,* 17:58-66. [8]

Hoshuyama, T., Hino, Y., Kayashima, K., Morita, T., Goto, H., Minami, M., Sakuragi, S., Tanaka, C. and Takahashi, K. (2007) "Inequality in the health status of workers in small-scale enterprises." *Occupational Medicine* (Lond), 57(2):126-130. [2]

Hosseinpoor, A. R., Victoria, C. G., Bergen, N., et al. (2011) "Toward universal health coverage: The role of within-country wealth-related inequality in 28 countries in sub-Saharan Africa." *Bull World Health Organ,* 89:881-890. [10]

Hoven, H. and Siegrist, J. (2013) "Work characteristics, socioeconomic position and health: A systematic review of mediation and moderation effects in prospective studies." *Occupational and Environmental Medicine,* 70:663-669. [2]

Howard, D. H., Sentell, T. and Gazmararian, J. A. (2006) "Impact of health literacy on socioeconomic and racial differences in health in an elderly population." *Journal of General Internal Medicine,* 21:857-861. [8]

Howe, L. D., Galbardes, B., Matijasevich, A., et al. (2012) "Measuring socio-economic position for epidemiological studies in low- and medium- income countries: Methods of measurement in epidemiological paper." *International Journal of Epidemiology,* 41:871-886. doi:10. 1093/ije/dys037. [1]

Hurrell, J. J. Jr. and McLaney, M. A. (1988) "Exposure to job stress-A new psychometric instrument." *Scandinavian Journal of Work and Environmental Health,* 14(Supple-1):27-28. [3]

Ichida, Y., Hirai, H., Kondo, K., Kawachi, I., Takeda, T. and Endo, H. (2013) "Does social participation improve self-rated health in the older population? A quasi-experimental intervention study." *Social Science & Medicine,* 94:83-90. [11]

Ichida, Y., Kondo, K., Hirai, H., Hanibuchi, T., Yoshikawa, G. and Murata, C. (2009) "Social capital, income inequality and self-rated health in Chita peninsula, Japan: A multilevel analysis of older people in 25 communities." *Social Science & Medicine,* 69(4):489-499. [11]

Ikeda, A., Iso, H., Toyoshima, H., Fujino, Y., Mizoue, T., Yoshimura, T., et al. (2007) "Marital status and mortality among Japanese men and women: The Japan Collaborative Cohort Study." *BMC Public Health,* 7:73. [5]

Inoue, A., Kawakami, N., Tsuchiya, M., et al. (2010) "Association of occupation, employment contract, and company size with mental health in a national representative sample of employees in Japan." *Journal of Occupational Health,* 52: 227-240. [2] [5]

Inoue, M., Tsurugano, S., Nishikitani, M., Yano, E. (2012) "Full-time workers with precarious employment face lower protection for receiving annual health check-ups." *American Journal of Industrial Medicine,* 55:884-892. [2]

Inoue, S., Murase, N., Shimomitsu, T., Ohya, Y., Odagiri, Y., Takamiya, T., Ishii, K., Katsumura, T. and Sallis, J. F. (2009) "Association of physical activity and neighborhood environment among Japanese adults." *Preventive Medicine,* 48:321-325. [9]

Inoue, S., Ohya, Y., Odagiri, Y., Takamiya, T., Ishii, K., Kitabayashi, M., Suijo, K., Sallis, J. F. and Shimomitsu, T. (2010) "Association between perceived neighborhood environment and walking among adults in 4 cities in Japan." *Journal of Epidemiology,* 20:277-286. [9]

Inoue, S., Ohya, Y., Odagiri, Y., Takamiya, T., Kamada, M., Okada, S., Oka, K., Kitabatake, Y., Nakaya, T., Sallis, J. F. and Shimomitsu, T. (2011) "Perceived neighborhood environment and walking for specific purposes among elderly Japanese." *Journal of Epidemiology,* 21:481-490. [9]

Inoue, S., Ohya, Y., Tudor-Locke, C., Tanaka, S., Yoshiike, N. and Shimomitsu, T.

(2011) "Time trends for step-determined physical activity among Japanese adults." *Medicine and Science in Sports and Exercise,* 43:1913-1919. [9]

Ishida, Y., Ohde, S., Takahashi, O., *et al.* (2012) "Factors affecting health care utilization for children in Japan." Pediatrics, 129:e113, doi:10. 1542/peds. 2011-1321. [10]

Ishikawa, H., Nomura, K., Sato, M., *et al.* (2008) "Developing a measure of communicative and critical health literacy: A pilot study of Japanese office workers." *Health Promotion International,* 23:269-274. [8]

Iwase, T., Suzuki, E., Fujiwara, T., Takao, S., Doi, H. and Kawachi, I. (2012) "Do bonding and bridging social capital have differential effects on self-rated health? A community based study in Japan." *Journal of Epidemiology and Community Health,* 66(6):557-562. [11]

Johnson, J. G., Cohen, P., Dohrenwend, B. P., Link, B. G. and Brook, J. S. (1999) "A longitudinalinvestigation of social causation and social selection processes involved in the association between socioeconomic status and psychiatric disorders." *Journal of Abnormal Psychology,* 108(3):490-499. [0]

Just, D. R. and Payne, C. R. (2009) "Obesity: Can behavioral economics help?" *Annals of Behavioral Medicine,* 38(Suppl. 1):S47-S55. [8]

Kaczynski, A. T., Stanis, S. A. and Besenyi, G. M. (2012) "Development and testing of a community stakeholder park audit tool." *American Journal of Preventative Medicine,* 42(3):242-249. doi:10. 1016/j.amepre.2011. 10. 018. 公園観察ツール. [9]

Kagamimori, S., Gaina, A. and Nasermoaddeli, A. (2009) "Socioeconomic status and health in the Japanese population." *Social Science & Medicine,* 68:2152-2160. [5] [6] [12]

Kahn, R. L., Wolf, D. M., Quinn, R. P., Snoek, J. D. and Rosenthal, R. A. (1964) *Organizational stress.* New York: Willey. [3]

Kanamori, S., Kai, Y., Kondo, K., Hirai, H., Ichida, Y., Suzuki, K., *et al.* (2012) "Participation in sports organizations and the prevention of functional disability in older Japanese: The AGES Cohort Study." *PLoS ONE,* 7:e51061. [11]

Kaneita, Y., Yokoyama, E., Miyake, T., *et al.* (2006) "Epidemiological study on passive smoking among Japanese infants and smoking behavior of their respective parents: A nationwide cross-sectional survey." *Preventive Medicine,* 42:210-217. [8]

Kaplan, G. A. (2004) "What's wrong with social epidemiology, and how can we make it better?" *Epidemiologic Reviews,* 26:124-135. [0]

Kaplan, G. A. and Salonen, J. T. (1990) "Socioeconomic conditions in childhood and ischaemic heart disease during middle age." *British Medical Journal,* 301(6761): 1121-1123. [4]

Karasek, R. A. J. (1979) "Job demands, job decision latitude, and mental strain:

Implications for job redesign." *Administrative Science Quarterly,* 24:285-307. [2]

Karasek, R. A. and Theorell, T. (1990) *Healthy work: Stress, productivity and the reconstruction of working life.* New York: Basic Books. [3]

Kawachi, I. and Berkman, L. (2000) "Social cohesion, social capital, and health." In Berkman, L. and Kawachi, I. (Eds.) *Social epidemiology.* New York: Oxford University Press, pp. 174-190. [11]

Kawachi, I. and Berkman, L. F. (2001) "Social ties and mental health." *Journal of Urban Health,* 78:458-467. [11]

Kawachi, I. and Kennedy, B. P. (1997) "Health and social cohesion: Why care about income inequality?" *British Medical Journal,* 314:1037-1040. [11]

Kawachi, I., Kennedy, B. P., Gupta, V. and Prothrow-Stith, D. (1999) "Women's status and the health of women and men: A view from the States." *Social Science & Medicine,* 48:21-32. [5]

Kawachi, I., Kennedy, B. P., Lochner, K. and Prothrow-Stith, D. (1997) "Social capital, income inequality, and mortality." *American Journal of Public Health,* 87:1491-1498. [11]

Kawachi, I., Subramanian, S. V. and Kim, D. (Eds.) (2008) *Social capital and health.* New York: Springer (藤澤由和・高尾総司・濱野強監訳 (2008)『ソーシャル・キャピタルと健康』日本評論社). [11]

Kawachi, I., Takao, S. and Subramanian, S. V. (Eds.) (2013) *Global perspectives on social capital and health* (近藤克則・白井こころ・近藤尚己監訳 (2013)『ソーシャル・キャピタルと健康政策——地域で活用するために』日本評論社). [11]

Kawakami, N., Haratani, T., Hemmi, T., Araki, S. (1992) "Prevalence and demographic correlates of alcohol-related problems in Japanese employees." *Social Psychiatry and Psychiatric Epidemiology,* 27:198-202. [2]

Kawasaki, S., Nishimura, Y., Takizawa, R., Koike, S., Kinoshita, A., Satomura, Y., Sakakibara, E., Sakurada, H., Yamagishi, M., Nishimura, F., Yoshikawa, A., Inai, A., Nishioka, M., Eriguchi, Y., Kakiuchi, C., Araki, T., Kan, C., Umeda, M., Shimazu, A., Hashimoto, H., Kawakami, N. and Kasai, K. "Using social epidemiology and neuroscience to explore the relationship between job stress and fronto-temporal cortex activity among workers." *Social Neuroscience* (in press). [7]

Kenkel, D. S. (1991) "Health behavior, health knowledge, and schooling." *Journal of Political Economy,* 99(2):287-305. [4]

Kessler, R. C., Berglund, P., Demler, O., Jin, R., Merikangas, K. R. and Walters, E. E. (2005) "Lifetime prevalence and age-of-onset distributions of DSM-IV disorders in the National Comorbidity Survey Replication." *Archives of General Psychiatry,* 62(6):593-602. [7]

Khang, Y. H. (2006) "Relationship between childhood socio-economic position and mortality risk in adult males of the Korea Labour and Income Panel Study

(KLIPS)." *Public Health,* 120(8):724-731. [4]

Khlat, M., Sermet, C. and Le Pape, A. (2000) "Women's health in relation with their family and work roles: France in the early 1990s." *Social Science & Medicine,* 50:1807-1825. [5]

Khwaja, A., Silverman, D. and Sloan, F. (2007) "Time preference, time discounting, and smoking decisions." *Journal of Health Economics,* 26:927-949. [8]

Kiil, A., Houlberg, K. (2013) "How does copayment for health care services affect demand, health and redistribution? A systematic review of the empirical evidence from 1990 to 2011." *European Journal of Health Economics,* doi:10.1007/s10198-013-0526-8. [10]

Kim, H. J. and Ruger, J. P. (2010) "Socioeconomic disparities in behavioral risk factors and health outcomes by gender in the Republic of Korea." *BMC Public Health,* 10:195. [5]

Kinnunen, U., Feldt, T., Geurts, S. A. E. and Pulkkinen, L. (2006) "Types of work-family interface: Well-being correlates of negative and positive spillover between work and family." *Scandinavian Journal of Psychology,* 47:149-162. [3]

Kobayashi, S., Honda, S., Murakami, K., *et al.* (2012) "Both comprehensive and brief self-administered diet history questionnaires satisfactorily rank nutrient intakes in Japanese adults." *Journal of Epidemiology,* 22:151-159. [8]

Kobayashi, T., Kawachi, I., Iwase, T., Suzuki, T. and Takao, S. (2013) "Individual-level social capital and self-rated health in Japan: An application of the resource generator." *Social Science & Medicine,* 85:32-37. [11]

Kobayashi, Y. and Takaki, H. (1992) "Geographic distributions of physicians in Japan." *The Lancet,* 340:1391-1393. [12]

Kondo, N. (2012) "Socioeconomic disparities and health: Impacts and pathways." *Journal of Epidemiology,* 22(1):2-6. [12]

Kondo, N., Kawachi, I., Hirai, H., *et al.* (2009) "Relative deprivation and incident functional disability among older Japanese women and men: Prospective cohort study." *Journal of Epidemiology and Community Health,* 63(6):461-467. [6]

Kondo, N., Kawachi, I., Subramanian, S. V., *et al.* (2008) "Do social comparisons explain the association between income inequality and health? Relative deprivation and perceived health among male and female Japanese individuals." *Social Science & Medicine,* 67(6):982-987. [6]

Kondo, N., Sembajwe, G., Kawachi, I., *et al.* (2009) "Income inequality, mortality, and self rated health: Meta-analysis of multilevel studies." *British Medical Journal,* 339 (nov10_2):b4471-. pp.1-9. [6] [12]

Kondo, N. and Shirai, K. (2013) "Microfinance and health." In Kawachi, I., Soshi, T. and Subramanian, S. (Eds.) *Global perspectives on social capital and health.* New York: Springer, pp.239-276. [11]

Kondo, N., Subramanian, S. V., Kawachi, I., *et al.* (2008) "Economic recession and health inequalities in Japan: Analysis with a national sample, 1986-2001." *Journal of Epidemiology and Community Health*, 62(10):869-875. [6]

Kondo, N., Suzuki, K., Minai, J. and Yamagata, Z. (2012) "Positive and negative impacts of finance-based social capital on incident functional disability and mortality: An 8-year prospective study on elderly Japanese." *Journal of Epidemiology*, 22:543-550. [11]

Kondo, N., van Dam, R. M., Sembajwe, G., Subramanian, S. V., Kawachi, I. and Yamagata, Z. (2011) "Income inequality and health: The role of population size, inequality threshold, period effects and lag effects." *Journal of Epidemiology and Community Health*, 66:e11. doi:10. 1136/jech-2011-200321, pp. 1-6. [6] [12]

Krause, N. (1997) "Received support, anticipated support and mortality." *Research on Aging*, 19:387-422. [11]

Krause, N. (2001) "Social support." In Binstock, R. H. and George, L. K. (Eds.) *Handbook of aging and the social sciences*. San Diego: Academic Press, pp. 272-294. [11]

Krieger, N. (2003) "Genders, sexes, and health: What are the connections-and why does it matter?" *International Journal of Epidemiology*, 32:652-657. [5]

Krieger, N., Chen, J. T., Waterman, P. D., *et al.* (2002) "Geocoding and monitoring of US socioeconomic inequalities in mortality and cancer incidence: Does the choice of area-based measure and geographical level matter? The Public Health Disparities Geocoding Project." *American Journal of Epidemiology*, 156(5):471-482. [1]

Krieger, N., Williams, D. R., Moss, N. E. (1997) "Measuring social class in US public health research: Concepts, methodologies, and guidelines." *Annual Review of Public Health*, 18:341-378. [1]

Kristinsson, S. Y., Derolf, A. R., Edgren, G., Dickman, P. W., Bjorkholm, M. (2009) "Socioeconomic differences in patient survival are increasing for acute myeloid leukemia and multiple myeloma in Sweden." *Journal of Clinical Oncology*, 27:2073-2080. [2]

Kuh, D. and Ben-Shlomo, Y. (1997) *A life course approach to chronic disease epidemiology: Tracing the origins of ill-health from early to adult life*. London: Oxford University Press. [4]

Kuh, D., Ben-Shlomo, Y., Lynch, J., Hallqvist, J. and Power, C. (2003) "Life course epidemiology." *Journal of Epidemiology and Community Health*, 57(10):778-783. [4]

Kuh, D., Hardy, R., Chaturvedi, N. and Wadsworth, M. E. (2002) "Birth weight, childhood growth and abdominal obesity in adult life." *International Journal of Obesity and Related Metabolic Disorders*, 26(1):40-47. [4]

Labonté and Schrecker (2007) "Globalization and social determinants of health:

Introduction and methodological background (part 1 of 3)." *Globalization and Health*, 3:5. <http://www.globalizationandhealth.com/content/3/1/5> (last access 2015/03/25). [13]

Lahelma, E., Lallukka, T., Laaksonen, M., Martikainen, P., Rahkonen, O., Chandola, T., Head, J., Marmot, M., Kagamimori, S., Tatsuse, T. and Sekine, M. (2010) "Social class differences in health behaviours among employees from Britain, Finland and Japan: The influence of psychosocial factors." *Health Place*, 16:61-70. [2] [8]

Lallukka, T., Lahelma, E., Rahkonen, O., et al. (2008) "Associations of job strain and working overtime with adverse health behaviors and obesity: Evidence from the Whitehall II Study, Helsinki Health Study, and the Japanese Civil Servants Study." *Social Science & Medicine*, 66:1681-1698. [8]

Larson, K. and Halfon, N. (2010) "Family income gradients in the health and health care access of US children." *Maternal & Child Health Journal*, 14:332-342. [10]

Law, C. M., Barker, D. J., Osmond, C., Fall, C. H. and Simmonds, S. J. (1992) "Early growth and abdominal fatness in adult life." *Journal of Epidemiology and Community Health*, 46(3):184-186. [4]

Lederbogen, F., Kirsch, P., Haddad, L., Streit, F., Tost, H., Schuch, P., Wüst, S., Pruessner, J. C., Rietschel, M., Deuschle, M. and Meyer-Lindenberg, A. (2011) "City living and urban upbringing affect neural social stress processing in humans." *Nature*, 474(7352):498-501. [7]

Lee, I. M., Shiroma, E. J, Lobelo, F., Puska, P., Blair, S. N. and Katzmarzyk, P. T. (2012) "Effect of physical inactivity on major non-communicable diseases worldwide: An analysis of burden of disease and life expectancy." *Lancet*, 380:219-229. [9]

Lee, P. H., Macfarlane, D. J., Lam, T. H., et al. (2011) "Validity of the International Physical Activity Questionnaire Short Form (IPAQ-SF): A systematic review." *International Journal of Behavioral Nutrition and Physical Activity*, 8:115. [8]

Lee, S., McCann, D. and Messenger, J. C. (2007) *Working time around the world: Trends in working hours, laws, and policies in a global comparative perspective.* ILO. Geneva: Routledge. [5]

Leroux, J. S., Moore, S., Richard, L., Gauvin, L. (2012) "Physical inactivity mediates the association between perceived exercising behavior of social network members and obesity: A cross-sectional study." *PLoS ONE*, 7(10):e46558. [11]

Liang, J., Bennett, J. M., Krause, N. M., Chang, M., Lin, S., Chung, Y. L. and Wo, S. (1999) "Stress, social relationships, and old age mortality in Taiwan." *Journal of Clinical Epidemiology*, 52:983-995. [11]

Lien, N., Lytle, L. A. and Komro, K. A. (2002) "Applying theory of planned behavior to fruit and vegetable consumption of young adolescents." *American Journal of Health Promotion*, 16:189-197. [8]

Lillard, L. A. and Waite, L. J. (1995) "Til death do us part: Marital disruption and mortality." *American Journal of Sociology*, 100:1131-1156. [5]

Lin, N. (1999) "Building a network theory of social capital." *Connections*, 22:28-51. [11]

Lin, N. (2001) *Social capital: A theory of social structure and action.* Cambridge: Cambridge University Press (筒井淳也ほか訳 (2008) 『ソーシャル・キャピタル──社会構造と行為の理論』ミネルヴァ書房). [11]

Lin, N. and Erickson, B. H. (Eds.) (2008) *Social capital: An international research program.* New York: Oxford University Press. [11]

Lindstrom, M., Ali, S. M. and Rosvall, M. (2012) "Socioeconomic status, labour market connection, and self-rated psychological health: The role of social capital and economic stress." *Scandinavian Journal of Public Health*, 40:51-60. [2]

Lister, R. (2004) *Poverty.* Cambridge: Polity Press (松本伊智朗監訳 (2011) 『貧困とはなにか──概念・言説・ポリティクス』明石書店). [6]

Liu, Y. and Tanaka, H. (2002) "Overtime work, insufficient sleep, and risk of non-fatal acute myocardial infarction in Japanese men." *Occupational and Environmental Medicine*, 59(7):447-451. [3]

Lorant, V., Deliege, D., Eaton, W., Robert, A., Philippot, P. and Ansseau, M. (2003) "Socioeconomic inequalities in depression: A meta-analysis." *American Journal of Epidemiology*, 157:98-112. [2]

Loucks, E. B., Lynch, J. W., Pilote, L., Fuhrer, R., Almeida, N. D., Richard, H., Agha, G., Murabito J. M. and Benjamin E. J. (2009) "Life-course socioeconomic position and incidence of coronary heart disease: The Framingham Offspring Study." *American Journal of Epidemiology*, 69(7):829-836. [4]

Lundberg, S. J., Pollak, R. A. and Wales, T. J. (1997) "Do husbands and wives pool their resources? Evidence from the United Kingdom Child Benefit." *Journal of Human Resources*, 32(3):463-480. [3]

Lynch, J. and Kaplan, G. (2000) "Socioeconomic Position." In Kawachi, I. and Berkman, L. F. (Eds.) *Social epidemiology.* Oxford University Press, pp.13-15. [0] [5]

Lynch, J. and Smith, G. D. (2005) "A life course approach to chronic disease epidemiology." *Annual Review of Public Health*, 26:1-35. [4]

Lyyra, T. M. and Heikkinen, R. L. (2006) "Perceived social support and mortality in older people." *Journals of Gerontology: Series B, Social Science*, 61B:S147-S152. [11]

Mackenbach, J. P., Bos, V., Andersen, O., Cardano, M., Costa, G., Harding, S., Reid, A., Hemstrom, O., Valkonen, T. and Kunst, A. E. (2003) "Widening socioeconomic inequalities inmortality in six Western European countries." *International Journal of Epidemiology*, 32(5):830-837. [0]

Mackenbach, J. P., Stirbu, I., Roskam, A. J., Schaap, M. M., Menvielle, G., Leinsalu, M., et al. (2008) "Socioeconomic inequalities in health in 22 European countries." *New England Journal of Medicine,* 358:2468-2481. [5]

Mackenbach, J. P. and Stronks, K. (2002) "A strategy for tackling health inequalities in the Netherlands." *British Medical Journal,* 325:1029-1032. [13]

Marks, S. R. (1977) "Multiple roles and role strain." *American Sociological Review,* 42:921-936. [3]

Marmot, M. (2004) *Status Syndrome: How your social standing directly affects your health and life expectancy.* New York: Times Books（鏡森定信・橋本英樹監訳 (2007)『ステータス症候群——社会格差という病』日本評論社）. [1] [2] [6]

Marmot, M. (2005) "Social determinants of health inequalities." Lancet, 365(9464): 1099-1104. [0]

Marmot, M., Davey-Smith, G., Stansfeld, S., Patel, C., North, F., Head, J., White, I, Brunner, E. and Feeney, A. (1991) "Health inequalities among British civil servants: The Whitehall II study." Lancet, 337:1387-1393. [0] [2]

Marsden, P. V. (2006) "Network methods in social epidemiology." In Oakes, J. M. and Kaufman, J. S. (Eds.) *Methods in social epidemiology.* San Francisco: Jossey-Bass, pp. 267-286. [11]

Marshreky, S. R., Rahman, A., Chowdhury, S. M., et al. (2010) "Health seeking behavior of parents of burned children in Bangladesh is related to family socioeconomics." *Injury,* 41:528-532. [10]

Martikainen, P., Ishizaki, M., Marmot, M. G., Nakagawa, H., Kagamimori, S. (2001) "Socioeconomic differences in behavioural and biological risk factors: A comparison of a Japanese and an English cohort of employed men." *International Journal of Epidemiology,* 30:833-838. [2] [8]

Martikainen, P., Lahelma, E., Marmot, M., Sekine, M., Nishi, N., Kagamimori, S. (2004) "A comparison of socioeconomic differences in physical functioning and perceived health among male and female employees in Britain, Finland and Japan." *Social Science & Medicine,* 59:1287-1295. [2]

Matous, P. and Ozawa, K. (2013) "Measuring social capital in a Philippine slum." *Field Methods,* 25:238-261. [11]

Matthews, K. A. and Gallo, L. C. (2011) "Psychological perspectives on pathways linkingsocioeconomic status and physical health." *Annual Review of Psychology,* 62:501-530. [0]

McCance, D. R., Pettitt, D. J., Hanson, R. L., Jacobsson, L. T., Knowler, W. C., Bennett, P. H. (1994) "Birth weight and non-insulin dependent diabetes: Thrifty genotype, thrifty phenotype, or surviving small baby genotype?" *British Medical Journal,* 308 (6934):942-945. [4]

McEwen, B. S. (2012) "Brain on stress: How the social environment gets under the skin." *Proceedings of the National Academy of Sciences of the United States of America,* 109(Supplement 2):17180-17185. [7]

McEwen, B. S. and Gianaros, P. J. (2010) "Central role of the brain in stress and adaptation: Links to socioeconomic status, health, and disease." *Annals of the New York Academy of Sciences,* 1186 (The biology of disadvantage: Socioeconomic status and health):190-222. [6]

McNall, L. A., Nicklin, J. M. and Masuda, A. D. (2010) "A meta-analytic review of the consequences associated with work-family enrichment." *Journal of Business Psychology,* 25:381-396. [3]

Mesmer-Magnus, J. R. and Viswesvaran, C. (2005) "Convergence between measures of work-to-family and family-to-work conflict: A meta-analytic examination." *Journal of Vocational Behavior,* 67:215-232. [3]

Meyer-Lindenberg, A. and Tost, H. (2012) "Neural mechanisms of social risk for psychiatric disorders." *Nature Neuroscience,* 15(5):663-668. [7]

Mill, J. S. *Essays on Utilitarianism* (川名雄一郎・山本圭一郎訳 (2010)『功利主義論集――近代社会思想コレクション05』京都大学学術出版会). [12]

Milner, A., Page, A. and LaMontagne, A. D. (2013) "Long-term unemployment and suicide: A systematic review and meta-analysis." *PLoS One,* 8:e51333. [2]

Mitchell, J. C. (1974) "Social networks." *Annual Review of Anthropology,* 3:279-299. [11]

Miyaki, K., Song, Y., Htun, N. C., et al. (2012) "Folate intake and depressive symptoms in Japanese workers considering SES and job stress factors: J-HOPE study." *BMC Psychiatry,* 12:33. [8]

Miyaki, K., Song, Y., Taneichi, S., et al. (2013a) "Socioeconomic status is significantly associated with dietary salt intakes and blood pressure in Japanese workers (J-HOPE Study)." *International Journal of Environmental Research and Public Health,* 10:980-993. [8]

Miyaki, K., Song, Y., Taneichi, S., et al. (2013b) "Socioeconomic status is significantly associated with the dietary intakes of folate and depression scales in Japanese workers (J-HOPE Study)." *Nutrients,* 5:565-578. [8]

Montgomery, A. J., Peeters, M. C. W., Schaufeli, W. B. and Den Ouden, M. (2003) "Work-home interference among newspaper managers: Its relationship with burnout and engagement." *Anxiety & Stress Coping,* 16: 195-211. [3]

Moon, J. R., Kondo, N., Glymour, M. M. and Subramanian, S. V. (2011) "Widowhood and mortality: A meta-analysis." *PLoS One,* 6: e23465. [5]

Moore, S., Bockenholt, U., Daniel, M., Frohlich, K., Kestens, Y., Richard, L. (2011) "Social capital and core network ties: A validation study of individual-level of social capital measures and their association with extra- and intra-neighborhood ties, and self-rated health." *Health Place,* 17:536-544. [11]

Moore, S., Daniel, M., Paquet, C., Dube, L. and Gauvin, L. (2009) "Association of individual network social capital with abdominal adiposity, overweight and obesity." *Journal of Public Health* (Oxford), 31: 175-183. [11]

Moore, S., Salsberg, J. and Leroux, J. (2013) "Advancing: Social capital interventions from a network and population health perspective." In Kawachi, I., Takao, S. and Subramanian, S. V. (Eds.) *Global perspectives on social capital and health*. Springer, pp. 189-204（ムーア，S・サルスバーグ，J・ルルー，J（2013）「ソーシャル・キャピタル介入の推進——ネットワークおよび公衆衛生の視点から」近藤克則・白井こころ・近藤尚己監訳『ソーシャル・キャピタルと健康政策——地域で活用するために』日本評論社，pp. 235-255). [11]

Moren-Cross, J. L. and Lin, N. (2006) "Social networks and health." In Binstock, R. H. and George, L. K. (Eds.) *Handbook of aging and the social sciences*. 6th edition. San Diego: Academic Press. pp. 111-126. [11]

Moss, N. E. (2002) "Gender equity and socioeconomic inequality: A framework for the patterning of women's health." *Social Science & Medicine,* 54: 649-661. [5]

Mulder, B. C., de Bruin, M., Schreurs, H., *et al.* (2011) "Stressors and resources mediate the association of socioeconomic position with health behaviours." *BMC Public Health,* 11: 798. [8]

Mullahy, J. and Robert, S. A. (2010) "No time to lose: Time constraints and physical activity in the production of health." *Review of Economics of the Household,* 8(4): 409-432. [3]

Murakami, K., Miyake, Y., Sasaki, S., *et al.* (2009a) "Education, but not occupation or household income, is positively related to favorable dietary intake patterns in pregnant Japanese women: The Osaka Maternal and Child Health Study." *Nutrition Research,* 29: 164-172. [8]

Murakami, K., Miyake, Y., Sasaki, S., *et al.* (2009b) "Monetary diet cost is associated with not only favorable but also unfavorable aspects of diet in pregnant Japanese women: The Osaka Maternal and Child Health Study." *Environ Health Insights,* 3: 27-35. [8]

Murata, C., Yamada, T., Chen, C.-C., Ojima, T., Hirai, H. and Kondo, K. (2010) "Barriers to health care among the Elderly in Japan." *International Journal of Environmental Research and Public Health,* 7(4): 1330-1341. [0] [6]

Murayama, H., Fujiwara, Y. and Kawachi, I. (2012) "Social capital and health: A review of prospective multilevel studies." *Journal of Epidemiology,* 22(3): 179-187. [11]

Murayama, H., Kondo, K., Fujiwara, Y. (2013) "Social capital interventions to promote healthy aging." In Kawachi, I., Soshi, T. and Subramanian, S. (Eds.) *Global perspectives on social capital and health*. New York: Springer, pp. 205-238. [11]

Murray, R. P., Connett, J. E., Istvan, J. A., *et al.* (2002) "Relations of cotinine and carbon monoxide to self-reported smoking in a cohort of smokers and ex-smokers followed over 5 years." *Nicotine & Tobacco Research*, 4:287-294. [8]

Mustard, C. A. and Etches, J. (2003) "Gender differences in socioeconomic inequality in mortality." *Journal of Epidemiology and Community Health*, 57:974-980. [5]

Nakamura, Y., Sakata, K., Kubo, N., et al. (1994) "Smoking habits and socioeconomic factors in Japan." *Journal of Epidemiology*, 4:157-161. [8]

Nandi A., Glymour M. M., Kawachi I. and VanderWeele T. J. (2012) "Using marginal structural models to estimate the direct effect of adverse childhood social conditions on onset of heart disease, diabetes, and stroke." *Epidemiology*, 23(2): 223-232. [4]

Newhouse, J. P. and the Insurance Experiment Group (1993) *Free for all? Lessons from the RAND health insurance experiment*. Harvard University Press, pp. 338-371. [10]

Nishi, N., Makino, K., Fukuda, H., Tatara, K. (2004) "Effects of socioeconomic indicators on coronary risk factors, self-rated health and psychological well-being among urban Japanese civil servants." *Social Science & Medicine*, 58:1159-1170. [2] [8]

Niwa, M., Jaaro-Peled, H., Tankou, S., Seshadri, S., Hikida, T., Matsumoto, Y., Cascella, N. G., Kano, S., Ozaki, N., Nabeshima, T. and Sawa, A. (2013) "Adolescent stress-induced epigenetic control of dopaminergic neurons via glucocorticoids." *Science*, 339(6117):335-339. [7]

Nkosi, T. M., Parent, M. E., Siemiatycki, J., Pintos, J., Rousseau, M. C. (2011) "Comparison of indicators of material circumstances in the context of an epidemiological study." *BMC Medical Research Methodology*, 11:108 [1]

Nord, E., Pinto, J. L., Richardson, J., Menzel, P. and Ubel, P. (1999) "Incorporating societal concerns for fairness in numerical valuations of health programmes." *Health Economics*, 8(1):25-39. [12]

Notkola, V., Punsar, S., Karvonen, M. J. and Haapakoski, J. (1985) "Socio-economic conditions in childhood and mortality and morbidity caused by coronary heart disease in adulthood in rural Finland." *Social Science & Medicine*, 21(5):517-523. [4]

Nussbaum, M. C. (2000) *Women and human development: The capabilities approach*. Cambridge University Press(池本幸生・田口さつき・坪井ひろみ訳 (2005)『女性と人間開発』岩波書店). [12]

Oakes, J. M. On measurement of socioeconomic status. E-source, office of behavioral & social science research, National Institute of Health, USA.＜http://www.esourceresearch.org/tabid/767/default.aspx＞ (last access 2015/03/25). [1]

Oakes, J. M. and Rossi, P. H. (2003) "The measurement of SES in health research: Current practice and steps toward a new approach." *Social Science & Medicine*, 56

(4): 769-784. [1]

Obama, B. (2012) "Securing the future of American health care." *New England Journal of Medicine,* 367(15): 1377-1381. [10]

OECD (2008) *Growing unequal? Income distribution and poverty in OECD countries.* Paris: OECD. [4] [6]

OECD (2013a) *How's life? 2013: Measuring well-being.* OECD Publishing. [3]

OECD (2013b) "OECD education at a glance 2013." <http://www.oecd.org/edu/eag2013%20 (eng)-FINAL%2020%20June%202013.pdf> (last access 2015/03/25). [5]

OECD (2013c) "OECD employment outlook 2013." <http://www.oecd-ilibrary.org/employment/oecd-employment-outlook-2013_empl_outlook-2013-en> (last access 2015/03/25). [5]

OECD (2014) *Society at a glance 2014.* Paris: OECD. [6]

Office for National Statistics. The social capital question bank. <http://www.ons.gov.uk/ons/guide-method/user-guidance/social-capital-guide/the-question-bank/index.html.> (last access 2015/03/25). [11]

Ogunlesi, T. A. and Olanrewaju, D. M. (2010) "Socio-demographic factors and appropriate health care-seeking behavior for childhood illness." *Journal of Tropical Pediatrics,* 56: 379-385. [10]

Ohira, H., Matsunaga, M., Kimura, K., Murakami, H., Osumi, T., Isowa, T., Fukuyama, S., Shinoda, J. and Yamada, J. (2011) "Chronic stress modulates neural and cardiovascular responses during reversal learning." *Neuroscience,* 193: 193-204. [7]

Okechukwu, L. D., Davison, K. and Emmos, K. (2014) "Changing health behaviors in a social context." In Berkman, L. D., Kawachi, I. and Glymour, M. (Eds.) *Social epidemiology.* 2nd edition. Oxford University Press, pp. 365-395. [8]

Okubo, T. (1997) "The present state of occupational health in Japan." *International Archives of Occupational and Environmental Health,* 70: 138-142. [2]

Orr, L., Feins, J., Jacob, R., et al. (2003) *Moving to opportunity: Interim impacts evaluation.* Washington, D.C.: U.S. Department of Housing and Urban Development. [4]

Oshio, T. and Kobayashi, M. (2009) "Income inequality, area-level poverty, perceived aversion to inequality, and self-rated health in Japan." *Social Science & Medicine,* 69: 317-326. [12]

Oshio, T., Sano, S. and Kobayashi, M. (2009) "Child poverty as a determinant of life outcomes: Evidence from nationwide surveys in Japan." *Social Indicators Research,* 99(1): 81-99. [4]

Oshio, T., Umeda, M. and Kawakami, N. (2013) "The impact of interpersonal childhood adversity on adult mental health: How much is mediated by social support and socioeconomic status in Japan?" *Public Health,* 127(8): 754-760. [4]

Östlin, P. and Diderichsen, F. (2000) *Equity-oriented national strategy for public health in Sweden*. Brussels: European Centre for Health Policy. [13]

O'Sullivan, A. (2000) *Urban economics*. 4th edition. McGraw Hill. [12]

Park, M. J., Yun, K. E., Lee, G. E., Cho, H. J., and Park, H. S. (2007) "A cross-sectional study of socioeconomic status and the metabolic syndrome in Korean adults." *Annals of Epidemiology*, 17:320-326. [5]

Park, Y., Kim, M. H., Kown, S., Shin, Y. J. (2009) "The association between public social expenditure and suicides: Evidence from OECD countries." *Journal of Preventive Medicine and Public Health*, 42:123-129. [2]

Parker, R. M., Baker, D. W., Williams, M. V., *et al*. (1995) "The test of functional health literacy in adults: A new instrument for measuring patients' literacy skills." *Journal of General Internal Medicine*, 10:537-541. [8]

Parry, J. and Scully, E. (2003) "Health impact assessment and the consideration of health inequalities." *Journal of Public Health Medicine*, 25:243-245. [13]

Paul, K. I. and Moser, K. (2009) "Unemployment impairs mental health: Meta-analyses." *Journal of Vocational Behavior*, 74:264-282. [2]

Pedersen, C. B. and Mortensen, P. B. (2001) "Evidence of a dose-response relationship between urbanicity during upbringing and schizophrenia risk." *Archives of General Psychiatry*, 58(11):1039-1046. [7]

Peen, J., Schoevers, R. A., Beekman, A. T. and Dekker, J. (2010) "The current status of urban-rural differences in psychiatric disorders." *Acta Psychiatrica Scandinavica*, 121(2):84-93. [7]

Peeters, M. C. W., Montgomery, A. J., Bakker, A. B. and Schaufeli, W. B. (2005) "Balancing work and home: How job and home demands are related to burnout." *International Journal of Stress Management*, 12:43-61. [3]

Phelps, C. E. (2010) *Health economics*. 4th edition. Addison Wesley. [10]

Phillips, D. I. (1998) "Birth weight and the future development of diabetes: A review of the evidence." *Diabetes Care*, 21 (Suppl. 2):B150-B155. [4]

Pierson, P. (2004) *Politics in Time*. Princeton University Press（粕谷祐子監訳（2010）『ポリティクス・イン・タイム』勁草書房）. [5]

Pigou, A. C. (1920) *The Economics of Welfare*. London: Macmillan（気賀健三ほか訳（1980）『厚生経済学』東洋経済新報社）. [12]

Pikora, T. J., Bull, F. C., Jamrozik, K., Knuiman, M., Giles-Corti, B. and Donovan, R. J., (2002) "Developing a reliable audit instrument to measure the physical environment for physical activity." *American Journal of Preventative Medicine*, 23(3):187-194. 街路観察ツール. [9]

Pollitt, R. A., Rose, K. M. and Kaufman, J. S. (2005) "Evaluating the evidence for models of life course socioeconomic factors and cardiovascular outcomes: A systematic review." *BMC Public Health*, 20(5):7. [4]

Portes, A. (1998) "Social capital: Its origins and applications in modern sociology." *Annual Review of Sociology,* 24:1-24. [11]

Poulton, R., Caspi, A., Milne, B. J., Thomson, W. M., Taylor, A., Sears, M. R., Moffitt, T. E. (2002) "Association between children's experience of socioeconomic disadvantage and adult health: A life-course study." *Lancet,* 360(9346):1640-1645. [4]

Power, C. and Elliott, J. (2006) "Cohort profile: 1958 british birth cohort (national child development study)." *International Journal of Epidemiology,* 35(1):34-41. [4]

Prodaniuk, T. R., Plotnikoff, R. C., Spence, J. C. and Wilson, P. M. (2004) "The influence of self-efficacy and outcome expectations on the relationship between perceived environment and physical activity in the workplace." *International Journal of Behavioral Nutrition and Physical Activity,* 1(1):7. 職場環境評価質問紙. [9]

Pronyk, P. M., Harpham, T., Morison, L. A., Hargreaves, J. R., Kim, J. C., Phetla, G., et al. (2008) "Is social capital associated with HIV risk in rural South Africa?" *Social Science & Medicine,* 66(9):1999-2010. [11]

Putnam, R. D. (2000) *Bowling alone: The collapse and revival of American community.* New York: Simon & Schuster（柴内康文訳（2006）『孤独なボウリング――米国コミュニティの崩壊と再生』柏書房）. [11]

Putnam, R. D., Leonardi, R. and Nanetti, R. Y. (1992) *Making democracy work: Civic traditions in modern Italy.* Princeton: Princeton University Press（河田潤一訳（2001）『哲学する民主主義――伝統と改革の市民的構造』NTT出版）. [11]

Rawls, J. (1971) *A Theory of Justice.* Cambridge, MA: Harvard University Press. [12]

Report of a research working group (1980) *The Black Report: Inequalities in health.* DHSS. [2]

Rivera, B. and Currais, L. (1999) "Economic growth and health: Direct impact or reverse causation?" *Applied Economics Letters,* 6:761-764. [12]

Robeyns, I. (2000) "An unworkable idea or a promising alternative? Sen's capability approach re-examined." *Center for Economic Studies Discussion Paper.* Leuven: Katholleke Universiteit. [12]

Rodgers, G. B. (1979) "Income and inequality as determinants of mortality: An international cross-section analysis." *Population Studies,* 33(2):343-351. [6]

Roelfs, D. J., Shor, E., Davidson, K. W. and Schwartz, J. E. (2011) "Losing life and livelihood: A systematic review and meta-analysis of unemployment and all-cause mortality." *Social Science & Medicine,* 72:840-854. [2]

Rook, K. S. (1984) "The negative side of social interaction: Impact on psychological well-being." *Journal of Personality and Social Psychology,* 46:1097-1108. [11]

Rose, G. A. (1992) *The strategy of preventive medicine*. Oxford: Oxford University Press. [8] [13]

Rosen, G. (1993) *A history of public health*. Johns Hopkins University Press. [10]

Ross, C., Mirowsky, J. and Glodsteen, K. (1990) "The impact of family on health: The decade in review." *Journal of Marriage and the Family*, 52:1059-1078. [5]

Rugulies, R., Madsen, I. E., Nielsen, M. B., Olsen, L. R., Mortensen, E. L. and Bech, P. (2010) "Occupational position and its relation to mental distress in a random sample of Danish residents." *International Archives of Occupational and Environmental Health*, 83:625-629. [2]

Runciman, W. G. (1966) *Relative deprivation and social justice: A study of attitudes to social inequality in twentieth-century England*. University of California Press. [6]

Rutter, M. (2006) *Genes and behavior: Nature-nurture interplay explained*. Oxford: Blackwell Publishers. [4]

Saelens, B. E. and Handy, S. L. (2008) "Built environment correlates of walking: A review." *Medicine and Science in Sports and Exercise*, 40(7 Suppl.):S550-S566. [9]

Saelens, B. E., Sallis, J. F., Black, J., Chen, D. (2003) "Neighborhood-based differences in physical activity: An environment scale evaluation." *American Journal of Public Health*, 93:1552-1558. [9]

Saito, M., Kondo, N., Kondo, K., et al. (2012) "Gender differences on the impacts of social exclusion on mortality among older Japanese: AGES Cohort Study." *Social Science & Medicine*, 75:940-945. [6]

Sallis, J. F. (2011) "Environmental and policy research on physical activity is going global." 『運動疫学研究』13(2):111-117. [9]

Sallis, J. F., Bowles, H. R., Bauman, A., Ainsworth, B. E., Bull, F. C., Craig, C. L., Sjostrom, M., De Bourdeaudhuij, I., Lefevre, J., Matsudo, V., Matsudo, S., Macfarlane, D. J., Gomez, L. F, Inoue, S., Murase, N., Volbekiene, V., McLean, G., Carr, H., Heggebo, L. K., Tomten, H. and Bergman, P. (2009) "Neighborhood environments and physical activity among adults in 11 countries." *American Journal of Preventative Medicine*, 36:484-490. [9]

Sallis, J. F., Owen, N. and Fisher, E. B. (2008) "Ecological models of health behavior." In Glanz, K., Rimer, B. K. and Viswanath, K. (Eds.) *Health behavior and health education*. 4th edition. San Francisco: Jossey-Bass, pp. 465-486. [8] [9]

Sallis, J. F., Saelens, B. E., Frank, L. D., Conway, T. L., Slymen, D. J., et al. (2009) "Neighborhood built environment and income: Examining multiple health outcomes." *Social Science & Medicine*, 68:1285-1293. [9]

Satomura, Y., Takizawa, R., Koike, S., Kawasaki, S., Kinoshita, A., Sakakibara, E., Nishimura, Y. and Kasai, K. (2014) "Potential biomarker of subjective quality of life: Prefrontal activation measurement by near-infrared spectroscopy." *Social Neuroscience*, 9(1):63-73. [7]

Scandura, T. A. and Lankau, M. (1997) "Relationships of gender, family responsibility and flexible work hours to organizational commitment and job satisfaction." *Journal of Organizational Behavior,* 18(4):377-391. [3]

Schaufeli, W. B. and Bakker, A. B. (2004) "Job demands, job resources and their relationship with burnout and engagement: A multi-sample study." *Journal of Organizational Behavior,* 25:293-315. [3]

Schaufeli, W. B. and Dijkstra, P. (2010) *Bevlogen aan het werk.* Thema, uitgeverij van Schouten & Nelissen(島津明人・佐藤美奈子訳(2012)『ワーク・エンゲイジメント入門』星和書店). [3]

Schwabe, L., Dickinson, A. and Wolf, O. T. (2011) "Stress, habits, and drug addiction: A psychoneuroendocrinological perspective." *Experimental and Clinical Psychopharmacology,* 19:53-63. [7]

Schwabe, L., Tegenthoff, M., Höffken, O. and Wolf, O. T. (2012) "Simultaneous glucocorticoid and noradrenergic activity disrupts the neural basis of goal-directed action in the human brain." *Journal of Neuroscience,* 32:10146-10155. [7]

Schwabe, L. and Wolf, O. T. (2011) "Stress-induced modulation of instrumental behavior: From goal-directed to habitual control of action." *Behavioral Brain Research,* 219:321-328. [7]

Seccombe, K. (2000) "Families in poverty in the 1990s: Trends, causes, consequences, and lessons learned." *Journal of Marriage and Family,* 62(4):1094-1113. [4]

Seccombe, K. and Ferguson, S. J. (2006) *Families in poverty.* Volume I. In the "Families in the 21st Century Series." Boston: Allyn and Bacon. [4]

Seeman, T. E. (1996) "Social ties and health: The benefits of social integration." *Annals of Epidemiology,* 6:442-451. [11]

Sekine, M., Chandola, T., Martikainen, P., Marmot, M. and Kagamimori, S. (2006a) "Socioeconomic inequalities in physical and mental functioning of Japanese civil servants: Explanations from work and family characteristics." *Social Science & Medicine,* 63:430-445. [2]

Sekine, M., Chandola, T., Martikainen, P., Marmot, M. and Kagamimori, S. (2006b) "Work and family characteristics as determinants of socioeconomic and sex inequalities in sleep: The Japanese Civil Servants Study." *Sleep,* 29:206-216. [2]

Sekine, M., Chandola, T., Martikainen, P., Marmot, M. and Kagamimori, S. (2006c) "Explaining social inequalities in health by sleep: The Japanese Civil Servants Study." *Journal of Public Health* (Oxford), 28:63-70. [8]

Sekine, M., Chandola, T., Martikainen, P., Marmot, M. and Kagamimori, S. (2009) "Socioeconomic inequalities in physical and mental functioning of British, finnish, and Japanese civil servants: Role of job demand, control, and work hours." *Social Science & Medicine,* 69:1417-1425. [2]

Sekine, M., Chandola, T., Martikainen, P., Marmot, M. and Kagamimori, S. (2010) "Sex differences in physical and mental functioning of Japanese civil servants: Explanations from work and family characteristics." *Social Science & Medicine,* 71: 2091-2099. [5]

Seligman, M. E. P. (2000) "Positive psychology: An introduction." *American Psychologist,* 55(1):5-14. [0]

Sen. A. (1985) *Commodities and capabilities.* Oxford: Elsevier Science Publishers (鈴村興太郎訳 (1998)『福祉の経済学——財と潜在能力』岩波書店). [12]

Sen, A. (1997) *On economic inequality.* expanded edition by Foster, J. E. and Sen, A., Oxford: Clarendon Press (鈴村興太郎・須賀晃一訳 (2000)『不平等の経済学』東洋経済新報社). [12]

Sen, G. and Östlin, P. (2007) "Unequal, unfair, ineffective and inefficient gender inequality in health: Why it exists and how we can change it." ＜http://www.who.int/social_determinants/resources/csdh_media/wgekn_final_report_07.pdf＞ (last access 2015/03/25). [5]

Seto, M., morimoto, K. and Maruyama, S. (2006) "Work and family life of childrearing women workers in Japan: Comparison of non-regular employees with short working hours, non-regular employees with long working hours, and regular employees." *Journal of Occupational Health,* 48(3):183-191. [5]

Shibuya, K., Hashimoto, H. and Yano, E. (2002) "Individual income, income distribution, and self-rated health in Japan: Cross sectional analysis of nationally representative sample." *British Medical Journal,* 324:16-19. [12]

Shigematsu, R., Sallis, J. F., Conway, T. L, Saelens, B. E., Frank, L. D., Cain, K. L, Chapman, J. E. and King, A. C. (2009) "Age differences in the relation of perceived neighborhood environment to walking." *Medicine and Science in Sports and Exercise,* 41(2):314-321. doi:10. 1249/MSS. 0b013e318185496c. [9]

Shimazu, A., Bakker, A. B. and Demerouti, E. (2009) "How job demands affect the intimate partner: A test of the spillover-crossover model in Japan." *Journal of Occupational Health,* 51:239-248. [3]

Shimazu, A., Demerouti, E., Bakker, A. B., Shimada, K. and Kawakami, N. (2011) "Workaholism and well-being among Japanese dual-earner couples: A spillover-crossover perspective." *Social Science & Medicine,* 73:399-409. [3]

Shimazu, A., Shimada, K. and Watai, I. (2014) "Work-family balance and well-being among Japanese dual-earner couples: A spillover-crossover perspective." In Leka, S. and Sinclair, R. (Eds.) *Contemporary occupational health psychology: Global perspectives on research & practice.* Volume 3. Wiley-Blackwell, pp. 84-96. [3]

Sieber, S. D. (1974) "Toward a theory of role accumulation." *American Sociological Review,* 39:567-578. [5]

Siegrist, J. (1996) "Adverse health effects of high-effort/low-reward conditions."

Journal of Occupational Health Psychology, 1:27-41. [2] [3]

Silventoine, K. (2003) "Determinants of variation in adult body height." *Journal of Biosocial Science,* 35(2):263-285. [4]

Skalická, V., van Lenthe, F., Bambra, C., *et al.* (2009) "Material, psychosocial, behavioural and biomedical factors in the explanation of relative socio-economic inequalities in mortality: Evidence from the HUNT Study." *International Journal of Epidemiology,* 38:1272-1284. [8]

Skinner, A. C. and Mayer, M. L. (2014) "Effects of insurance status on children's access to specialty care: A systematic review of the literature." *BMC Health Services Research,* 7:194.<http://www. biomedcentral. com/1472-6963/7/194> (last access 2015/03/25). [10]

Smith, G. D., Hart, C., Blane, D. and Hole, D. (1998) "Adverse socioeconomic conditions in childhood and cause specific adult mortality: Prospective observational study." *British Medical Journal,* 316(7145):1631-1635. [4]

Smith, G. D., McCarron, P., Okasha, M. and McEwen, J. (2001) "Social circumstances in childhood and cardiovascular disease mortality: Prospective observational study of Glasgow University students." *Journal of Epidemiology and Community Health,* 55(5):340-341. [4]

Smith, H. J., Pettigrew, T. F., Pippin, G. M., *et al.* (2011) "Relative deprivation: A theoretical and meta-analytic review." *Personality and Social Psychology Review,* 16(3):203-232. [6]

Smith, K. P. and Christakis, N. A. (2008) "Social networks and health." *Annual Review of Sociology,* 34:405-429. [11]

Smith, P. K., Bogin, B. and Bishai, D. (2005) "Are time preference and body mass index associated? Evidence from the National Longitudinal Survey of Youth." *Economics and Human Biology,* 3:259-270. [8]

Snijdar, T. A. B. (1999) "Prologue to the measurement of social capital." *La Revue Tocqueville,* 20:27-44. [11]

Soares, J. M., Sampaio, A., Ferreira, L. M., Santos N. C., Marques F., Palha J. A., Cerqueira J. J. and Sousa, N. (2012) "Stress-induced changes in human decision-making are reversible." *Translational Psychiatry,* 2:e131. [7]

Sokejima, S. and Kagamimori, S. (1998) "Working hours as a risk factor for acute myocardial infarction in Japan: Case-control study." *British Medical Journal,* 317(7161):775. [3]

Song, L. and Lin, N. (2009) "Social capital and health inequality: Evidence from Taiwan." *Journal of Health and Social Behavior,* 50:149-163. [11]

Sørensen, A. B. (1994) "The basic concepts of stratification research: Class, status, and power." In Grusky, D. B. (Ed.) *Social stratification in sociological perspective.* San Francisco: Westview Press, pp. 229-241. [1]

Sorensen, G., Barbeau, E., Hunt, M. K., *et al.* (2004) "Reducing social disparities in tobacco use: A social-contextual model for reducing tobacco use among blue-collar workers." *American Journal of Public Health,* 94:230-239. [8]

Sørensen, K., van den Broucke, S., Fullam, J., *et al.* (2012) "Health literacy and public health: A systematic review and integration of definitions and models." *BMC Public Health,* 12:80. [8]

Sorokin, P. A. (1927) *Social and Cultural Mobility.* Glencoe: Free Press. [1]

Sparks, K., Cooper, C. L., Fried, Y., Shirom, A. (2012) "The effects of working hours on health: A meta-analytical review." In Cooper, C. L. (Ed.) *From stress to wellbeing.* Volume 1. Palgrave Macmillan. [3]

Spicker, P. (2007) *The idea of poverty.* The Policy Press (圷洋一監訳 (2008)『貧困の概念——理解と応答のために』生活書院). [6]

Stafford, M., McMunn, A., Zaninotto, P. and Nazroo, J. (2011) "Positive and negative exchanges in social relationships as predictors of depression: Evidence from the English Longitudinal Study of Aging." *Journal of Aging and Health,* 23:887-911. [11]

Ståhl, T., Wismar, M., Ollila, E., Lahtinen, E. and Leppo, K. (Eds.) (2006) *Health in all policies: Prospects and potentials.* Finland: Ministry of Social Affairs and Health. [13]

Steenbergen, E. F., Ellemers, N. and Mooijaart, A. (2007) "How work and family can facilitate each other: Distinct types of work-family facilitation and outcomes for women and men." *Journal of Occupational Health Psychology,* 12:279-300. [3]

Steptoe, A. and Kivimäki, M. (2012) "Stress and cardiovascular disease." *Nature Review Cardiology,* 9:360-370. [7]

Stiglitz, J. (2012) *The Price of Inequality.* W. W. Norton & Company. [6]

Stolk, E. A., van Donselaar, G., Brouwer, W. B. and Busschbach, J. J. (2004) "Reconciliation of economic concerns and health policy: Illustration of an equity adjustment procedure using proportional shortfall." *Pharmacoeconomics,* 22(17): 1097-1107. [12]

Strohschein, L. (2005) "Household income histories and child mental health trajectories." *Journal of Health and Social Behavior,* 46(4):359-375. [4]

Subramanian, S. V. and Kawachi, I. (2004) "Income inequality and health: What have we learned so far?" *Epidemiologic Review* 26(1):78-91. [6]

Subramanian, S. V. and Kawachi, I. (2006) "Being well and doing well: On the importance of income for health." *International Journal of Social Welfare,* 15(s1): S13-S22. [6]

Sugiyama, T., Inoue, S., Cerin, E., Shimomitsu, T. and Owen, N. (2012) "Walkable area within which destinations matter: Differences between Australian and Japanese cities." *Asia Pacific Journal of Public Health* (Epub ahead of print). [9]

Suzuki, E., Kashima, S., Kawachi, I. and Subramanian, S. V. (2012) "Social and geographic inequalities in premature adult mortality in Japan: A multilevel observational study from 1970 to 2005." *British Medical Journal Open*, 2:e000425. [2]

Suzuki, E., Kashima, S., Kawachi, I. and Subramanian, S. V. (2013) "Social and geographical inequalities in suicide in Japan from 1975 through 2005: A census-based longitudinal analysis." *PLoS One*, 8:e63443. [2]

Suzuki, T., Miyaki, K., Tsutsumi, A., et al. (2013) "Japanese dietary pattern consistently relates to low depressive symptoms and it is modified by job strain and worksite supports." *Journal of Affective Disorders*, 150:490-498. [8]

Szreter, S. and Woolcock, A. (2004) "Health by association? Social capital, social theory and the political economy of public health." *International Journal of Epidemiology*, 33:650-667. [11]

Takao, S., Kawakami, N., Ohtsu, T. (2003) "Occupational class and physical activity among Japanese employees." *Social Science & Medicine*, 57:2281-2289. [2] [8]

Takeda, Y., Kawachi, I., Yamagata, Z., Hashimoto, S., Matsumura, Y., Oguri, S., et al. (2006) "The impact of multiple role occupancy on health-related behaviours in Japan: Differences by gender and age." *Public Health*, 120:966-975. [5]

Takeuchi, H., Taki, Y., Nouchi, R., Hashizume, H., Sassa, Y., Sekiguchi, A., Kotozaki, Y., Nakagawa, S., Nagase, T., Miyauchi, C. M. and Kawashima, R. (2014) "Anatomical correlates of quality of life: Evidence from voxel-based morphometry." Human Brain Mapping, 35(5):1834-1846. [7]

Takizawa, R., Fukuda, M., Kawasaki, S., Kasai, K., Mimura, M., Pu, S., Noda, T., Niwa, S. I., Okazaki, Y., on behalf of the Joint Project for Psychiatric Application of Near-Infrared Spectroscopy (JPSY-NIRS) Group (2014) "Neuroimaging-aided differential diagnosis of the depressive state." *Neuroimage*, 85(Pt. 1):498-507. [7]

Tamakoshi, A., Ikeda, A., Fujino, Y., Tamakoshi, K. and Iso, H. (2013) "Multiple roles and all-cause mortality: The Japan collaborative cohort study." *European Journal of Public Health*,23:158-164. [5]

Tamiya, N., Noguchi, H., Nishi, A., et al. (2011) "Japan: universal health Care at 50 years 4. Population ageing and wellbeing: Lessons from Japan's long-term care insurance policy." *Lancet*, 378:1183-1192. [10]

Taylor, L., Gowman, N. and Quigley, R. (2003) *Addressing inequalities through health impact assessment*. London: Health Development Agency. [13]

Thoits, P. A. (2011) "Mechanism linking social ties and support to physical and mental health." *Journal of Health and Social Behavior*, 52(2):145-161. [11]

Tokuda, Y., Okubo, T., Yanai, H., et al. (2010) "Development and validation of a 15-item Japanese Health Knowledge Test." *Journal of Epidemiology*, 20:319-328. [8]

Townsend, P. (1979) The poverty in the United Kingdom. Harmondsworth: Penguin

Books. [6]

Toyabe, S. (2009) "Trend in geographic distributions of physicians in Japan." *International Journal for equity in Health*, 8:5. [12]

Troped, P., Cromley, E., Fragala, M., Melley, S., Hasbrouck, H., Gortmaker, S. and Brownson, R. (2006) "Development and reliability and validity testing of an audit tool for trail/path characteristics: The Path Enviornment Audit Tool (PEAT)." *Journal of Physical Activity & Health*, 3(Suppl.1):S158-S175. 遊歩道観察ツール. [9]

Tsakloglou, P. and Papadopoulos, F. (2002) "Identifying population groups at high risk of social exclusion: Evidence from the ECHP." In Muffels, R., Tsakloglou, P. and Mayes D. (Eds.) *Social exclusion in European welfare states*. Edward Elgar, Cheltenham, pp. 135-169. [6]

Tsurugano, S., Inoue, M. and Yano, E. (2012) "Precarious employment and health: Analysis of the Comprehensive National Survey in Japan." *Industrial Health*, 50: 223-235. [2]

Turner, R. J. and Brown, R. L. (2010) "Social support and mental health." In Scheid, T. L. and Brown, T. N. (Eds.) *A handbook for the study of mental health: Social context, theories, and systems*. 2nd edition. Cambridge: Cambridge University Press, pp. 200-212. [11]

Ubukata, S., Miyata, J., Yoshizumi, M., Uwatoko, T., Hirao, K., Fujiwara, H., Kawada, R., Fujimoto, S., Tanaka, Y., Kubota, M., Sasamoto, A., Sawamoto, N., Fukuyama, H., Takahashi, H. and Murai, T. (2013) "Regional gray matter reduction correlates with subjective quality of life in schizophrenia." *Journal of Psychiatric Research*, 47(4):548-554. [7]

Uchino, B. N. (2004) *Social support and physical health: Understanding the health consequences of relationships*. New Haven: Yale University Press. [11]

Uchino, B. N., Cawthon, R. M., Smith, T. W., Light, K. C., McKenzie, J., Carlisle, M., Gunn, H., Birmingham, W. and Bown, K. (2012) "Social relationships and health: Is feeling positive, negative, or both (ambivalent) about your social ties related to telomeres?" *Health Psychology*, 31:789-796. [11]

Uchino, B. N., Holt-Lunstad, J., Uno, D., Flinders, J. B. (2001) "Heterogeneity in the social networks of young and older adults: Prediction of mental health and cardiovascular reactivity during acute stress." *Journal of Behavioral Medicine*, 24: 261-382. [11]

United Nations (2011) "Political declaration of the high-level meeting of the General Assembly on the prevention and control of non-communicable diseases." New York: United Nations.<http://www.un.org/ga/search/view_doc.asp?symbol=A/66/L.1> (last access 2015/03/25). [13]

United Nations "Millennium development goals." <http://www.un.org/

millenniumgoals/> (last access 2015/03/25). [0]

United Nations "Resolution adopted by the General Assembly on 12 December 2012." <http://www.un.org/en/ga/search/view_doc.asp?symbol=A/RES/67/81> (last access 2015/03/25). [10]

US Agency for Healthcare Research and Quality (2010) 2009 National healthcare disparities report. Services USDoHaH, editor. Rockville, USA. [0]

U.S. Department of Health and Human Services. "Physical activity guidelines advisory committee report 2008." <http://www.health.gov/paguidelines/report/pdf/committeereport.pdf> (last access 2015/03/25). [9]

Uutela, A. (2010) "Economic crisis and mental health." *Current Opinon in Psychiatry*, 23:127-130. [2]

Valdez, R., Athens, M. A., Thompson, G. H., Bradshaw, B. S. and Stern, M. P. (1994) "Birthweight and adult health outcomes in a biethnic population in the USA." *Diabetologia*, 37(6):624-631. [4]

van den Branden, S., Van den Broucke, S., et al. (2012) "Effects of time and socioeconomic status on the determinants of oral health-related behaviours of parents of preschool children." *European Journal of Oral Sciences*, 120:153-160. [8]

van Lenthe, F. J., Gevers, E., Joung, I. M., et al. (2002) "Material and behavioral factors in the explanation of educational differences in incidence of acute myocardial infarction: The Globe Study." *Annals of Epidemiology*, 12:535-542. [8]

van Os, J., Rutten, B. P. and Poulton, R. (2008) "Gene-environment interactions in schizophrenia: Review of epidemiological findings and future directions." *Schizophrenia Bulletin*, 34(6):1066-1082. [7]

Veblen, T. (1899) *The theory of the leisure class: An economic study of institutions*. Macmillan. [6]

Velicer, W. F., Fava, J. L., Prochaska, J. O., et al. (1995) "Distribution of smokers by stage in three representative samples." *Preventive Medicine*, 24:401-411. [8]

Victoria, C. G., Barros, A. J. D., Axelson, H., et al. (2012) "How changes in coverage affect equity in maternal and child health interventions in 35 Countdown to 2015 countries: An analysis of national surveys." *Lancet*, 380:1149-1156. [10]

Virnig, B. A., McBean, M. A. (2001) "Administrative data for public health surveillance and planning." *Annual Review of Public Health*, 22:213-230. [10]

Virtanen, M., Kivimäki, M., Elovainio, M., Vahtera, J. and Cooper, C. (2001) "Contingent employment, health and sickness absence." *Scandinavian Journal of Work & Environmental Health*, 27:365-372. [2]

Virtanen, M., Kivimäki, M., Elovainio, M., Vahtera, J. and Ferrie, J. E. (2003) "From insecure to secure employment: Changes in work, health, health related behaviours, and sickness absence." *Occupational and Environmental Medicine*, 60:948-953. [2]

Virtanen, M., Kivimäki, M., Joensuu, M., Virtanen, P., Elovainio, M. and Vahtera, J.

(2005) "Temporary employment and health: A review." *International Journal of Epidemiology*, 34:610-622. [2]

Wada, K., Kondo, N., Gilmour, S., Ichida, Y., Fujino, Y., Satoh, T. and Shibuya, K. (2012) "Trends in cause specific mortality across occupations in Japanese men of working age during period of economic stagnation, 1980-2005: Retrospective cohort study." *British Medical Journal*, 344:e1191. [2] [6]

Wagstaff, A. and van Doorslaer, E. (2000) "Income inequality and health: What does the literature tell us?" *Annual Review of Public Health*, 21 (1):543-567. [6]

Walker, R. E., Keane, C. R. and Burke, J. G. (2010) "Disparities and access to healthy food in the United States: A review of food deserts literature." *Health Place*, 16: 876-884. [8]

Wamala, S. P., Lynch, J. and Kaplan, G. A. (2001) "Women's exposure to early and later life socioeconomic disadvantage and coronary heart disease risk: The Stockholm Female Coronary Risk Study." *International Journal of Epidemiology*, 30(2):275-284. [4]

Wang, J., Afifi, T. O., Cox, B. and Sareen, J. (2007) "Work-family conflict and mental disorders in the United States: Cross-sectional findings from the National Comorbidity Survey." *American Journal of Industrial Medicine*, 50:143-149. [3]

Webber, M., Huxley, P. and Harris, T. (2011) "Social capital and the course of depression: Six-month prospective cohort study." *Journal of Affective Disorders*, 129(1-3):149-157. [11]

Webber, M. P. and Huxley, P. J. (2007) "Measuring access to social capital: The validity and reliability of the Resource Generator-UK and its association with common mental disorder." *Social Science & Medicine*, 65(3):481-492. [11]

Wendel-Vos, W., Droomers, M., Kremers, S., Brug, J. and van Lenthe, F. (2007) "Potential environmental determinants of physical activity in adults: A systematic review." *Obesity Reviews*, 8:425-440. [9]

Westman, M. (2001) "Stress and strain crossover." *Human Relations*, 54:717-751. [3]

Westman, M. (2006) "Models of work-family interactions: Stress and strain crossover." In Suri, R. K. (Ed.) *International encyclopedia of organizational behavior*. New Delhi: Pentagon Press, pp. 498-522. [3]

Westman, M. and Etzion, D. (1999) "The crossover of strain from school principals to teachers and vice versa." *Journal of Occupational Health Psychology*, 4:269-278. [3]

Westman, M. and Etzion, D. L. (2005) "The crossover of work-family conflict from one spouse to the other." *Journal of Applied Social Psychology*, 35:1936-1957. [3]

Wethington, E. and Kessler, R. C. (1986) "Perceived support, received support, and adjustment to stressful life events." *Journal of Health and Social Behavior*, 27:78-

89. [11]
Whiteford, H. A., Degenhardt, L., Rehm, J., Baxter, A. J., Ferrari, A. J., Erskine, H. E., Charlson, F. J., Norman, R. E., Flaxman, A. D., Johns, N., Burstein, R., Murray, C. J. and Vos, T. (2013) "Global burden of disease attributable to mental and substance use disorders: Findings from the Global Burden of Disease Study 2010." *Lancet*, 382(9904):1575-1586. [7]

WHO (1978) "Declaration of Alma-Ata, 1978." Declaration from the International Conference on Primary Health Care, Alma-Ata, September 1978. Copenhagen: World Health Organization Regional Office for Europe.<http://www.euro.who.int/__data/assets/pdf_file/0009/113877/E93944.pdf> (last access 2015/03/25). [13]

WHO (1986) *Ottawa charter on health promotion*. Geneva. [13]

WHO (2000) Investing in health: A summary of the findings of the Commission on Macroeconomics and Health. Geneva:World Health Organization.<http://www.who.int/macrohealth/en/> (last access 2015/03/25). [0]

WHO (2002a) "Integrating gender perspective in the work of WHO: WHO Gender Policy." <http://whqlibdoc.who.int/hq/2002/a78322.pdf> (last access 2015/03/25). [5]

WHO (2002b) "Active ageing: A policy framework." A contribution of the World Health Organization to the Second United Nations World Assembly on Ageing, Madrid, Spain, April 2002. Geneva: World Health Organization. <http://whqlibdoc.who.int/hq/2002/WHO_NMH_NPH_02.8.pdf> (last access 2015/03/25). [13]

WHO (2006) "Gender equality, work and health: A review of the evidence." <http://www.who.int/gender/documents/Genderworkhealth.pdf> (last access 2015/03/25). [5]

WHO (2007) "Global age-friendly cities: A guide." Geneva: World Health Organization.<http://www.who.int/ageing/age_friendly_cities_guide/en/> (last access 2015/03/25). [13]

WHO (2008) "Our cities, our health, our future: Acting on social determinants for health equity in urban settings." Report to the WHO Commission on Social Determinants of Health from the Knowledge Network on Urban Settings. Kobe: World Health Organization Centre for Health Development. <http://www.who.int/social_determinants/resources/knus_final_report_052008.pdf> (last access 2015/03/25). [13]

WHO (2009a) "Milestones in health promotion: Statements from global conferences." Geneva: World Health Organization.<http://www.who.int/healthpromotion/Milestones_Health_Promotion_05022010.pdf> (last access 2015/03/25). [13]

WHO (2009b) "Phase V (2009-2013) of the WHO European Healthy Cities Network: Goals and requirements." Copenhagen: World Health Organization Regional Office for Europe. <http://www.euro.who.int/__data/assets/pdf_file/0009/100989/E92260. pdf> (last access 2015/03/25). [13]

WHO (2009c) "Women and health: Today's evidence tomorrow's agenda." <http://whqlibdoc.who.int/publications/2009/9789241563857_eng.pdf> (last access 2015/03/25). [5]

WHO (2010a) "Trends in maternal mortality: 1990 to 2008." <http://whqlibdoc.who.int/publications/2010/9789241500265_eng.pdf> (last access 2015/03/25). [5]

WHO (2010b) *World health report 2010. Health systems financing: The path to universal coverage.* Geneva: World Health Organization. [10]

WHO (2010c) "Urban health equity assessment and response tool." Kobe: World Health Organization Centre for Health Development. <http://www.who.int/kobe_centre/publications/urban_heart.pdf> (last access 2015/03/25). [13]

WHO (2012) World conference on social determinants of health: Meeting report, Rio de Janeiro, Brazil, 19-21 October 2011. Geneva: World Health Organization. 原版<http://www.who.int/sdhconference/resources/Conference_Report.pdf>邦訳<http://www.who.int/kobe_centre/mediacentre/sdh/ja/> (last access 2015/04/02). [13]

WHO "Global recommendations on physical activity for health." <http://www.who.int/dietphysicalactivity/factsheet_recommendations/en/index.html> (last access 2015/03/25). [9]

WHO FCTC (2003) "WHO framework convention on tobacco control." Geneva: World Health Organization. <http://whqlibdoc.who.int/publications/2003/9241591013.pdf> (last access 2015/03/25). [13]

WHO FCTC (2014) "2014 global progress report on implementation of the WHO Framework Convention on Tobacco Control." Geneva: World Health Organization. <http://www.who.int/entity/fctc/reporting/2014globalprogressreport.pdf> (last access 2015/04/02). [13]

WHO, Government of South Australia (2010) "Adelaide statement on health in all policies: Moving towards a shared governance for health and well-being." Geneva：World Health Organization. 原版<http://www.who.int/social_determinants/hiap_statement_who_sa_final.pdf>邦訳<http://www.who.int/kobe_centre/mediacentre/sdh/ja/> (last access 2015/04/02). [0] [9] [13]

Wilkinson, R. (1996) *Unhealthy societies.* Routledge. [6]

Wilkinson, R. G. (2005) *The impact of inequality: How to make sick societies healthier.* The New Press. [6]

Wilkinson, R. G. and Pickett, K. E. (2006) "Income inequality and population health: A review and explanation of the evidence." *Social Science & Medicine,* 62：1768-1784. [12]

Williams, A. (1997) "Intergenerational equity: An exploration of the 'fair innings' argument." *Health Economics,* 6(2)：117-132. [12]

Wills, T. A. and Ainette, M. G. (2012) "Social networks and social support." In Baum, A., Revenson, T. A. and Singer, J. (Eds.) *Handbook of health psychology.* 2nd edition. London: Taylor & Francis Group. pp. 465-492. [11]

Wills, T. A. and Shinar, O. (2000) "Measuring perceived and received support." In Cohen, S., Underwood, L. G. and Gottlieb, B. H. (Eds.) *Social support measurement and intervention: A guide for health and social sciences.* New York: Oxford University Press, pp. 86-135. [11]

Wong, S. L., Shields, M., Leatherdale, S., *et al.* (2012) "Assessment of validity of self-reported smoking status." *Health Reports,* 23:47-53. [8]

World Bank (2013) Education.<http://data.worldbank.org/topic/education?display =graph> (last access 2015/03/25). [5]

World Bank "Social Capital." <http://web.worldbank.org/WBSITE/EXTERNAL/ TOPICS/EXTSOCIALDEVELOPMENT/EXTTSOCIALCAPITAL/0,,menu PK:401021~pagePK:149018~piPK:149093~theSitePK:401015,00.html> (last access 2015/03/25). [11]

Wright, E. O. (1979) *Class structure and income determination.* New York: Academic Press [1]

Wright, E. O. (1997) *Class counts.* Cambrigde: Cambridge University Press. [2]

Yang, C., Huang, Y. A. and Hsueh, Y. A. (2013) "Redistributive effects of the national health insurance on physicians in Taiwan: A natural experiment time series study." *BMC International Journal of Equity in Health,* 12:13, doi:10. 1186/1475-9276-12-13. [10]

Yitzhaki, S. (1979) "Relative deprivation and the Gini coefficient." *The Quarterly Journal of Economics,* 93(2):321-324. [6]

Zhan, Y., Yu, J., Chen, R., Gao, J., Ding, R., Fu, Y., *et al.* (2012) "Socioeconomic status and metabolic syndrome in the general population of China: A cross-sectional study." *BMC Public Health,* 12:921. [5]

索　引

ア　行

アイデンティティ　213
アトキンソン指数　125
EGP 階級分類　49
閾値　135
育児休暇取得率　104
一億総中流　118
イツザキ係数　136
医療サービスへのアクセス　127
飲酒　162
ウィルキンソン仮説　131
ウォーカビリティ指標　184
うつ病　139, 142, 144, 148
SSM 調査　→社会階層と社会移動全国調査
SSM 職業分類　49
SSM 総合職業分類　49
SSM 分類　33
エピジェネティック　91
M 字型カーブ　100
欧州連合　118
汚染効果　132
オタワ憲章　254
親の死　85
親の離婚　85

カ　行

階級分類　49
階層　107
介入研究　230
介入のはしご　171
買い物難民　168, 179
格差　117
　　──原理　238
家計生産理論　64
家事時間　104
家庭外就労　106
家庭が仕事に及ぼす対立　105
家庭内家事分担　106
家庭内暴力　85
可変単位地区問題　227
環境影響評価　259
関係上のストレイン　217
監視機構　224
感受期　79
管理職　48, 100
企業規模　47, 52
既婚者　98
疑似社会実験　230
帰属意識　213
喫煙　162
機能　241
規範的側面　206
虐待とネグレクト　85
教育　99
　　──の生産関数　82
教育歴　32
　　──格差　100
共助　197
行政データ　207
協調行動　222, 224
協働　190
共変量　91
虚血性心疾患　78
グローバリゼーション　55
クロスオーバー　70
計画的行動理論　167
経済格差　118
ケイパビリティ・アプローチ　233
経路モデル　81
結合的ケイパビリティ　243
結束　221

319

健康影響評価　253, 258
健康影響ピラミッド　170
健康格差　112, 121, 260
健康増進　230
健康との関連機序　224
健康日本21　169
　──（第2次）　169, 262
健康の社会的決定要因　209
　──に関する委員会　253, 255
健康の生産関数　82
健康リスク　117
建造環境　181
倹約遺伝子型　79
権力　23
講（こう）　197
合計特殊出生率　60
交互作用　228
公衆衛生学　210
公衆衛生対策　112
公助　197
恒常所得　88
公正な機会均等原理　238
公的医療保険　127
公的債務　203
行動科学　160
高等教育進学率　99
行動経済学　159
勾配　135
公平性　206-207
項目反応理論　215
交絡要因　216
功利主義　233
効率性　206-207
国際標準産業分類　46
国勢調査　227
国籍　120
国民皆保険　127, 200
国民健康・栄養調査　163-164
国民健康保険　127
国民生活基礎調査　52, 162-163
国民負担率　203, 205
国連ミレニアム宣言　97

互酬性の規範　221, 224
互助　197
個人的なネットワークに介入するための方法論　230
個人の社会的ネットワークの構造の効果　216
個人のネットワーク　211
ゴッセンバーグ合意書　259
固定効果　91
子ども時代のSES　85
子ども時代の逆境体験　85
子どもの健康格差　135
子どもの貧困　88
コミュニティ　120
雇用慣行　104
雇用形態　46, 52, 100, 104
婚姻　98

サ行

サービスへのアクセスの問題　127
最低居住面積水準　127
差別　120
サラリーマン　48
サロン　229
産業　46, 52
　──保健　161
自営　100
　──業　41, 46
ジェンダー　96
　──の視点　98
資格証明書　127
時間選好　159
　──仮説　84
資源　117
資源配分面の効率性　83
自己効力感　158
自己統制感　214
仕事が家庭に及ぼす対立　105
仕事と生活の調和（ワーク・ライフ・バランス）憲章　58
仕事の欲求度－コントロールモデル　42
資産と負債　30

自助　196-197
自尊感情　214
悉皆調査　227
失業　42, 54
実証的側面　206
ジニ（gini）係数　125
市民（シティズン）　120
市民社会資本　210
社会移動　50
　　──モデル　81
社会疫学　4, 210
社会階級（social class）　21, 49
社会階層（social stratification）　4, 21, 24, 27, 102, 106-107, 120
　　──と健康に関する科学　16
　　──と社会移動全国調査　27, 33, 49
　　──の多次元化　26
社会科学者　118
社会学　210
社会関係　41, 209-210
　　──資本　→ソーシャル・キャピタル
　　──の制御　229
社会経済階層による健康の格差　134
社会経済状況　77
社会経済的位置　25
社会経済的地位　22, 96, 98
　　──形成　99
社会原因仮説　8
社会厚生関数　236
社会構造　21
社会参加　209
社会政策への示唆　112
社会生態学モデル　177
社会制度　119
社会的学習理論　160
社会的凝集性　222
　　──学派　222
社会的共通資本　210
社会的健康格差　102
社会的支援　209-210, 217
　　──の健康影響の径路　217
　　──の種類　218

社会的資本　210
社会的ストレス　139-140, 144, 148
社会的地位　119, 129
社会的伝染理論　160
社会的統合　209-210, 212
　　──指標　213
　　──の効果　216
社会的認知理論　160
社会的ネットワーク　209-211
社会的排除　117, 123
　　──指数　123
社会的役割　103, 212
　　──数　105
社会的予防接種　172
社会比較　130
社会保障（social security）　1, 117, 196
　　──給付費　203
　　──研究　4
　　──支出　203, 205
　　──実態調査　129
社会保障制度　110
　　──改革国民会議　205
社会保障制度審議会　202
　　──の勧告　196
社会保障の大系　202-203
弱者集団アプローチ　171
収穫逓減の法則　131
習慣行動　140-142, 148-150, 152
従業先規模　47
従業上の地位　46
終身雇用制　110
集団の特性　222
集団のネットワーク　211
自由平等主義　233
受診抑制　127-128
手段的支援　215, 218
循環器疾患　104, 167
準拠集団　134
障害調整生命年　153-154
少子化対策　60
象徴的相互作用論　213
情緒的支援　99, 215, 218

情報的支援　218
職業　39-40, 43, 51
　　──威信スコア　44
　　──階層　137
　　──・産業別人口動態統計　52
　　──性ストレス　42, 148, 152
　　──分類　43
食事調査法　162
食の沙漠（food desert）　168, 179
食品・栄養摂取　164
女性差別　98
女性の貧困　102
職階　48, 54
所得　29
　　──格差　117, 130, 136
　　──格差仮説　131
　　──再配分機能　132
神経画像研究　5
人種　120
身体活動　176
　　──のトロント憲章　190
人的資本論　4, 83
新唯物論（neo-materialism）　35
信頼　221
心理的影響　129
スクリーニング　230
ストレス緩衝効果　220
ストレス緩衝モデル　217-218
ストレッサー　218
スピルオーバー　67
すべての政策において健康を考慮する　253, 257
生活習慣病　167
生活保護バッシング　130
正規雇用　41, 46, 100
　　──労働者　104
性差　96
生産面の効率性　83
政治学　210
脆弱性　139, 143-144
生殖システム　97
精神的健康　104, 216

精神的ストレス　117
制度研究　206
性別　96
　　──役割観　65
　　──役割分業　103
性別役割分業規範　103
　　──の健康影響　104
セーフコミュニティ　190
世帯　106
世代間移動　50
世代間連鎖　90
世代内移動　50
セックス　96-97
絶対的貧困　120
1970年代モデル　205
専業主婦　103
潜在効果モデル　81
選択（選抜）仮説　8, 50
戦略的環境影響評価　259
相対的剥奪感　129
相対的貧困　120
　　──率　117, 121-122
ソーシャル・キャピタル　209-210, 222
　　結束型──　226
　　構造的──　226
　　個人の──　215, 222
　　垂直型──　226
　　水平型──　226
　　認知的──　225
　　橋渡し型──　226
　　測定上の留意点　227
尊厳　120

　　タ　行

第1次産業　46
第2次産業　46
第3次産業　46
胎児期　78
タイル指数　125
Townsend指標　34
多重レベル　7

たばこの規制に関するWHO枠組み条約　266
男女間賃金格差　101
男女差　101
男性稼ぎ手モデル　103
地位　117
　──の非一貫性　27
蓄積効果モデル　81
中央値以下の所得割合　125
中心性肥満　79
長時間労働者　104
直接効果モデル　213
地理情報システム（GIS）　183
賃金　100
　──構造基本調査　48
低栄養状態　78
低所得　120
手続き的正義　250
テロリズム　133
等価可処分世帯所得　122
同類原理　215
都市環境　176
努力─報酬不均衡モデル　42

　　ナ　行

2型糖尿病　79
21世紀（2025年）型日本モデル　205
21世紀における第2次国民健康づくり運動
　→健康日本21（第2次）
日本的雇用慣行　110
日本の医療に関する2007年世論調査　129
日本の医療に関する2008年世論調査　129
日本標準産業分類　46
日本標準職業分類　43
日本老年学的評価研究（JAGES）　225
乳幼児期　78
人間関係　41
妊産婦死亡　97
　──率　97
妊娠・出産　97
ネームジェネレーター　214
ネオ・マルクス主義　49

ネットワーク学派　222
ネットワーク分析　210
年功賃金制　110
ノーマルな生活機能　248

　　ハ　行

Barker仮説　78
パートタイム　104
　──労働者　104
媒介要因　6, 213
配偶者控除　110
ハイリスクアプローチ　170
波及効果　224
剥奪指標　123
派遣・契約社員　104
恥　120
ハビトゥス（habitus）　35
犯罪　133
反事実モデル　221
反社会的行動　133
引き金効果　81
被雇用　47
　──者　100
非婚者　98
非就業者　54
非正規雇用　41, 46, 100
　──比率　101
　──労働者　101, 104, 119
否定的側面　219
漂流仮説　8, 50
貧困　85, 98, 117-118
　──研究　4
ファミリー・フレンドリー（family-friendly）施策　58
付加効果　81
物質的環境　41
物質的困窮　126
物質的剥奪　119
物的環境　181
物理化学的環境　41
部門横断的な多部門連携　256
富裕層　117

プライマリーヘルスケアに関するアルマ・アタ会議　253
ブラック企業　56
ブラック・レポート　51
ブルーカラー　44
分位比率　125
分散　125
分析的マルクス主義　49
文脈的（contextual）　224
平均対数偏差　125
ベバリッジ報告　198
ヘルスプロモーション（オタワ憲章）　169
ヘルスリテラシー　158, 162, 168
変動係数　125
包摂する成長　124
歩行環境　184
ポジションジェネレーター　214
母子世帯　111
ポジティブ心理学　5
ポピュレーションアプローチ　170
ボランティア活動　229
ホワイトカラー　44
ホワイトホール研究　54

　　マ　行

マイクロクレジット　229
マクロ経済と健康に関する委員会　254
マクロレベル　160
まちと家族の健康調査（J-SHINE）　128-129
マルクス理論　49
マルチレベル分析　221
身分　23
　――制度　120
ミレニアム開発目標　254
メゾレベル　160
メタアナリシス　136
目標志向行動　140-142, 148-150, 152

　　ヤ・ラ・ワ行

役職　48, 54
役割過重・役割葛藤説　105
役割強化説　106

結（ゆい）　197
ユニバーサル・ヘルス・カバレッジ　200-201
ラーケン指標　124
ライフコース・アプローチ　6, 51, 79
ライフコース疫学　79
ライフスタイル　104
ランド医療保険研究　206
リーマン・ショック　122
利害関係　222
リスクの蓄積モデル　80
リスクの連鎖モデル　80
リソースジェネレーター　214-215
臨界期　78
レセプト・データ　128
労働時間　104
労働市場　117
ローレンツ曲線　125
ワーカホリック　64, 71
ワーク・エンゲイジメント　70
ワーク・ファミリー・コンフリクト尺度　67
ワーク・ライフ・バランス　58, 104-105, 137

　　人　名

ウィルヒョウ，R. L. K.（Virchow, R. L. K.）　1, 198
ヴィレルメ，L. R.（Villermé, L. R.）　1
ヴェーバー，M.（Weber, M.）　23
エリクソン，R.（Erikson, R.）　49
オバマ，B.（Obama, B.）　199, 207
ゴールドソープ，J.（Goldthorpe, J.）　49
ジョンソン，L. B.（Johnson, L. B.）　199
セン，A.（Sen, A.）　233
ソローキン，P. A.（Sorokin, P. A.）　24
タウンゼント，P.（Townsend, P.）　120
ダニエルズ，N.（Daniels, N.）　233
チャドウィック，E.（Chadwick, E.）　1
ビスマルク，O. v.（Bismarck, O. v.）　198
ブルデュー，P.（Bourdieu, P.）　159, 168
ペティ，W.（Petty, W.）　198
ベバリッジ，W. H.（Beveridge, W. H.）　198

ベンサム, J. (Bentham, J.) 233
マルクス, K. H. (Marx, K. H.) 23, 49
ライト, E. O. (Wright, E. O.) 49
ランシマン, W. G. (Runciman, W. G.) 129
ロールズ, J. (Rawls, J.) 233

Barker, D. J. 78
Bartley, M. 25
Becker, G. S. 83
Currie, J. 88-89
Fuchs, V. R. 84
Heckman, J. J. 89
Krieger, N. 25

アルファベット

ACE (adverse childhood experience) 85
Additive effect 81
AGES (Aichi Gerontological Evaluation Study) 129
Age-friendly City 263
A ladder of intervention 171
Cambridge scale 34
Collective action 224
Commission on Macroeconomics and Health 254
Contextual 224
Critical period 78
Cumulative exposure model 81
DALYs (disability adjusted life years) 153-154, 243
Deprivation index 123
Dunedin study 87
DV (domestic violence) 85
Ecological model 158
EIA (environmental impact assessment) 259
Europe 2020 124
European Centre for Health Policy, WHO Regional Office for Europe, 1999 259
fMRI 145-147, 150-151
Food desert 179
Gradient 135

Health impact pyramid 170
Healthy public policy 258
HIA (health impact assessment) 253, 258
HiAP (health in all policies) 257
Inclusive growth 124
Informal social control 224
Intersectoral action 256
JAGES (Japan Gerontological Evaluation Study) →日本老年学的評価研究
JGSS2008 (Japanese General Social Survey 2008) 129
J-HOPE (Japanese Study of Health, Occupation, and Psychosocial factors related Equity) 165
J-SHINE →まちと家族の健康調査
Latent effect model 81
Material deprivation 119
MAUP (modifiable areal unit problem) →可変単位地区問題
MDG (millennium development goals) 254
Median share 125
Multisectoral action 256
Network school 222
New public health movement 257
NIRS (near-infrared spectroscopy) 145, 147-148, 152
Nurse's health study 86
OECD (Organisation for Economic Co-operation and Development) 100
Pathway model 81
Performance standard 260
Personal/egocentric networks 211
PET (positron emission tomography) 145-148, 151
QALY (quality adjusted life years) 243
Reference groups 134
Relational strain 217
Science of social stratification and health 16
Sense of relative deprivation 129
Sensitive period 79

SEP（socioeconomic position） 25
SES（socioeconomic status） 22, 77, 96, 98
Sochial contagion theory 160
Social cognitive theory 160
Social cohesion school 222
Social comparison 130
Social ecological model 158, 177
Social exclusion 123
Social immunization 172
Social integration 210
Social learning theory 160
Social mobility model 81
Social network 210
Social relationships 210
Social support 210

Sociometric networks 211
SEA（strategic environment impact assessment） 259
NS-SEC（the national statistics socioeconomic classification） 33
Thrifty phenotype 79
Trigger effect 81
UHC（universal health coverage） 200-201
Urban HEART 262
Vulnerable population approachi 171
WHO（World Health Organization） 97, 253
WHO CSDH（WHO Commission on Social Determinants of Health） 253, 255
WLB（work-life balance） 58

執筆者一覧 (執筆順, ＊印編者)

＊川上憲人 (かわかみ・のりと)	東京大学大学院医学系研究科特任教授／東京大学名誉教授
＊橋本英樹 (はしもと・ひでき)	東京大学大学院医学系研究科教授
＊近藤尚己 (こんどう・なおき)	京都大学大学院医学研究科教授
盛山和夫 (せいやま・かずお)	東京大学名誉教授
堤　明純 (つつみ・あきずみ)	北里大学医学部教授
神林博史 (かんばやし・ひろし)	東北学院大学教養学部教授
大石亜希子 (おおいし・あきこ)	千葉大学大学院社会科学研究院教授
島津明人 (しまず・あきひと)	慶應義塾大学総合政策学部教授
藤原武男 (ふじわら・たけお)	東京医科歯科大学大学院医歯総合研究科教授
小塩隆士 (おしお・たかし)	一橋大学経済研究所教授
本庄かおり (ほんじょう・かおり)	大阪医科薬科大学医学部教授
阿部　彩 (あべ・あや)	東京都立大学人文社会学部教授
大平英樹 (おおひら・ひでき)	名古屋大学大学院情報学研究科教授
笠井清登 (かさい・きよと)	東京大学大学院医学系研究科教授
西村幸香 (にしむら・ゆきか)	東京大学大学院医学系研究科特任助教
福田吉治 (ふくだ・よしはる)	帝京大学大学院公衆衛生学研究科教授
宮木幸一 (みやき・こういち)	京都大学大学院地球環境学堂客員教授／東京大学公共政策大学院シニアリサーチフェロー
井上　茂 (いのうえ・しげる)	東京医科大学医学部教授
中谷友樹 (なかたに・ともき)	東北大学大学院環境科学研究科教授
小林廉毅 (こばやし・やすき)	東京大学名誉教授
杉澤秀博 (すぎさわ・ひでひろ)	桜美林大学大学院国際学術研究科教授
浦川邦夫 (うらかわ・くにお)	九州大学大学院経済学研究院教授
児玉　聡 (こだま・さとし)	京都大学大学院文学研究科教授
狩野恵美 (かのう・めぐみ) [現 ローゼンバーグ恵美]	WHO健康開発総合研究センター (WHO神戸センター) テクニカルオフィサー
藤野善久 (ふじの・よしひさ)	産業医科大学産業生態科学研究所教授

社会と健康
健康格差解消に向けた統合科学的アプローチ

2015年4月23日　初　版
2022年9月5日　第4刷
［検印廃止］

編　者　川上憲人・橋本英樹・近藤尚己

発行所　一般財団法人　東京大学出版会
代表者　吉見俊哉
153-0041　東京都目黒区駒場4-5-29
http://www.utp.or.jp/
電話 03-6407-1069　Fax 03-6407-1991
振替 00160-6-59964

印刷所　大日本法令印刷株式会社
製本所　牧製本印刷株式会社

©2015 Norito Kawakami *et al.*
ISBN 978-4-13-060411-6　Printed in Japan

JCOPY〈出版者著作権管理機構　委託出版物〉
本書の無断複写は著作権法上での例外を除き禁じられています．複写される場合は，そのつど事前に，出版者著作権管理機構（電話 03-5244-5088，FAX 03-5244-5089, e-mail: info@jcopy.or.jp）の許諾を得てください．

川上憲人・小林廉毅・橋本英樹編
社会格差と健康　　　　　　　　　　　　A5・3400円

橋本英樹・泉田信行編
医療経済学講義［補訂版］　　　　　　　A5・3200円

岩本康志・鈴木亘・両角良子・湯田道生
健康政策の経済分析　　　　　　　　　　A5・4500円

田宮菜奈子・小林廉毅編
ヘルスサービスリサーチ入門　　　　　　A5・3500円

島崎謙治
日本の医療［増補改訂版］　　　　　　　A5・4800円

樋口美雄・府川哲夫編
ワーク・ライフ・バランスと家族形成　　A5・4200円

井堀利宏・金子能宏・野口晴子編
新たなリスクと社会保障　　　　　　　　A5・4200円

小塩隆士・田近栄治・府川哲夫
日本の社会保障政策　　　　　　　　　　A5・3800円

田辺国昭・西村幸満監修／国立社会保障・人口問題研究所編
生活不安の実態と社会保障　　　　　　　A5・4500円

阿部彩・國枝繁樹・鈴木亘・林正義
生活保護の経済分析　　　　　　　　　　A5・3800円

副田義也
生活保護制度の社会史［増補版］　　　　A5・5500円

ここに表示された価格は本体価格です．御購入の際には消費税が加算されますので御了承ください．